京城小儿王刘弼臣临证实录

主编 陈继寅 刘昌燕 高 静

中国医药科技出版社

内 容 提 要

刘弼臣教授是我国著名的儿科专家，被京城老百姓尊称为“小儿王”，本书收录刘老临床卓有疗效的医案数百例，在验案之中贯穿刘老的学术思想和临床经验。内容详实，深入浅出，切合临床，为中医儿科医生不可多得的参考书。

图书在版编目（CIP）数据

京城小儿王刘弼臣临证实录/陈继寅，刘昌燕，高静主编．—北京：中国医药科技出版社，2011.3（2024.8 重印）

ISBN 978 – 7 – 5067 – 4911 – 4

Ⅰ.①京… Ⅱ.①陈… ②刘… ③高… Ⅲ.①中医儿科学 – 中医学临床 – 经验 – 中国 – 现代 Ⅳ.①R272

中国版本图书馆 CIP 数据核字（2011）第 020373 号

美术编辑 陈君杞
版式设计 郭小平

出版 中国医药科技出版社
地址 北京市海淀区文慧园北路甲 22 号
邮编 100082
电话 发行：010 – 62227427 邮购：010 – 62236938
网址 www.cmstp.com
规格 710 × 1020mm $^1/_{16}$
印张 18 $^1/_2$
字数 289 千字
版次 2011 年 3 月第 1 版
印次 2024 年 8 月第 3 次印刷
印刷 北京印刷集团有限责任公司
经销 全国各地新华书店
书号 ISBN 978 – 7 – 5067 – 4911 – 4
定价 39.00 元

前　言

刘弼臣教授（1925年5月1日~2008年9月29日）系江苏扬州人，原名“世仁”，其姑父孙谨臣，是“江南小儿神医”朱冠臣创立的“臣字门”第四代传人。14岁时日寇入侵，因家境贫寒，从中学辍学，拜其姑父孙谨臣为师，取医名为“弼臣”，成为“臣字门”第五代传人，走上了从事中医事业的道路。这种传统且严格的师授徒方式加上自己的刻苦努力，使他完全掌握并领悟了“臣字门”的临证经验及特色，使他学有所成，为将来的业医之路打下了良好的基础。当其3年后满徒出师，适逢名医时逸人在上海创办了“复兴中医专科学校”，在姑父孙谨臣的推荐下，他进入“复兴中医专科学校”学习。通过在“复兴中医专科学校”这种完全不同的师授徒、完全打破一门一派，多学科、有系统的学习，为其日后发展中医儿科“少阳学说”奠定了基础。

刘弼臣教授在上海复兴中医专科学校学成后，回到家乡，开始独自悬壶，因为他有着坚实的学习基础，所以疗效奇佳，前来求医者络绎不绝。但是随着名声渐大，求医者越来越多，遇到的疑难杂症也越来越多，他愈发地渴望继续学习。1955年，江苏省中医学校（南京中医药大学的前身）成立，举办了首批师资培训班，刘弼臣便被选拔到师资班培训。

在这个师资培训班里，他不仅接受了更加系统完备的中医基础理论的培训，更能有机会聆听来自全国各地的名医授课，他学习到了许多新知识，得以广采众家之长，兼收并蓄，融会贯通，使自己的所学不断发展壮大，升华到了一个新高度，进入一个崭新的境界。这也为他日后从事中医临床、中医教育事业，乃至成为中医儿科界的一代宗师，奠定了基础。

在江苏省中医学校毕业后，他奉调进入北京中医大学，执教于方剂教研室，后来入东直门医院儿科，从事中医儿科的临床教学和科研工作。

刘弼臣教授对哮喘、小儿病毒性心肌炎、抽动秽语综合征、重症肌无力、脑积水、肾炎、肾病等许多疑难杂症都有深入的研究和独到的领悟，每起沉疴而获奇效，一时名震京华，被誉为“京城小儿王”。

近半个世纪以来，刘弼臣教授把自己全部的心血和精力投入到治病救人、教书育人和中医科研的事业中，其提出的“从肺论治”的观点和“少阳学说”，在临床上疗效确实对中医儿科临床起着重要的指导作用。

发源于古徽州的新安学派，人杰地灵，有着鲜明的地域特色及深厚的中医底蕴，刘弼臣教授师承新安学派，兼收历代儿科医家之长，师古而不泥古，创新而不离经。在68年中医儿科临床实践中形成自己独特的学术思想，为现代中医儿科的一代宗师。

本书正是对这位儿科宗师临床经验的系统总结和真实记录，是刘老在临证时遣方用药的真实记录。揭示其独特的“从肺论治”的学术思想如何在儿科临证中灵活应用，体会刘老用药轻灵，圆机活法的临证风格。旨在把刘老丰富的临证经验及独特的学术特点呈现给广大中医儿科同道，并传承下去，惠及八方。

本书是刘老的学生跟随刘老学习、出诊、抄方过程中记录和整理的。并得到刘老的女儿刘昌燕的大力支持和倾情帮助，本书虽不足以把刘老一生丰富的学术思想及临证经验全貌展示，但“窥一斑而见全豹”，书中不足及错漏，敬请同道斧正。

编　者

2010年11月

目　　录

顿咳（百日咳）

湿热壅肺

李某，男，9岁，1990年8月10日初诊。其母代诉：咳嗽月余，加重2周。患儿1月前因外感而致咳嗽，自服感冒药未效。近2周来逐渐加重，呈阵发性痉咳，每次咳嗽，患儿面红目赤，气短喘息，胸中憋闷，咳吐大量痰涎方止，每天发作数次。经中西医解痉镇静药治疗无效。患儿舌红，苔水滑色白，脉弦数。刘老诊断为顿咳，证属湿热壅肺，湿重热轻；治用芳化湿浊，清肺止咳。处以甘露消毒丹加减。

处方：藿香6g，佩兰6g，白蔻仁6g，连翘6g，通草6g，滑石粉10g，射干10g，菖蒲10g，厚朴10g，浙贝母10g，薄荷3g（后下），黄芩5g，茵陈9g

5剂，水煎服，每日1剂，分3次服。忌食油腻、甜食、辛辣之物。

二诊　服药5剂，咳嗽止，诸症均已消除，舌苔薄白略腻，脉弦略数，仍以原方加川贝母8g、杏仁9g巩固疗效。

肝气犯肺

病案一　李某，女，5岁，1996年12月9日初诊。咳嗽4天。患儿4天前无明显诱因夜间突然发热，体温38.6℃，刺激性咳嗽，声紧如犬吠，痰黏不易咳出，声音嘶哑，曾用青霉素和地塞米松静滴3天，后体温降至正常，但仍咳嗽，尤以夜间为重。治以清热利咽，肃肺降逆，化痰止咳。

处方：金银花15g，板蓝根15g，连翘9g，川贝9g，桔梗9g，炒牛蒡子9g，炙杷叶9g，旋覆花9g（包），代赭石9g（先煎），蝉衣9g，僵蚕9g，赤芍9g，丹皮9g

6剂，水煎服。

二诊　患儿服上方6剂后，咳嗽减轻，原方随证加减，继用3剂，获愈。

病案二　孙某，男，6岁，1997年1月5日初诊。咳嗽8天。患儿8天前受凉后出现咳嗽，逐渐加重，3天前曾在某西医院诊为“气管炎”，给予阿莫西林、小儿急支糖浆等治疗，咳嗽无明显减轻而来我院就诊。症见：患儿呈阵发性、痉挛性咳嗽，咳甚则出现鸡鸣样回音，呕吐痰涎及食物，纳食减少，饮水如常，二便自调，舌质红，苔薄白，脉弦。查体：咽充血，双肺呼吸音粗糙，心脏听诊正常。证属肝气犯肺，肺失清肃，治以抑肝肃肺，方以旋覆代赭汤合麻杏石甘汤加减。

处方：炙麻黄4g，炒杏仁9g，旋覆花9g（包），代赭石9g（先煎），半夏9g，枳壳9g，白芍9g，夏枯草9g，炙百部9g，炙杷叶9g，生石膏15g（先煎），甘草6g

3剂，水煎服。

二诊　服药3剂后，咳嗽减轻，上方去炙杷叶加沙参9g，继用3剂，后愈。

方药感悟

喉通于肺，咽通于胃。因此，治喉炎不可过用山豆根、黄连、栀子、锦灯笼等苦寒之品，可配伍枇杷叶、旋覆花、代赭石之类的肃降之品，助其肃肺降逆。

小儿咳嗽多责之于肺气不宣，但五脏六腑皆令人咳。肝主升发，肺主肃降以达生理平衡。倘若肝升发太过则肺降不及，则会出现肝肺升降失调的呛咳、痉咳。刘老在临床上治疗痉咳多以疏肝、降逆平冲、降气化痰之品，药选旋覆花、代赭石泄肺化痰、平肝降逆，使气机调畅，肺气得宣，咳嗽自止。

邪积肺卫

患儿段某，女，3岁。咳嗽10余日。自入秋以来，患儿阵阵频咳，咳时面红气粗，甚则鼻腔出血，口干欲饮，舌红苔薄黄，纹紫。辨属邪犯肺卫之顿咳；治以宣肺降逆止咳。

处方：水炙麻黄3g，百部6g，炙紫菀5g，旋覆花5g（包），前胡5g，苏子5g，杏仁10g，黄芩5g，橘红3g，象贝母5g

3剂，水煎服。

二诊　服药后咳嗽次数减少，仍阵咳，咳后尚鼻衄，口干欲饮，舌红苔黄纹紫。此为邪郁化热，有迫血之虞，继治以清肺止咳。

处方：黄芩5g，炙紫菀5g，百部6g，杏仁10g，桔梗3g，冬瓜仁10g，粉丹皮5g，鲜茅根30g，血余炭5g，象贝母5g，侧柏炭10g

3剂，水煎服。

方药感悟

百部味甘，归肺经，可润肺止咳，性微温，故多用治寒咳。如《小儿药证直诀·卷下》在“治肺寒壅嗽，微喘”时，即选用“百部丸”，方中麻黄、杏仁疏散外邪，宣肃肺气，而百部温润，用来止咳。又如《医学心悟》中载止嗽散治疗风邪犯肺之咳嗽，该方温润平和，不寒不热，其中百部配紫菀、白前润肺化痰止咳；该书中还记载用“月华丸”治疗肺肾阴虚之久咳、痰中带血或久嗽，其中天冬、麦冬、生地、熟地、沙参、阿胶滋阴补血，百部润肺。刘老在临床上将百部与桔梗、白前、荆芥等相配，治疗外感咳嗽；与贝母、紫菀等相配，治疗“顿咳”。

邪郁化热，伤及肺络

刘某，女，5岁。咳嗽4周。频频顿咳，咳则弯腰曲背，连声不已，咳甚呕吐痰食，混以血块，目赤颧赤，甚二便自遗，舌红无苔，脉数。辨属邪郁化热，伤及肺络之咳嗽。法当清肺降火，佐镇咳止血之品，方用泻白散加减。

处方：桑白皮6g，地骨皮6g，黄芩5g，知母5g，贝母5g，黑山栀炭3g，侧柏炭3g，茜草5g，蛤粉炒阿胶10g（烊化），干藕节30g，车前子15g（包煎）

方药感悟

《幼幼集成·咳嗽证治》曰：“经曰，热伤肺。由儿衣太厚，爱养过温，伤于热也……故令咳嗽也。”因为肺为娇脏，不耐寒热，而且小儿体属稚阴纯阳，少阳相火易旺，所以将养过温易致肺热，从而使肺气失于清肃，上逆而咳。此即为热咳，而热可以是风热、痰热、湿热、火热，抑或是虚热，虚实之热均可令儿咳，故临证时可通过清热（疏风散热、化痰清热、燥湿清热、清解热毒、养阴清热等）使得肺气正常宣降而止咳。桑白皮性寒，能清泻肺之实热，故可止咳喘。《幼幼集成·咳嗽证治》述：“咳而喉中介介有声，面赤发热心烦，或咽喉痛声哑者，此肺病兼见心证，宜清宁散”，并指出“清宁散治心肺有热而令咳嗽，宜从小便利出”。清宁散中用桑白皮是取其泻肺热止咳之意，一方面因性寒而清肺热，另一方面其可利小便而使心肺之热从小便而解。该书述及“治气逆而咳，面白有痰”的“清肺饮”及“治气逆咳血，痰中见血”的“人参冬花膏”中均使用了桑白皮，亦是取其泻肺平喘咳之意。

另外，在《小儿药证直诀·咳嗽》中指出："有肺盛者，咳而后喘，面肿，欲饮水，有不饮水者，其身即热，以泻白散泻之"及《小儿药证直诀·肺虚热》中"治之散肺虚热，少服泻白散"，在这里，泻白散用来治疗肺热咳嗽，其中桑白皮清肺止咳。刘老在临床上宗泻白散加减治疗此类肺热咳喘，方中桑白皮亦取泻肺止咳平喘之意。

痰热交蒸上扰

王某，男，2岁。咳嗽20余日，始咳嗽不爽，鼻流清涕，继则咳嗽暮重，连续不断，咳时面红握拳，涕泪交作，曾经注射青霉素，口服止咳糖浆、蛇胆川贝散等药，而咳嗽越来越剧烈。刻下症见：呛咳频作，夜晚尤甚，咳时面红耳赤，咳痰黄稠而黏，入暮低热，口干欲饮，时有鼻衄，眼胞浮肿，小便黄赤，大便秘结，舌质红苔薄，脉象滑数。查体：咽红，扁桃体Ⅰ°肿大，心率120次/分，两肺闻及湿啰音。血象：白细胞$18 \times 10^9/L$，中性粒细胞0.5，淋巴细胞0.5。证属外邪郁而生痰，痰热交蒸上扰，治宜清热泻肺，豁痰降逆。

处方：鲜芦根30g，桃仁10g，生薏仁10g，冬瓜仁10g，苏子10g，葶苈子3g，车前子15g（包煎），钩藤10g，全蝎2g，炙杷叶10g，鲜白茅根30g，制大黄10g

3剂，水煎服，日1剂，加用鹭鸶咳丸，早晚各1丸。

二诊　服药后呛咳大减，痰出较爽，鼻衄未作，大便亦通；唯入暮尚有低热，眼胞微肿。证属痰热逗留，尚未尽解，原方加减如下：

处方：鲜芦根30g，桃杏仁各10g，生苡仁10g，冬瓜仁10g，车前子15g（包煎），知母10g，川贝母5g，黄芩10g，炙杷叶10g，钩藤10g，全蝎2g

3剂，水煎服，日1剂，加鹭鸶咳丸，早晚各1丸。

药后顿咳基本已解，转投润肺养阴以善其后。

方药感悟

刘老认为，百日咳多因感受风寒或湿疫之气，侵犯肺卫，深蕴气道未得透达而成，加以伏痰内蕴，再与外邪搏结，势必郁而化热，煎熬津液，酿为痰浊，阻遏气道，以致肺气上逆，故咳声连连。临床治疗予肃肺涤痰，降逆镇痉。

气阴两虚

张某，男，5岁，初诊日期：2001年5月2日。发热后咳嗽3周。3周前曾因发热、咽痛、鼻塞、流涕，诊断为急性扁桃体炎。经用中西药后，上述症状基本消失，但出现咳嗽，服川贝枇杷膏及阿莫西林等无效。刻诊：患儿面色潮红，咳嗽频繁，不咳则已，一咳则连续不断，无痰。下午偶有低热，夜眠不安，汗多，小便短少，大便三日一行，质硬。舌嫩红、苔薄黄干，脉细弱。检查：血常规及胸片无异常。证属气阴两虚，治以滋阴润肺止咳。

处方：桑叶10g，枇杷叶10g，蝉蜕10g，川贝母8g，杏仁8g，沙参12g，西洋参5g（另煎），大黄5g（后下），灯心草1g（扎）

2剂，水煎服，分3次服。

二诊　服药后咳嗽大减，大便畅通，夜睡安静。效不更方，守上方去大黄再进2剂而愈。

方药感悟

咳嗽是小儿肺部疾患中的一种常见证候，清代医家陈飞霞《幼幼集成·咳嗽证治》指出："凡有声无痰谓之咳，肺气伤也；有痰无声谓之嗽，脾湿动也；有声有痰谓之咳嗽，初伤于肺，继动脾湿也。"但二者临床多并见，故通称咳嗽。由于小儿脏腑娇嫩，形气未充，卫外不固，肺属娇脏，为五脏六腑之华盖，外邪侵袭，首先犯肺。而起居失常，或其他脏腑病变，亦可影响肺的宣发肃降导致咳嗽。

刘老认为，小儿阳常有余，阴常不足，素体阴液不足而感受温邪，温邪化燥伤阴；或因发热期间过用退热药，汗出过多，伤津耗液，肺阴被伤，致咽失濡养，发为咽痒、痰少难咳之咳嗽。此症临床十分常见，这时治疗上重在清肺利咽，不在止咳。桑叶贝母汤源于叶天士《临证指南医案·咳嗽》，其中述："某，咳嗽痰黄，咽喉不利，此温邪上侵，肺气不清故耳。"方中桑叶轻清而疏风清热，贝母、杏仁、枇杷叶清肺止咳，沙参养阴润肺。全方有润肺利咽、止咳化痰之功。

烂喉痧

疫毒上犯

王某，女，6岁，初诊日期：1964年3月24日。证经3日，初起高热恶寒，咳嗽喷嚏，浑身倦怠，胸闷呕逆，食欲不振。继而身发微细红点，如粟米样，先由头面胸背，刻已周身密布，融合成片，而不隆起，弥漫为一片猩红云彩，状如涂丹。以手压之，立即退色，去指又复出现。咽部红赤，喉核肿大，有黄色脓点，口干欲饮，便溏溲黄，苔根厚腻，舌尖光红起刺，形如杨梅，脉来滑数有力。

证由感受时疫疠气，直犯肺胃，肺胃之火上冲，故咳嗽呕逆；熏灼咽喉，故肿痛将溃。盖手太阴之脉，上从肺系，足阳明之脉，上循咽喉，邪火充斥，证势非轻，治宜疏表清热，佐以甘寒养阴，宗犀羚二鲜汤化裁。

处方：金银花10g，连翘10g，薄荷3g（后下），生石膏60g（先煎），鲜生地15g，赤芍10g，玄参10g，白茅根15g，鲜芦根30g，犀角片2.5g（用水牛角代，先煎），大青叶15g

另：羚翘解毒丸4粒，早晚各1粒。锡类散1瓶，频频吹喉。

二诊　药后身热已退，红痧渐回，咽肿红赤已淡，烦闷渴饮亦和，呕逆已止，小溲尚浑，苔红光而干，脉象尚数。邪疠虽退，蕴热尚盛，童年阴未充足，拟以生津清化，尚希加意谨慎，勿变为妥。

处方：玄参10g，生地黄10g，生石膏30g（先煎），鲜石斛10g（先煎），鲜芦根30g，连翘10g，金银花10g，甘草3g，生薏仁10g，灯心草3g

方药感悟

风热之邪蕴郁血分是小儿出疹性疾病的重要成因，故刘老治疗出疹性疾病每籍疏散风热以驱邪，邪去血安，斑疹自消。

水　痘

热毒炽盛

秦某，男，11岁，1992年11月7日就诊。发热4天，皮疹3天，在其他医院就诊后予解热剂和抗病毒口服液治疗效果不显，发热，皮疹加重。刻下症见发热，体温38℃，头面躯干皮肤密布暗红色皮疹和疱疹，疱浆混浊，部分破溃，大便干结，3日未解，小便黄，舌红，苔黄，脉弦数。证属热毒炽盛，内入营血。治以清热解毒，凉血活血。

处方：生石膏30g（先煎），银花10g，连翘10g，蒲公英10g，紫花地丁10g，黄连2g，黄芩10g，粉丹皮10g，赤芍10g，生大黄6g（后下），木通6g，竹叶3g

4剂，水煎服。

二诊　服2剂后体温降至37.5℃，服4剂后热解，大便通畅，体温正常，大部分痘疹已结痂。少许痘疹仍红赤，食欲欠佳，舌红，苔薄黄，脉弦。属余热未尽。

处方：银花10g，连翘10g，黄芩10g，沙参10g，玄参10g，生地黄10g，丹皮10g，赤芍10g，生山楂10g，生麦芽10g

5剂，水煎服。

方药感悟

水痘是小儿的常见病，传染性强，对于热毒重证，热入营血，疹色红赤或紫暗者，刘老常在辨证用方中加粉丹皮、赤芍。

瘟　病（传染性单核细胞增多症）

风热袭肺

患儿蒋某，男，1岁半，2006年6月5日就诊。发热3天。高热持续不退，体温波动在39~40℃之间，唇红口渴，咳嗽不爽，大便稀，日2~3次，小便黄。查体：咽红，扁桃体Ⅱ°肿大，颈部淋巴结肿大，舌尖红，苔白腻，指纹紫。化验血常规：白细胞 $11.2\times10^{9}/L$，中性粒细胞0.34，淋巴细胞0.66，异型淋巴细胞0.26。诊断为传染性单核细胞增多症。

处方：生石膏25g（先煎），知母10g，粳米6g，甘草3g，六一散10g（包），黄芩10g，桑叶6g，连翘10g，青蒿10g，淡竹叶10g，鲜芦根30g，牛蒡子10g

5剂，水煎服。

本证系风温上受，肺胃失宣，宗白虎汤加味以清气解热，泻火润燥。

二诊　服用3剂后，热退汗出，小便较利，精神略振，微有咳嗽。查体：咽红，扁桃体Ⅰ°肿大，舌红，苔薄白。化验血常规：白细胞 $8.5\times10^{9}/L$，中性粒细胞0.43，淋巴细胞0.57，异型淋巴细胞0.14。再拟原方加减。

处方：生石膏25g（先煎），知母10g，六一散10g（包），黄芩10g，南沙参10g，橘红5g，杏苡仁各30g，炙枇杷叶10g，焦三仙各10g

5剂，水煎服。

三诊　服上药后诸症消失，患儿精神好，玩耍如常。查体：咽淡红，扁桃体无肿大，舌淡红，苔薄白。化验血常规：异型淋巴细胞0.06。

方药感悟

传染性单核细胞增多症属温病范畴，多表现为高热不退，口渴咽痛等症。刘老以知母配生石膏，清气解热，加用黄芩、淡竹叶、鲜芦根、牛蒡子等，疗效显著。

热毒火蕴

王某，男，10岁，2008年5月10日就诊。患儿发热20余日，在西医院诊断为传染性单核细胞增多症。输液治疗半月余无效，要求出院，出院后来找刘老诊治。现症：发热38.5℃，面色苍白，纳食不佳，颈淋巴结肿大，咽喉肿痛，口渴，胁下痞块硬肿胀实，舌质红绛，苔黄腻，脉洪数。证属热毒火蕴，气营两燔之象，治以清气泄热，凉营解毒散结。

处方：生石膏25g（先煎），山栀5g，蒲黄3g，连翘10g，黄连5g，土贝母10g，玄参10g，芦根30g，丹皮10g，赤芍10g，夏枯草15g，浙贝母10g，银花10g

5剂，水煎服。另加犀黄丸2盒，同时服用。

二诊　服药后热已退，精神佳，面转红润，纳食香，唯颈部淋巴结肿仍未退尽，原方加减。

处方：银花10g，连翘10g，生石膏25g（先煎），黄芩10g，黄连5g，生龙牡各15g（先煎），穿山甲10g（打），土贝母10g，山慈菇5g，蒲公英10g，地丁10g，夏枯草15g

7剂，水煎服。

药后诸症均愈，已无低热，颈淋巴结肿大已消，胁下痞块已触摸不到，继续用益气养阴，生津润燥之沙参麦冬汤调之，以尽全功。

方药感悟

传染性单核细胞增多症是小儿时期常见的，由EB病毒引起的一种急性传染病。本病临床以发热、咽炎、淋巴结及肝脾肿大以及周围血液中出现大量的异常淋巴细胞为其特征。中医古代文献无本病之病名，根据本病的流行季节和发病特点，当属热性病中的“瘟病”或“温毒”、“痰毒”等范畴。刘老根据本病的特点，认为治疗要以清热解毒为基本原则，并结合临床实际，灵活应用方药，达到一定的疗效。

麻　疹

疹前期

病案一　耿某，男，3岁。发热3天，咳嗽、流涕，目赤羞明，眼泪汪汪，烦躁哭闹，口干，大便溏泄，小便黄浑。查体：两眼结膜充血，咽充血，近臼齿处可见麻疹黏膜斑，舌质红，苔白，脉浮数。刘老认为，肺主皮毛，此患儿外感温热之邪，郁于肺卫，温邪外越，疹之将发，为麻疹初期，治当辛凉透疹，方用葛根解肌汤加减。薄荷质轻宣散，有疏散风热，宣毒透疹之功，故在麻疹初期，可加用薄荷，以疏风解表透疹。

处方：葛根5g，连翘6g，荆芥5g，防风5g，薄荷3g（后下），牛蒡子10g，桔梗3g，赤芍5g，细木通5g，蝉衣3g

3剂，水煎服。

方药感悟

麻疹是因外感麻疹时邪，侵袭肺卫，正邪相争，肺失宣降所致，故麻疹初期，有发热、流涕等肺经之证。后正邪相争，驱邪外泄，邪毒出于肌表，则出疹。

病案二　张某，女，7岁。发热4天，体温39.5℃以上，高热不降，咳嗽、流涕，眼泪汪汪，咽喉疼痛，口干烦躁，大便溏泄，小便黄。查体：两眼结膜充血，头面肌肤疹点隐隐，咽充血，近臼齿处可见麻疹黏膜斑，舌质红，苔白，脉浮数。刘老指出患儿疹点具外透之机，治当清透。

处方：葛根10g，连翘10g，赤芍10g，荆芥5g，牛蒡子10g，薄荷3g（后下），桔梗3g，桑叶10g，蝉衣3g，鲜芦根30g

3剂，水煎服。

方药感悟

《本草正义·草部·湿草类上》中描述了牛蒡子的重要功效：“牛蒡之用，能疏散风热，起发痘疹，而善通大便，……《别录》主治皆除热通利之意。盖其功力本与子相近，而寒凉疏通之性过之，故皆以清热宣导为治，凡非实火未可轻投……。凡肺之邪宜于透达，而不宜于抑降者，如麻疹初起，犹未发透，早投清降，则恒有遏抑气机，反致内陷之虞。唯牛蒡则清泄之中，自能透发，且温热之病，大便自通，亦可少杀其势，故牛蒡最为麻疹之专药。”刘老也强调，牛蒡子可清泄透散，能疏散风热，透泄热毒而透疹，用治麻疹不透或透而复隐，如透疹汤。

见形期

王某，男，6岁。麻疹已2日，一诊药后，精神略振，肢厥倦卧已瘥，疹点色泽转红，继续透布至下肢，身热不甚，大便溏，苔薄白，脉缓滑。刘老指出，此患儿属疹为寒闭，一诊服温经散寒药后，寒闭已开，疹已渐透，应再以益气透达之法继治之。

处方：人参2g，川芎3g，前胡5g，枳壳3g，桔梗3g，升麻3g，葛根5g，茯苓6g，炙甘草3g，川附片5g（先煎），煨姜2片，大枣5枚

3剂，水煎服。

方药感悟

刘老指出升麻辛甘微寒，性能升散，有发表宣毒透疹之功，尤对麻疹透发不畅疗效佳。

热蕴营卫

赵某，男，11岁。证经5日，初恶寒身热，咳嗽痰多，继则高热不降，咽喉红肿疼痛，呼吸困难，刻见头面胸背肌肤出现红色疹点，高出皮肤，抚之碍手，三五成撮，大便泄泻，脘腹作痛，神烦不安，谵语溲赤，舌质红绛，苔黄根腻，脉细数。

处方：葛根5g，连翘10g，元参10g，生石膏25g（先煎），赤芍10g，生

暑温（流行性乙型脑炎）

痰蒙清窍，虚风内动

康某，女，6 岁，1987 年 8 月 15 日就诊。患儿 1 周前因高热、昏迷、抽搐、呕吐，经当地儿童医院脑脊液化验，确诊为“乙脑”，抢救后脱离危险期，但留有失语，意识不清，烦躁，下肢难屈伸，右手足阵发性痉挛，低热，夜寐不安，舌质红绛，少苔，脉浮无力。证属痰热留恋，堵塞窍道，热灼真阴，虚风内动，治以清化热痰，滋阴息风。

处方：生牡蛎 15g（先煎），龟板 15g（先煎），鳖甲 15g（先煎），白芍 10g，生地 10g，麦冬 10g，麻仁 10g，茯神 10g，天竺黄 10g，甘草 3g

7 剂，水煎服，日 1 剂。

二诊　右侧拘挛及意识明显好转，继服 7 剂，能说简单字词，并能安睡。继续以此方为底，连续调理 2 月余，言语能力、思维能力基本恢复正常。

方药感悟

牡蛎咸寒质重，有平肝潜阳之功。刘老临床习将其与龟板、鳖甲、生地黄等同用治疗小儿热病之后灼烁真阴、虚风内动、四肢抽搐之证，疗效甚笃。

痄　腮

热毒蕴结

病案一　李某，男，10岁。左耳下腮部硬肿，灼热烦痛，无发热，纳差，大便干，2日未行，小便黄，舌质红，苔白根黄腻，脉数。辨属热毒蕴结之痄腮，治以清热解毒消肿。

处方：银花10g（后下），连翘10g，牛蒡子10g，紫花地丁6g，蒲公英10g，黄芩10g，板蓝根10g，玄参10g，柴胡3g，山慈菇5g，夏枯草6g，川贝母5g，酒大黄3g

5剂，水煎服。另：如意金黄散1袋，醋调敷患处。

方药感悟

痄腮主要因邪毒壅阻足少阳经，循经上攻腮颊，与气血相搏，凝滞于耳下腮部，致腮部肿胀疼痛。刘老认为牛蒡子辛苦性寒，于升浮之中又有清降之性，能外散风热，内泄其毒，临床可用治火毒内结之痄腮。

病案二　徐某，男，5岁半。恶寒高热，耳下疼痛，腮部红肿，烦躁不安，睡眠不实，咳嗽痰响，目赤羞明，口渴，大便干，小便黄，舌质红，苔薄黄，脉浮数。刘老指出：此患儿因温热时毒，挟少阳相火上攻，治当以清热解毒，使上焦之温毒，从速消散。方用普济消毒饮加减。

处方：柴胡3g，薄荷3g（后下），连翘10g，生石膏25g（先煎），大青叶15g，黄连1.5g，黄芩5g，玄参6g，马勃3g，桔梗3g，甘草3g

3剂，水煎服。

方药感悟

刘老指出，黄连对心经有热，证见高热烦躁者最为理想。黄芩虽有凉心之功，较之黄连，稍逊一筹。故在处方中常用黄芩协助黄连，共奏泻火解毒，清心除烦之功。

湿热蕴遏

王某，男，3岁。高热伴左侧腮肿焮热三天，咀嚼食物不利，脘满泛恶，口干唇红，便秘腹胀，烦躁难寐，苔腻质红，脉滑数。血象：白细胞$9.9\times10^{9}/L$，中性粒细胞0.38，淋巴细胞0.60，单核细胞0.02。考虑为湿热蕴遏少阳、阳明两经，少阳经气不舒故腮肿，阳明燥火上蒸则呕恶，腹胀便秘，夜卧不安，为胃家不和之阳明证。治当清利，宗柴葛解肌汤合四平清凉饮化裁。

处方：柴胡 3g，葛根 5g，川黄连 2g，制大黄 5g，生石膏 25g（先煎），连翘 6g，山栀 3g，枳壳 3g，当归 3g，赤芍 6g，竹茹 3g

另：紫金锭醋调敷患处。

二诊　药后腮肿已愈，身热解而复作，体温 37.3℃，食入即吐，唇红欠润，脘满嗳饱，苔腻，脉滑。大便干，小溲黄，证属阳明湿热未清，致胃降失和，上逆作吐，证势反复，治当清降止呕。

处方：川连 2g，姜竹茹 3g，橘皮 3g，郁金 3g，黄芩 5g，半夏 5g，焦三仙各 12g，枳壳 5g，莱菔子 3g

方药感悟

流行性腮腺炎是小儿常见的传染病，刘老认为是由于湿热蕴于少阳、阳明经，郁结不散，上攻腮颊，故见腮颊部位肿胀疼痛，色淡不鲜，伴口渴溲黄，大便秘结。治宜清利湿热，药用黄连、黄芩、山栀、连翘、大黄、板蓝根等，并用当归、赤芍活血消肿。

热毒蕴结

刘某，男，9 岁，2000 年 5 月 12 日初诊。高热、耳下肿胀 2 天，体温 38.5～39.5℃，双侧耳垂以下弥漫性肿胀 2 天，张口疼痛，头痛，纳呆，大便秘结，尿黄，睡眠差，无呕吐，不咳。病前有腮腺炎接触史。查体：体温 39℃，双侧腮腺肿大，按之痛甚，咽充血，腮腺管口红肿，心肺检查无异常，舌质红，苔黄，脉弦实有力。检查：血常规：白细胞 4×10^9/L，淋巴细胞 0.72，中性粒细胞 0.28。西医诊断：流行性腮腺炎；中医辨证为痄腮（热毒蕴结型）。治以清热解毒散结，普济消毒饮加减。

处方：黄芩 10g，柴胡 10g，连翘 10g，牛蒡子 10g，黄连 6g，薄荷 5g（后下），大黄 6g（后下），昆布 8g，板蓝根 15g，马勃 3g，僵蚕 6g，海藻 12g

2 剂，水煎服。

二诊　服药后热退，上方去黄连、大黄，加桃仁 10g、赤芍 6g，继服 3 剂后，上述症状体征消失。

方药感悟

流行性腮腺炎是由腮腺炎病毒引起的急性呼吸道传染病，西医治疗以抗病毒和对症为主。本病中医称为痄腮，因感受风热疫毒，邪热壅阻少阳，与阳明胃热上攻所致。治以清热解毒，软坚散结。药用：银花、连翘、板蓝根、夏枯草等清热解毒；桃仁、赤芍、海藻、昆布等化瘀软坚散结。

鼻　衄

热迫血行

患儿高某，男，4岁，2006年9月25日就诊。患儿有鼻衄史，平素喜食油炸及膨化食品，近1周来鼻出血频繁，出血量不多，点滴而出，血色红赤，冷敷头额即止；唇红口干，大便秘结，舌尖红，苔薄白，脉细数。刘老认为小儿稚阴不足，阳气为之偏盛，饮食辛燥，日久易郁而化火。火性炎上，迫血妄行，溢出清道，故为鼻衄，法当清热凉营止血。

处方：生地10g，赤芍10g，丹皮10g，炒栀子10g，黄芩10g，白茅根30g，藕节10g，全瓜蒌10g，生大黄6g（后下），茜草根10g，侧柏炭10g

5剂，水煎服。

二诊　服药3剂后，未再出现鼻衄，大便通畅。近日出现干咳少痰，咽干口渴，小便微黄，舌质淡红，苔白，脉数。刘老认为此患儿郁热趋解，血已循经，现干咳少痰为感受温燥，肺失清肃所致。温燥灼液，最易出现鼻干、鼻衄，故宜清宣温燥，拟桑杏汤以治之。

处方：桑叶8g，杏仁10g，沙参10g，浙贝母10g，黄芩10g，炒栀子10g，白茅根30g，海浮石15g（先煎），炙杷叶10g

3剂，水煎服。

热郁肺卫

患儿付某，女，7岁，1991年5月17日就诊。鼻出血5天，每天2～3次，量时多时少，色鲜红，大便干，纳食正常，舌质红，苔薄白，脉数有力。血常规：白细胞$8.3\times10^9/L$，中性粒细胞0.65，淋巴细胞0.35，血小板$191\times10^9/L$。证属热郁肺胃，迫血妄行。治以清热止血。

处方：桑白皮10g，黄芩10g，山栀5g，玄参10g，生地黄10g，赤白芍各10g，白茅根30g，侧柏叶10g，藕节10g

7剂，水煎服。

二诊（5月29日）　服5剂后出血次数和出血量明显减少，服7剂后偶还有少量出血，但不是每天发作；大便正常，舌淡红，苔薄白，脉平和。守原方去山栀、玄参，加当归、阿胶珠和血养血善后。

5剂，水煎服。

方药感悟

鼻为肺窍，鼻出血主要与肺关系密切，热邪犯肺，肺内积热，阴虚肺燥均可致血热妄行，上循清窍而发生鼻出血。热邪犯肺用桑菊饮疏风清热，热积于肺用泻白散清泄肺热，加生地、粉丹皮、侧柏叶等凉血止血。阴虚肺燥者用增液汤滋阴清热，加粉丹皮、侧柏叶、白茅根等凉血止血。有鼻炎者常在辛夷苍耳散中加入本品。足阳明胃经之脉上交鼻额，胃火上炎，热迫血行，可致鼻出血，治以清胃泻火，凉血止血，用玉女煎加味，此类病人往往兼有大便干结，刘老常加大黄通腑泻热每获良效。因小儿“肝常有余”，肝火上炎，火热迫血上溢清窍也会导致鼻出血，用龙胆泻肝汤清肝泻火，凉血止血的同时，刘老特别注重调理脾胃。

邪热伤络

张某，女，3岁。经常鼻衄，查体：鼻腔干燥，唇红且干，咽红，舌尖红，苔黄。辨证为肺有郁热，肺窍失润，当清肺润燥止血。

处方：桑皮10g，地骨皮10g，黄芩10g，白茅根10g，山栀3g，淡竹叶10g，黄连1.5g，黛蛤散10g（包煎），当归10g，赤芍10g，生地10g，阿胶珠10g

7剂，水煎服，日1剂。

方药感悟

阴虚火旺可导致出血性疾病如鼻衄、咯血、尿血等，血属于阴，如出血反复发作或迁延不愈者，进一步耗损阴液，加重阴伤症状。此时既要止血，也要注意滋阴。阿胶滋阴润燥，养血止血，能潜血归经，功效独特，为治疗阴虚出血证的要药。如治疗鼻衄、咯血，常配伍白茅根、侧柏叶；咳痰明显，刘老常选用蛤粉炒制的阿胶珠，加强化痰作用。如尿血，与白茅根、益母草合用；胃出血，配伍三七、白及、蒲黄等。

喉　痹

风热犯肺

沙某，女，8 岁，2002 年 6 月 24 日初诊。患儿反复感冒，动则咽痛、咳嗽。曾经在外院治疗，效果不显，经别人介绍来找刘老治疗。刻下：患儿咽痛、咽痒，痒甚则咳嗽，有痰，纳尚可，大便稍干，日 1 行。查体：咽充血，咽后壁有条索状淋巴滤泡增生，舌尖红，苔薄黄。证属风热犯肺阻咽，治以疏风清热利咽。

处方：银花 10g，连翘 10g，马勃 6g（包煎），牛蒡子 10g，射干 10g，炙杷叶 15g，黄芩 10g，瓜蒌壳 10g，前胡 10g，桔梗 6g，板蓝根 10g

4 剂，水煎服。

二诊　服药 4 剂后，咽痒、咳嗽均减轻，继守方 4 剂而愈。

方药感悟

前胡可疏散风热，桔梗可排痰利咽，刘老认为两药都能宣肺止咳，两药相配止咳祛痰利咽的功效较好，可用于风热犯肺之咳嗽、痰多、咽痒等症。

肺胃蕴热

姜某，女，12 岁，2004 年 1 月 23 日来诊。反复咳嗽 20 余天，服用抗生素类药物 4 天，曾有一度好转，但 2 天后复发，续服前药不效。曾常规服用止咳化痰之中药，诸如桑白皮、黄芩、川贝母、款冬花、紫菀、前胡、白前、百部等 10 余天，疗效不显。现症：咳嗽，呈阵发性刺激性干咳，无痰，早晚较重，咽喉肿痛，纳食可，睡眠尚可，大便略干，小便黄，舌红，苔薄黄，脉略数有力。查体：咽部充血，双肺呼吸音清，余未见异常。检查：胸片示心肺膈未见异常。诊断：喉痹（肺胃蕴热）。治则：清解肺胃，清咽利喉。

处方：射干 10g，牛蒡子 15g，桔梗 12g，重楼 15g，桑白皮 15g，地骨皮 15g，生石膏 30g（先煎），炒莱菔子 15g，僵蚕 10g，薄荷 10g（后下），甘草 5g

喉喑（喉炎）

痰热壅遏

刘某，女，3岁，初诊日期：1983年10月31日。1月来音嘶声哑，哭声不扬，入暮咳甚痰涌，出气喘憋，声如水鸡，又如破竹，苔白脉数，二便如常，曾在某大医院检查，诊为喉炎。前贤云："金空则鸣，金实则无声"，显属外邪痰热壅遏气道。治当清咽解毒，佐以肃肺涤痰，宗金匮"咳而上气，喉有水鸡声，射干麻黄汤主之"之意。

处方：水炙麻黄2g，射干5g，细辛1.5g，甘草3g，桔梗3g，牛蒡子5g，薄荷2g（后下），锦灯笼5g，儿茶5g，青果核5g，木蝴蝶5g，灯心草1.5g

二诊　药后音哑好转，咳嗽轻微，水鸡声消失，苔白，脉微数。治再原方增损。

处方：水炙麻黄2g，射干5g，细辛2g，桔梗3g，牛蒡子5g，蝉衣3g，凤凰衣5g，板蓝根10g，青果核5g，木蝴蝶5g，灯心草1.5g

再进5剂而愈。

方药感悟

麻黄配射干、细辛是取射干麻黄汤之意。全方共奏宣肺祛痰，下气止咳之功。射干麻黄汤与小青龙汤同属解表化饮方剂，但前方主治风寒表证较轻，证属痰饮郁结、肺气上逆者，故于小青龙汤基础上减桂、芍、草，加入祛痰利肺，止咳平喘之射干、冬花、紫菀等药。可见小青龙汤治表为主，解表散寒之力大，射干麻黄汤则治里为主，下气平喘之功强。主治痰饮郁结，气逆喘咳证，证见咳而上气，喉中有水鸡声者。

喉　痈

胃肠积热

刘某，男，9岁。咽喉肿痛3日，饮食难下，大便干，小便黄。舌红，苔黄腻，脉弦数。此患儿喜食肥甘厚腻，胃肠积热，上熏咽喉，故致咽喉肿痛。治以清热解毒，以消痈肿。

处方：黄连2g，黄芩10g，黄柏6g，甘草3g，桔梗3g，连翘10g，当归5g，赤芍6g，薄荷3g（后下），灯心草1g

3剂，水煎服。

方药感悟

《本草纲目·第十三卷·草之二·山草类》曰："诸痛痒疮疡，皆属心火，凡诸疮宜以黄连、当归为君，甘草、黄芩为佐（李杲）"。痈肿疮毒多为心火偏旺，火毒内炽；或湿热壅滞，外加风热承袭为患。临床上多用黄芩、黄连配黄柏以清热燥湿，解毒泻火。尤其对好发于口舌耳鼻等窍道的疮疡，及下肢湿热疮毒，疗效更好，可外治亦可内服。

鼻　渊

热邪闭窍

丁某，男，10岁。初诊日期：1992年11月30日。7岁时鼻腔即流脓性液体，迄今未瘥，经常头痛头晕。去岁冬季面部曾发生浮肿，现在每早面部胖甚，周身乏力，口干欲饮，苔薄白，脉缓滑，小便化验：尿蛋白（-）。证属肺胃蕴热，外受风邪，风热上干，阻塞鼻窍，以致鼻渊不瘥；日久脾运失健，故增浮肿，周身乏力。治当疏风通窍，佐以清热调脾。

处方：苍耳子5g，辛夷5g，桑叶6g，薄荷5g（后下），连翘10g，菊花6g，香白芷5g，炙僵蚕10g，猪茯苓各10g，泽泻6g，姜皮3g

二诊　药后鼻渊较瘥，头晕作痛已除，浮肿亦消，唯小便黄浑，微有口干，苔色水黄，脉来微数。风热尚未尽散，再从原意增损治之。

处方：辛夷5g，苍耳子5g，薄荷5g（后下），连翘10g，菊花6g，细辛1.5g，细木通5g，黄芩5g，葱根3个，生石膏15g（先煎），细茶叶1撮（入煎）

三诊　自服苍耳子散加减以来，头晕头痛，鼻流浊涕均瘥，食饮眠卧皆佳。证情基本已瘥，再拟清解，佐以丸方，以巩其效。

处方：苍耳子5g，辛夷5g，薄荷5g（后下），生地黄10g，细辛1.5g，香白芷5g，细木通5g，黄芪5g，葱根3个，六一散10g（包），细茶叶1撮（入煎）

丸方：苍耳子60g，辛夷60克，薄荷30g，香白芷60g，藁本30g，细辛10g，黄芩30g，生地黄60g，菊花60g，大白芍60g，细木通60g，龙胆草30g

上药共研细末，炼蜜为丸。每丸重10克，1日2次，每次1丸，葱茶汤送服。

肺气失宣

李某，男，7岁，初诊日期：2006年3月15日。患儿近2个月来鼻塞流涕，经常头痛，打鼾不断，咽部不适，咽红，食纳较差。家长给予“鼻渊舒”等药治疗，症状没有明显的改善，遂找刘老诊治。患儿舌质红，苔白，脉数。

证属肺气失宣，治疗以宣肺通窍，解毒利咽为法。

处方：川木通3g，升麻5g，黄芩15g，芦根30g，竹叶10g，牛蒡子10g，焦三仙各10g，葱根3个，绿茶1撮为引，同煎

7剂，水煎服，每日1剂。

二诊　服药后，头痛基本已解，鼻塞和咽部不适症状明显改善，夜间打鼾现象明显减少，纳食转佳，舌脉基本如前。既已见效，效不更方，上方加鹅不食草15g，再服半月，诸症消失。

方药感悟

刘老认为，因小儿肺常不足，易感外邪，导致肺气失宣，“肺开窍于鼻”，咽喉又为肺之门户，故患儿外感后会出现鼻塞流涕，咽部不适；清阳不升，则会出现头痛；肺气失和，则不闻食香，故纳食欠佳，甚则出现打鼾现象。

风热郁肺

郝某，女，14岁，初诊日期：2007年5月8日。患者因鼻塞反复发作3年就诊。现鼻塞，流清涕，咽红，舌质红，舌苔白，脉浮滑。中医诊断：鼻渊（风热郁肺）；西医诊断：鼻炎。治以祛风通窍，辛苍五味汤加减。

处方：辛夷10g，苍耳子10g，山豆根5g，玄参10g，板蓝根10g，薄荷3g（后下），白芷10g，细辛1.5g，川木通5g，升麻3g，当归10g，石菖蒲10g，黄连3g，黄芩10g，防风10g，鹅不食草15g，焦三仙各10g，葱根1个，茶叶1撮

7剂，水煎服。

药后鼻塞除，流涕止，继服上方7剂。随访半年未见复发。

方药感悟

鼻咽为肺之门户，往往同时受邪，表现为鼻塞流涕，咽痛咽痒。对此刘老常以清热利咽之板蓝根配伍疏风通窍止鼻渊之辛夷、苍耳子，宣肺解毒，通窍利咽，治疗鼻渊顽疾。

乳　蛾

肺胃热盛

黄某，女，5岁，1987年4月16日就诊。高热3天，咽喉肿痛，口鼻生疮，鼻塞声重，偶有咳嗽，纳呆泛呕，大便干结。查：体温39℃，咽喉充血，双侧扁桃体Ⅱ°肿大，有脓点。心肺听诊无异常，舌质红，苔黄腻。诊断：烂乳蛾（急性化脓性扁桃体炎）。辨证：肺胃热盛，上攻咽喉。治以解毒利咽，通腑泄热。

处方：玄参10g，升麻3g，孩儿茶5g，生石膏25g（先煎），牛蒡子10g，黄芩10g，板蓝根10g，锦灯笼10g，青果10g，制大黄10g，生甘草3g

3剂，水煎服。

二诊　药后高热已退，体温正常，大便通畅，呕吐已止，咽部轻微痛。查；咽部充血减轻，双侧扁桃体Ⅰ°肿大，无脓点，舌质红，苔薄白，上方去石膏、制大黄，继服3剂而愈。

方药感悟

扁桃体炎中医称之为“乳蛾”，为儿科常见疾病，儿童时期症状往往较重，临床多伴有高热、咽喉肿痛，大都为由外感引发而致的风热乳蛾和肺胃蕴热之烂乳蛾，也有因多次发病，转为阴虚乳蛾。前者属于或相当于西医的急性扁桃体炎和化脓性扁桃体炎，后者相当于慢性扁桃体炎。

刘老认为，孩儿茶味苦性凉，清热凉血，解毒排脓，配伍升麻具有升散清泄之性，既能清肺胃之热，又能上利咽喉，透表泄热，再配伍玄参清热凉血，滋阴解毒。诸药合用，常用来治疗化脓性扁桃体炎。

风热型

病案一　患儿张某，男，4岁，2008年3月7日就诊。高热3天，最高体温39.8℃，咽痛口渴，鼻塞流涕，精神不振，纳呆。查体：咽部充血，双侧扁桃体Ⅲ°肿大，有白色脓点，心肺（-），舌红苔白腻，脉浮数。刘老诊为风热乳蛾，证因外感风热之邪，上焦宣展失司，邪郁不达，故而高热不退，喉核红肿糜烂。治当辛凉解表，佐以清热泻火，方用银翘散加减。

处方：银花 10g，连翘 10g，牛蒡子 10g，淡竹叶 10g，桔梗 10g，鲜芦根 30g，寒水石 25g，射干 10g，僵蚕 10g，板蓝根 10g

3 剂，水煎服。

另用六神丸 1 瓶，早晚各 5 粒，开水送服。

二诊　药后身热已退，偶有咳嗽，精神转佳，但咽部仍红赤，双侧扁桃体Ⅱ°肿大，纳少，腹胀便秘，舌红苔中白厚腻，脉滑数。刘老认为上焦风热之邪未彻，中焦尚有余滞未清，守上方加行气消食导滞之品。

处方：银花 10g，连翘 10g，牛蒡子 10g，桔梗 10g，玄参 10g，射干 10g，板蓝根 10g，陈皮 10g，厚朴 10g，枳壳 10g，黄连 2g，焦三仙各 10g

3 剂，水煎服。

病案二　李某，男，5 岁，初诊日期：1987 年 6 月 19 日。患儿咳嗽 1 周，咽痒，痰黏难咳出，无热，纳可，便干。查体：咽充血，双扁桃体Ⅱ°肿大，未见脓性渗出物，心肺（－），舌尖红，苔薄白，脉浮滑数。西医诊断：急性扁桃体炎；中医诊断：风热乳蛾。辨证属风热上攻咽喉，治以疏风清热，解毒利咽。

处方：玄参 10g，升麻 3g，甘草 3g，桔梗 3g，牛蒡子 10g，黄芩 10g，锦灯笼 10g，山豆根 5g，射干 10g，青果核 10g，芦根 20g

5 剂，水煎服。

二诊　药后咳嗽、咽痒显减，无痰，大便畅快。继予原方 5 剂治愈。

肺经蕴热

王某，男，7 岁。2004 年 4 月 12 日初诊。近 2 年反复发作扁桃体炎，3 天前受寒后出现发热（体温 39℃），咽喉疼痛，吞咽困难，咳嗽，便秘，曾静脉点滴头孢类抗生素、利巴韦林治疗，热稍退，但咽痛、吞咽困难不减。查体：咽充血，咽后壁可见淋巴滤泡散布，扁桃体Ⅱ°肿大，舌红苔黄，脉浮滑数。证属风热袭肺，肺经蕴热，痰热结聚咽喉。治以辛凉清解，上下分消。

处方：银花 10g，连翘 10g，桔梗 3g，牛蒡子 5g，大黄 2g（后下），大青叶 12g，杏仁 6g，桃仁 6g，僵蚕 6g，蝉衣 6g，甘草 3g

3 剂，水煎服。

二诊　服药后咽痛消失，仅觉咽中有物不适，自觉咽痒，时有阵咳，纳饮二便调畅，舌边尖红，苔薄白腻，咽暗红，扁桃体Ⅱ°肿大。此乃余热未

带 下 病

湿热下注

胡某，女，12 岁。1 年来，带下淋漓不断，色淡微黄，伴有阴痒，纳食可，面黄无华，小便色浑，苔黄，脉濡缓。此患儿证属脾虚生湿，湿郁化热，湿热下注。治当以清利湿热，佐以燥脾。

处方：苍白术各 5g，黄柏 5g，龙胆草 5g，生地 6g，柴胡 3g，泽泻 5g，苦参 6g，山栀 3g，蛇床子 5g，车前子 10g（包煎），灯心草 1g

5 剂，水煎服。

方药感悟

苦参苦寒开降，可清下焦湿热，并可通利小便，又有杀虫止痒的功效。故苦参对湿热下注，带下色黄，阴肿阴痒，以及湿疹，皮肤瘙痒均疗效显著，既可内服亦可外用。

湿热带下

病案一　徐某，女，6 岁，初诊日期：1964 年 8 月 20 日。半年来带下淋漓不断，其色淡黄，伴有阴痒，素有蛔、蛲虫病史。近经西医某医院检查无滴虫，食纳可，面黄不华，小溲色浑，苔色水黄，脉象濡缓。证属脾虚生湿，湿郁化热，湿热流入带脉，带脉约束无权。治当清利湿热，佐以燥脾。

处方：苍白术各 5g，黄柏 5g，生地 6g，柴胡 3g，龙胆草 5g，泽泻 5g，黑山栀 3g，细木通 5g，车前子 10g（包），灯心草 3g

另：苦参 10g，蛇床子 10g，黄柏 10g，水煎外洗阴处。

二诊　药后黄带已减，前阴仍有瘙痒，余状如上，仍属肝旺脾虚，湿郁化火，治当养营清火，佐以扶土渗湿，盖郁火易清，清火必佐养营，蕴湿宜渗，渗湿必兼扶土。拟以丸方长服。

处方：党参 30g，黄芪 30g，生地黄 30g，茯苓 30g，炒白术 30g，炒白芍 30g，黑山栀 15g，黄柏 30g，柴胡 12g，荆芥穗 12g，炒杜仲 30g，菟丝子 30g，乌贼骨 30g，芡实 30g

共研细末，炼蜜为丸，丸重 6g，1 日 3 次，每次 1 丸，温开水送服。

病案二 高某，女，14 岁。半年来，带下淋漓不断，色淡微黄，伴有阴痒，纳食可，面黄无华，小便色浑，苔黄，脉濡缓。刘老指出，此患儿证属脾虚生湿，湿郁化热，湿热流入带脉，带脉约束无权。治当以清利湿热，佐以燥脾。

处方：苍白术各 10g，黄柏 10g，生地 10g，柴胡 10g，龙胆草 10g，泽泻 10g，山栀 10g，细木通 8g，车前子 10g（包煎），灯心草 1g

5 剂，水煎服，余药水煎后外洗会阴部。

方药感悟

刘老认为龙胆草大苦大寒，与芩连同功，能清热燥湿，尤善清下焦湿热，故可治疗湿热下注之阴肿阴痒，带下湿疹等。

痛　经

气血瘀滞

李某，女，14 岁，1993 年 4 月 23 日就诊。自 13 岁初潮就痛经，时轻时重，近 2 月疼痛较以前加重，有血块，平素大便秘结，舌红，苔薄黄，脉弦。证属血热，气血瘀滞，冲任不调，治以清热凉血，调畅气机，活血止痛。

处方：柴胡 10g，生地黄 10g，粉丹皮 10g，赤白芍各 10g，当归 10g，枳壳 10g，生大黄 6g（后下），郁金 10g，川楝子 10g，益母草 10g

7 剂，水煎服。

服 7 剂后疼痛明显缓解，大便正常，继用上方去大黄服 14 剂后未再疼痛，追访 3 月无复发。

方药感悟

刘老常用丹皮、赤芍配伍黄芩、生地黄、山栀等治疗血热所致的经期提前，配伍柴胡、郁金、当归、蒲黄、五灵脂、川楝子等治疗血瘀气滞引起的闭经，痛经。代表方：加味逍遥散、栀子清肝汤、膈下逐瘀汤。

血瘀证

刘某，女，16 岁。月经期间腹痛，量少，血块多，颜色紫暗，经期易感。舌质淡暗，脉沉细。辨证为血瘀证，治宜活血调经，佐以宣肺通窍，以防再感。

处方：辛夷 10g，苍耳子 10g，玄参 10g，板蓝根 10g，山豆根 5g，阿胶珠 10g，艾叶 10g，川芎 10g，当归 10g，天台乌 10g，姜黄 10g，生蒲黄 10g（包煎），五灵脂 10g（包煎），红花 10g，益母草 15g，牛膝 10g

7 剂，水煎服，日 1 剂。

方药感悟

益母草性微寒，味苦而辛，入心肝二经血分，是妇科经产诸证常用之品。《本草求真·下血》："益母草，消水行血，去瘀生新，调经解毒，为胎前胎后要剂。"现代药理研究发现，益母草对妇女子宫有明显的兴奋作用。刘老常以之配伍川芎调经，治疗痛经、月经不调等病证，为调经之良药。

蛔虫病

病案一 李某，男，5岁。近半年来腹痛阵作，痛在脐周，痛剧则口吐清涎，曾服驱蛔药后泻出蛔虫数十条，近日仍有腹痛，食纳差，面色黄滞，脸有白斑，白睛有蓝点，苔色水黄，脉象缓滑。脾胃湿热蕴蒸，化生虫积，所以腹痛绕脐阵作，治疗宜袪蛔安中止痛，再拟理脾化湿以治本。

处方：雷丸6g（分冲），鹤虱6g，川楝子10g，使君子肉10g（打），芜荑6g，槟榔6g，川连1.5g，白芍10g，茯苓10g

二诊 药后泻虫数条，腹痛已解，面仍黄滞，纳食不甘，治当理脾扶正，唯有调脾渗湿，方杜生虫之源。

处方：党参10g，茯苓10g，炒白术10g，炙甘草3g，黄芪10g，怀山药10g，煨姜2片，扁豆10g，陈皮5g，炒半夏5g，焦三仙各12g，小红枣3枚

另：肥儿丸每次1丸半，日2次。

方药感悟

在卫生习惯较差易致寄生虫病的地区或某些寄生虫病如钩虫病流行地区，感染虫卵后，虫居体内，劫取水谷精微，损伤脾胃，在驱虫治疗之后，则主要表现为脾胃虚弱之证，治疗当以理脾扶正为主。

病案二 患儿李某，男，5岁。以腹痛4小时来诊。症见上腹剧痛，时痛时止，时轻时重，痛剧时大汗出，四肢冷，痛不可忍，频繁呕吐且吐出蛔虫。经检查诊断为胆道蛔虫症。

处方：乌梅10g，川椒5g，黄连3g，附子2g（先煎），干姜5g，川厚朴5g，枳实5g

1剂，分2次。水煎服。

服药1剂后腹痛渐止，继服2剂巩固疗效。

方药感悟

蛔虫证是儿科比较常见的疾病，蛔虫寄生在肠内，扰乱气机，致使气机阻滞，可导致经常腹痛等症状。蛔虫有钻孔和扭动习性，上窜入胃钻胆，会使胃气上逆，胆气不行，发为蛔厥。蛔厥多由脏寒内盛，扰动上膈，蛔虫攻胃所致。临床主要表现为突然心腹剧痛，痛不可忍，手足厥逆，汗出肢冷，

呕吐蛔虫或呕吐涎沫。在发生这种情况时，若用猛烈祛虫之药，反而造成虫体骚动，使病情转危。此时必先温脏安蛔止痛，以缓化制伏，俟其疼痛缓解以后,再行攻逐。蛔虫有喜温而恶寒，闻酸则止，得辛则伏，见苦则下的特点，故治疗蛔虫的原则，常酸辛苦温的药味并伍，使蛔虫安定而达到止痛的目的。刘老治疗小儿蛔厥常取乌梅之酸性，以其为主药，因虫得酸则静，以缓化而收制伏止痛之效。同时配伍川椒、黄连、附子等，常收立竿见影之效。

蛲虫病

病案一 杨某，男，2 岁，初诊日期：1975 年 9 月 18 日。素有蛲虫之疾，每于夜晚则肛门奇痒，有小细虫于肛门周围活动。由于肛痒异常，患儿以手搔之，局部破溃流水。性急肝旺，影响睡眠，面色黄，腹稍胀，苔色薄白，脉象缓滑。蛲虫为患，亦因脾胃运化失职，仓廪之官无权，湿热郁蒸所致。治拟清热渗湿，苦辛杀虫。

处方：胡黄连 5g，使君子肉 10g（打），贯众 10g，槟榔 5g，苦楝根皮 10g，川椒 3g，百部 6g，榧子肉 10g，芦荟 3g

另：百部 15g，蛇床子 15g，黄柏 6g，每晚煎水 200ml，候温，于晚 9 时灌肠，连续 3 晚。

二诊 经服药 3 剂并灌肠 3 次后，蛲虫消失，继以健脾益气之品调治 2 周而获痊愈。

方药感悟

胡黄连清热燥湿，使君子肉、贯众等祛虫药杀虫止痒，可治各种虫证。

病案二 李某，女，3 岁。肛门瘙痒 1 月余。患儿每于夜晚则述肛门痒，常以手搔之，日久肛周皮肤出现发红、破溃流水，夜间烦躁，睡眠不安，其家长述夜间曾见有细小白虫在患儿肛门周围活动，纳尚可，二便尚调，舌红苔薄白。

本病辨属蛲虫病，辨证为湿热郁蒸，治以清热利湿杀虫，并结合灌肠法外治。同时嘱其家长煮烫或暴晒患儿衣服、被褥，蔬菜瓜果要洗净，嘱患儿饭前便后要洗手，勤剪指甲讲卫生。

处方：百部 6g，胡黄连 5g，使君子肉 10g（打），贯众 10g，槟榔 5g，苦楝根皮 10g，川椒 3g，芦荟 3g

处方：海风藤 10g，炙黄芪 10g，当归 6g，川芎 3g，大白芍 10g，桂枝 2g，鸡血藤 10g，干地龙 5g，全蝎 1.5g，炙甘草 6g，大枣 3 枚

痰热互结

于某，男，11 岁，初诊日期：1963 年 9 月 5 日。本患风湿痹证，经治未瘥。日来又增热，腋下体温 39.3℃；四肢皮肉之内，生出蚕豆粒样大小之硬结，相互串连，外观红赤，按之疼痛，手不能抬举，食欲略差，苔色薄白，脉象弦数。

风湿留连血分，挟痰窜入经络，络热血瘀不通，形成结节疼痛，证属热痹，治当清热透络，热清则风自息，风静则痛自止。

处方：豨莶草 15g，银花 10g，连翘 10g，生石膏 25g（先煎），薄荷 5g（后下），生地黄 10g，川黄连 3g，粉丹皮 6g，赤芍 10g，地龙 5g，灯心草 3g

另：犀黄丸 10g，分 4 包，每日两次，每次 1 包，开水送服。

二诊　药后身热已解，腋下体温 36.5℃，四肢皮内结节已消，红赤亦退。现仅关节微有疼痛，余无不适，苔腻脉缓，络热清而不彻，再拟原方增损治之。

处方：豨莶草 15g，银花 10g，连翘 10g，生石膏 25g（先煎），黄芩 5g，生地黄 10g，川黄连 1.5g，粉丹皮 6g，赤芍 10g，干地龙 5g，桑寄生 10g，大独活 6g

另：犀黄丸 10g，每日两次，每次 1.5g，开水送服。

三诊　连进清热通络之剂，结节肿痛已消，诸证亦瘥，络热已清，风静火平。治再原意，以巩其效。

处方：豨莶草 10g，当归 6g，生地黄 10g，粉丹皮 6g，赤芍 10g，桑寄生 10g，大独活 5g，银花藤 10g，干地龙 6g

另：犀黄丸 6g，每日两次，每次 1.5g，开水送服。

湿热痹阻

丁某，男，12 岁，辽宁鞍山人，初诊日期：1996 年 12 月 18 日。患儿近 5 年来关节肿痛，双腕、指、趾、膝、踝关节均肿疼，局部稍有热感，曾在当地儿童医院诊断为“幼年型类风湿关节炎（多关节型）”，曾用西药治疗，效果不满意，今慕名来求刘老诊治。查：舌质红，苔白腻，脉滑数。证属湿热

留恋，痹阻经络。治疗当以清利湿热，养血通络为法。

处方：忍冬藤 10g，海风藤 10g，威灵仙 10g，独活 10g，桂枝 5g，白芍 10g，生石膏 30g（先煎），知母 10g，桑枝 10g，丝瓜络 10g，老鹳草 10g，薏米 30g，牛膝 10g，甘草 3g

二诊　服药 1 个月后，关节肿痛明显减轻，食欲稍差，舌质淡红，苔白，脉弦。湿热已清，痹证日久，易耗气伤血，损脾碍胃，故拟祛风通络，益气养血，健脾和胃为法。

处方：独活 10g，桑寄生 10g，杜仲 10g，牛膝 10g，白术 10g，白芍 10g，党参 10g，黄芪 10g，薏米 80g，老鹳草 10g，当归 10g，川断 10g，川芎 5g，焦三仙各 10g，甘草 3g

三诊　服上方加减坚持治疗约半年余，家长电告病已基本治愈。

痰热阻络

张某，女，6 岁，初诊日期 1991 年 12 月 9 日。关节疼痛已 2 年余，以小关节为主，现双手指关节肿大成梭形，低热，面色淡白，精神倦怠，大便正常，尿清长，舌质淡红，苔薄腻，脉滑数。曾经某医院诊为类风湿性关节炎。证属痰瘀闭阻经络，致关节肿痛，属顽痹范畴。治当温阳化痰，舒筋活络。方用阳和汤加减。

处方：麻黄 3g，鹿角霜 10g，细辛 3g，桂枝 10g，当归 10g，红花 10g，白芥子 5g，炮姜 3g，透骨草 15g，寻骨风 10g，追地风 10g

水煎服，每日 1 剂。并配合醒消丸内服。治疗数月后，诸症明显减轻。

方药感悟

按：《素问·痹论》云："风寒湿三气杂至，合而为痹也"，明确指出痹证的病因病机。本案乃寒湿凝滞经隧，阻于关节所致。刘老立以阳和汤，此方出自《外科全生集·卷四·煎剂类》，原为阴疽而设，功能温散寒凝，化痰散结；刘老移用本案，正所谓"异病同治"也。方中鹿角霜、桂枝、炮姜温阳散寒；麻黄、白芥子化痰散结；当归、红花养血活血，正符合"治风先治血，血行风自灭"的原则。透骨草、寻骨风、追地风祛风湿，疏通经络。细辛入肾经，散寒湿，通关窍，古人有"细辛不过钱"之说，而刘老出诊偶用至 5g 之多，以后复诊，陆续递减为 3g，2g，1g，道理何在？清末医家张锡纯指出："四肢之作疼，亦必有痹而不通之处也”，“所以不见效者，大抵少开痹通窍之药而”，愚以为，刘老之所以如此应用细辛，正是此意，刘老可谓善用细辛者也。

寒凝经脉

张某，男，13岁。初诊日期：1997年11月16日。患儿关节疼痛3年余，每于受寒则加重，有晨僵，曾在北京市儿童医院诊断为儿童类风湿病，曾服泼尼松、萘普生等药治疗1年余，由于家长担心药物的副作用已经停用西药1个月。今慕名求治于刘老，症见：舌质淡红，苔薄白，脉弦紧。诊断为儿童类风湿病，证属风寒湿痹。治疗当祛风散寒，通经活络。

处方：川乌5g（先煎），千年健10g，豨莶草10g，桂枝5g，白芍10g，川芎5g，荆芥5g，防风10g，桑枝10g，甘草3g

30剂，水煎服。

二诊　服药后关节肿痛减轻，唯食欲较差，乃痹证日久，脾胃气血虚损。治疗宗前法，去川乌，加党参10g、茯苓10g、白术10g、当归10g、焦三仙各10g，以增健脾益气、养血之效。

三诊　服药后，关节疼痛基本消失，食欲好转。效不更方，拟以前方出入治疗半年，病告愈。

湿热内蕴

高某，男，8岁，初诊日期：1993年1月19日。患儿反复发热3年，经多家医院治疗，均诊断为少年类风湿病，经用阿司匹林、激素等，症状有所缓解，但未根治。近日复又发热，体温达40℃，恶心呕吐，胸腹胀满，肌肉酸痛，骨节疼痛。查体：面色潮红，形体肥胖，咽红，扁桃体Ⅱ°红肿，舌质红，苔黄腻，心肺（－），腹部膨隆，无压痛，肝肋下可及，无触痛，四肢活动正常，关节未见异常，皮肤（－）。辨证属湿热内蕴。湿热侵犯于胃，胃失和降则恶心呕吐；湿热流注关节，侵淫肌肉则关节疼痛，肌肉酸痛；湿热内盛则高热不退。治宜辛开苦降，清热利湿。

处方：黄连1.5g，干姜1.5g，半夏3g，厚朴3g，枳壳5g，藿香10g，黄芩10g，秦艽10g，木瓜10g，寻骨风10g，透骨草10g

二诊　服上方半月后体温降至正常，未再呕吐，肌肉酸痛、关节疼痛、腹胀等症均除，唯汗出较多。查体：面色潮红，舌红，苔薄，脉滑数。此为湿热虽减未尽，迫液外出。治宜清热利湿以止汗，方用当归六黄汤加味。

处方：当归10g，生地10g，熟地10g，黄芩10g，黄柏10g，鸡内金10g，香稻芽10g，黄连1.5g，黄芪15g，焦三仙各10g，生姜2片，大枣5枚

三诊　汗出明显减少，体温正常，无其他不适，舌红，苔薄白，脉滑。继用上方加减治之，以固疗效。

方药感悟

少年类风湿病属变态反应性疾病，以长期间歇性持续发热，皮疹，关节痛，白细胞增多，血培养阴性为主要特征。中医认为本病为湿热所致。湿性黏腻重浊，常固定一经而不移，湿热深伏，难于根除，病易复发，湿热入血外发肌表则出皮疹，湿热流注关节则关节肿痛。由于该病常出现胸腹胀满，二便不爽的症状，刘老每施以辛开苦降法，以苦辛汤加减治之。其中黄芩、黄连燥湿清热降火，厚朴除湿散满，姜夏开胸除满止呕。兼恶心呕吐者加藿香、竹茹；皮疹加蝉衣；关节肿痛加秦艽、木瓜。

血痹证

郭某，女，9岁，初诊日期：1984年11月6日。关节肿胀疼痛，已经1年有余，迭经针灸中药治疗，证未减轻。刻下低热不解，腹中隐痛作胀，大便黑而滑利，小便自调，面色紫滞，舌红有瘀点，脉来沉滑。大便化验：潜血强阳性。证属风湿久郁，痹阻经络，凝涩不通，不通则胀痛；郁久化热，热胜则血行，证属血痹。治当活血祛瘀，以逐经络之蓄血。

处方：桂枝5g，水蛭5g（分冲），当归5g，桃仁6g，红花2g，赤白芍各10g，制川军6g，炙甘草3g，地龙5g，川牛膝6g

二诊　活血祛瘀之品共进6剂，大便由黑转黄，腹中胀痛已除，面色紫滞转润，关节痛楚亦瘥，精神已振，病去八九，唯感食欲缺乏，纳食尚少，经络血瘀渐去，脾胃运化失健，治再活血通络，佐以健胃和中。

处方：桂枝3g，当归6g，生地黄10g，川芎3g，赤白芍各10g，黄芪10g，桃仁6g，红花2g，生谷麦芽各10g

方药感悟

桂枝温经散寒、通络止痛，配桃红、水蛭活血祛瘀，共治血瘀诸症。

寒闭证

王某，男，3岁，初诊日期：1993年9月10日。近日来右腿疼痛，下午为甚，伴有咳嗽，小便色黄，大便正常，纳食尚佳，睡眠欠实，苔薄脉滑，唇红且干。曾经按摩及外敷药治疗，疼痛略轻，尚未痊愈。儿体素弱，时值阴雨连绵，外感寒湿之邪，中肺则咳嗽，侵络则腿痛。治当祛风胜湿，佐以宣肺止咳。

处方：羌独活各3g，防风5g，忍冬藤6g，宣木瓜5g，川牛膝5g，络石藤10g，杏苡仁各10g，大贝母5g，橘皮3g，橘络1.2g，炙杷叶5g

二诊　药后得汗，咳嗽腿痛均瘥，别无不适，苔白脉缓，再拟原方增损，以巩其效。

处方：忍冬藤6g，桑叶5g，桑枝6g，大独活3g，川牛膝5g，茯苓6g，炒白术5g，橘皮3g，橘络1.2g，焦三仙各12g

方药感悟

羌活善祛人体上半身的风寒湿邪，宜治风湿痹痛偏于人体上部者；独活善祛人体下半身的风寒湿邪，宜治风湿痹痛偏于人体下部者。两药常相须为用，共奏祛风散寒，胜湿止痛之功，以治风寒湿痹，一身尽痛者。

寒湿阻络

韩某，女，16岁，两膝关节疼痛近半年，每遇寒加重，遇热则痛减，局部无红肿，无触痛，活动无明显受限。自觉头晕、乏力，舌质暗，苔薄白腻，脉沉缓。刘老认为此患儿为气虚，腠理不密，致寒湿之邪入侵，痹阻经络，是以两膝关节疼痛。治当活血通络，散寒止痛。气虚酌加人参、黄芪。

处方：桑寄生10g，大独活6g，当归6g，黄芪10g，羌活10g，党参10g，海风藤10g，川牛膝10g，姜黄10g，汉防己6g，川芎10g

7剂，水煎服，日1剂。

方药感悟

牛膝有川牛膝与怀牛膝之分，两者均能活血祛瘀，引火（血）下行，补肝肾，强筋骨，利尿通淋。川牛膝偏于活血祛瘀，通利关节，怀牛膝偏于补肝肾，强筋骨。川芎能行能散，行血中之气，二药相须，活血化瘀作用强，善治瘀血性疼痛。如为感受风寒湿邪，则加祛风散寒祛湿通经络药物，如桑寄生、独活、海风藤、秦艽、防己；如患儿为营阴不足，感受风邪，则注意和营祛风，重在和血药物的应用，如当归、白芍；痛甚可加重活血止痛药物的应用，加红花、延胡索、姜黄；如风湿久郁，闭阻经络，形成瘀血，则以活血为主，用当归、赤芍、桃仁、红花、没药。

气阴不足，邪乘经络

石某，男，12岁。胸闷乏力2年，时有关节疼痛，关节疼痛部位不固定，心电图检查示Ⅰ°房室传导阻滞，ASO（+），类风湿因子（-），外院诊为病毒性心肌炎。食欲不佳，活动后汗出明显，舌淡，苔自，脉细。

刘老认为此患儿病证日久，致气阴不足，风邪乘虚入络，客于经筋，故致关节疼痛。治当益气滋阴，祛风通络。

处方：辛夷10g，苍耳子5g，玄参10g，板蓝根10g，山豆根5g，黄芪15g，麦冬10g，五味子10g，丹苦参各15g，生龙牡各15g，阿胶珠10g，焦三仙各10g，鸡血藤15g，穿山龙10g，寻骨风10g，当归6g

7剂，水煎服，日1剂。

方药感悟

《诸病源候论·风痹候》中云："痹者，风寒湿三气杂至，合而成痹。"张介宾在《类经·痹证》说："风寒湿之气杂至则寒闭经络，血气不行而病为痹。"痹证主要由于风寒湿邪留注经络、关节、肌肉等部位，痹阻经络，气血凝滞不通，不通而痛。风湿久郁，可化痰生热，痰瘀互结，加重痹证。治当祛风胜湿，通经活络。刘老多选择海风藤、桂枝、桑枝、秦艽、忍冬藤、络石藤祛风除湿，散寒止痛，另加当归、川芎、白芍、红花、鸡血藤等活血化瘀通络药物。鸡血藤入血分，走经络，补血活血，守走兼备，并能舒筋活络，无论血瘀、血虚或血虚兼瘀的关节酸痛，手足麻木，肢体瘫痪，风湿痹痛者均可用之，为治疗痹证的要药。如肝肾不足，筋骨痿弱者，常配伍桑寄生、续断、杜仲、木瓜之类补肝肾、舒筋络的药物，对于重症或难愈之症遣以虫类药如乌梢蛇、全蝎以透骨搜风。

肺胃阴虚

吴某，男，2岁。平素易感，纳差，睡中汗多，哭闹，尿少色黄，大便干，苔花剥。诊为肺胃阴虚，治当滋阴润燥通便。

处方：南沙参10g，麦冬10g，生熟地各10g，石斛10g，玉竹10g，五味

血枯津燥

廖某，男，12 岁，就诊日期：2007 年 3 月。病史：2 年前一次手术后开始出现大便秘结，近 1 月来，每周至多排便 2 次，艰难异常。全身皮肤甲错，枯燥不润，舌红苔白脉数。刘老分析病机为患儿手术耗伤阴血，术后调养失当，血枯津燥，肌肤得不到气血的充养，则出现皮肤甲错，枯燥不润，大肠失于濡润，传导失司，故便秘不行。治当养血滋阴润燥。

处方：当归 6g，生地 10g，川芎 3g，赤芍 10g，麦冬 6g，玄参 10g，桑椹 10g，桃仁 10g，郁李仁 10g

另：麻仁滋脾丸 4 粒，早晚各 1 粒。

二诊　服药后大便秘结已解，皮肤甲错消除，胃纳可，舌红苔白，脉濡。燥象虽解，阴血正在恢复中，继治以活血养血，生津润肠。

处方：肉苁蓉 10g，当归 6g，生地黄 10g，桃仁 10g，火麻仁 5g，郁李仁 5g，桑椹 10g，玄参 10g，黑芝麻 10g

丸方：当归 30g，生地黄 60g，赤芍 60g，麦冬 60g，肉苁蓉 30g，红花 10g，元参 30g，郁李仁 30g，柏子仁 30g，桑椹 60g

上药共研细末，炼蜜为丸，每丸重 10g，1 日 2 次，每次 1 丸，以图缓效。

方药感悟

桑椹能滋阴养血，善于治疗热病伤阴及失血后阴亏血虚造成的肠燥便秘。常配伍黑芝麻、生首乌、火麻仁等。

脾胃湿热

马某，女，6 岁半，2008 年 1 月 22 日就诊。患儿平素喜吃油炸、油腻食品，现口舌生疮，便干 2～3 日 1 行，性急，烦躁易汗出，夜间睡卧不安，舌质红苔黄腻，脉滑数。证属脾胃湿热证，治以清热泻火，通便安神。

处方：炙菰笋 10g，藿香 10g，薄荷 3g（后下），黄连 3g，生石膏 25g（先煎），知母 10g，制军 10g，当归 10g，生地 15g，赤芍 10g，生山楂 15g，生谷麦芽各 10g，香稻芽 10g，钩藤 10g

7 剂，水煎服。

二诊　药后症状大减，便秘、眠差得以缓解，继续调方治之，以善其后。

方药感悟

小儿便秘，主要有正虚与邪伤两方面因素。正虚多因先天不足，肺气虚，大肠弱，致传导无力。邪伤的因素较多，如毒热结于大肠，肺热移肠，气血不足，津液脱失，以及乳食失节，食物成分不匀，情志变化，药物固涩太过等。眠差、烦躁不安一方面与便秘有关，“胃不和则卧不安”，另一方面也与饮食、情志等诸多因素有关。

血枯便秘

周某，男，14岁。大便秘结数年，一周之内最多排便2次，排便时艰难异常，全身皮肤甲错，苔白脉数。证属血枯津燥，便秘不行，治当活血润燥。

处方：当归6g，生地黄10g，川芎3g，赤芍10g，麦冬6g，元参10g，红花3g，桃仁10g，郁李仁10g

另：麻仁滋脾丸，早晚各1粒，口服。

二诊　药后大便秘结已解，皮肤甲错消除，唯服麻仁滋脾丸后，自感腹痛甚剧，胃纳尚佳，苔白脉濡，燥象虽解，阴血尚待恢复，再拟活血润下治之。

处方：肉苁蓉10g，怀牛膝10g，当归6g，生地黄10g，桃仁10g，红花3g，火麻仁5g，郁李仁10g，橘皮5g

方药感悟

便秘是小儿常见的一种胃肠疾患，便秘日久，会致腑气不通，浊阴不降，渐至腹胀，腹痛，头晕，食欲减退，睡眠不安等，引起便秘的原因很多，常见的有饮食因素，情志因素，燥热内结及正虚因素。刘老认为小儿脏腑娇嫩，气血未充，如果禀赋不足，或久患疾病，耗损阴血，常可导致血枯津燥，肠道失去濡润，出现便秘。此时应以养血为主，兼以润肠，才能获效，方以四物汤加减。《幼科铁镜·大便不通》：“血虚燥滞不通者，治用四物汤加柏子仁、松子仁、胡桃仁，等份服之。”

不 寐

心肝阴虚

李某，女，12岁。患儿因考试压力大，1周前开始出现心烦不安，夜间入睡困难，心中烦热，口干，纳差，精神稍倦怠，舌红，苔薄黄，脉弦细。证属心肝阴虚，治以滋养心肝之阴。

处方：酸枣仁10g，百合10g，知母10g，茯苓10g，甘草3g，北沙参10g，麦门冬10g，丹参10g，生谷芽10g

6剂，水煎服。

二诊　服药后已能入眠，夜间烦热消失，仅大便略干燥，舌脉同前。上方加柏子仁10g，再服4剂巩固疗效。

心脾两虚

病案一　姜某，女，12岁。便血半年，后经肠镜检查诊断为肠息肉，行内镜切除。便血虽止，但患儿自觉神疲乏力，食欲不振。查形体消瘦，面色萎黄，口唇色淡，质淡苔白，脉弱。血常规检查：血红蛋白100g/L。辨证为心脾两虚，治宜健脾益气，补益心血，宗归脾汤加减。

处方：党参10g，黄芪10g，茯苓10g，炒白术芍各10g，当归10g，远志15g，酸枣仁10g，龙眼肉10g，阿胶珠10g，焦三仙各10g

二诊　药后症状减轻，食欲转佳，血色素升至105g/L，效不更方，宗原意治之。

处方：党参10g，黄芪10g，茯苓10g，炒白术芍各10g，当归10g，远志10g，酸枣仁10g，龙眼肉10g，阿胶珠10g，山药10g，熟地10g

方药感悟

夜交藤味甘，有养心安神作用，刘老认为其尤擅于治疗阴虚血少，虚烦不眠症，常与合欢皮、酸枣仁、柏子仁等配合应用。

病案二　钱某，男，16岁。患者3个月前因受精神刺激，持续5昼夜不能入睡，遂见头晕，头疼，以后经常失眠，故来诊。血压145/100mmHg，舌质如常，苔白润，脉弦滑。此证由肝郁不舒而致肝阳上亢，但起病之由是精神受到刺激，主要症状是失眠，故治疗以补养心脾为主。

处方：浮小麦 15g，甘草 3g，炒枣仁 10g，茯苓 10g，法半夏 5g，橘红 5g，竹茹 10g，代赭石 30g（先煎）

7 剂，水煎服，日 1 剂。

二诊　服药后血压降至 125/95mmHg，晚上睡眠明显好转，继服上方 5 剂以巩固疗效。

方药感悟

甘草配伍小麦、大枣最早被用来治疗妇人脏躁，刘老临床中还将其用于心脾不足所致的失眠、小儿夜啼，及一些病情特殊不易用一般辨证理论加以解释而有心脾虚象者。其中甘草甘缓和中，小麦养心气，大枣健脾补中，三药共用补养心脾。《素问·脏气法时论》："肝苦急，急食甘以缓之。"甘草可缓肝急，故此配伍除补养心脾之外还兼治肝功效。

甘草随证配伍应用广泛，如配麻黄、杏仁治疗风寒咳嗽；配石膏、麻黄、杏仁治疗肺热咳喘；配干姜、细辛治疗寒痰咳喘；配半夏、茯苓治疗湿痰咳嗽；配大黄、芒硝可缓和硝、黄烈性，避免泻下太猛及刺激大肠而产生腹痛；配半夏、干姜、黄芩、黄连，又能协和寒热，平调升降。

病案三　汪某，女，17 岁。患儿因高考学校压力大，近 1 个月开始失眠，入睡困难，睡后易醒，醒后心悸不宁，烦躁，时有头晕头痛，上课注意力不易集中，表情淡漠，怕冷，纳差，大便稀，月经基本正常。舌淡苔薄，脉细弱。西医诊断：神经性失眠；中医诊断：不寐。证属心脾两虚，治以补养心脾。

处方：炙甘草 15g，浮小麦 10g，大枣 5 枚，党参 10g，白术 10g，茯神 10g，远志 10g，木香 3g，炒枣仁 10g

7 剂，水煎服，每日 1 剂。

二诊　大便转稠，纳食稍有好转，但食后腹胀，前方加大腹皮 10g，陈皮 10g，再进 7 剂。

三诊　睡眠时间延长，大便正常，饮食增加，但仍有怕冷。去远志、郁金，继服 5 剂。

方药感悟

大枣配甘草、浮小麦即甘麦大枣汤，原方用于治疗脏躁，刘老在临床上多用其治疗焦虑不安、紧张失眠等症，甚效。

抽动秽语综合征

痰火扰神

李某，男，15 岁。无明显诱因挤眉弄眼、思想不集中 6 年。1989 年以来，经常出现不自主的摇头晃脑，眨眼身动。1990 年后，病情加重，喉中怪鸣而休学，遂至当地某医院检查，脑电图正常，诊为抽动秽语综合征。服用氟哌啶醇、苯海索、硫必利等，初则有效，继用则收效不显。近 2 年来病情加重。现症：多言多语、吵闹，时出秽语污言，摇头耸肩，挤眉弄眼，缩鼻张嘴，少腹时而向前挺动，伴以喉中异常出声，怪相频作，小便短赤，大便干结，舌红，苔黄腻，咽峡红赤，脉弦滑。证属痰热内扰，肝亢风动，亟当豁痰通窍，柔肝息风。

处方：辛夷 10g，苍耳子 10g，玄参 10g，板蓝根 10g，山豆根 5g，木瓜 10g，半夏 10g，伸筋草 15g，黄连 3g，石菖蒲 10g，钩藤 10g，全蝎 3g，制大黄 10g

20 剂，每日 1 剂，水煎服。嘱忌食海鲜发物，稳定情绪，避免精神紧张。停用其他一切药物。

二诊　上药服后，诸症明显减轻，精神愉快，饮食、二便正常，唯仍时有轻度摇头眨眼，喉中吭吭有声，咳痰不爽，舌苔薄黄，脉弦滑。豁痰通窍见功，阳亢风动未平。再守原方，略作增减，以图根治。

处方：玄参 10g，板蓝根 10g，山豆根 5g，天麻 3g，钩藤 10g，菊花 10g，蝉衣 3g，僵蚕 10g，木瓜 10g，伸筋草 15g，全蝎 5g，黄连 3g，栀子 5g

20 剂，每日 1 剂，水煎服。前后治疗 5 个多月，症状消失，继以调理脾胃以善其后。随访 2 年未复发。

方药感悟

抽动秽语综合征以多发性抽动、爆发性发声与猥秽言语为主要特征。近年来在儿童中发病率明显升高，其病因尚未明了。刘老认为，本病本源在肝，病发于肺，风痰鼓动，横窜经隧形成阳亢有余，阴静不足，动静平衡失制的基本病机。应以疏肝调肺，涤痰通络，燮理阴阳为治则，以求阴平阳秘，精神乃治。辨证求因，治病求本，使其内外之风平息，火清痰化，肺气肃清，筋脉通润，心静神宁，则病自缓解。常用方：辛夷10g、苍耳子10g、玄参15g、板蓝根10g、山豆根5g、半夏5g、木瓜10g、伸筋草15g、钩藤10g、全蝎3g。全方共奏清肺化痰、利咽通窍、息风通络之功。常用加减法：伴眨眼、耸鼻、口角抽动、摇头等头面部异常动作时加黄连、白附子、菊花；烦躁易怒、秽语骂人者加柴胡、枳壳、白芍、甘草；注意力不集中、学习困难者加丹参、菖蒲、远志、郁金；肢体抽动明显加蜈蚣；上肢抽动明显加姜黄；下肢抽动明显加牛膝；颈肩部动作明显者加柴胡、葛根；喉部异声、清嗓者加蝉衣、僵蚕、青果、射干、锦灯笼清利咽喉；喉中痰鸣漉漉者加胆南星、天竹黄加强化痰之力；动作幅度大，频率快者加生龙牡、灵磁石、珍珠母镇静息风或加白芍、甘草柔肝缓急。

风痰鼓动

孙某，女，9岁。患儿自1991年8月起出现颈部阵发性抽动，先后求治于当地医院，诊为抽动秽语综合征。给予氟哌啶醇、硫必利、苯海索等药物口服，初服疗效较好，抽动症状明显减轻。但服药至半个月时，无任何诱因，抽搐突然加重，并出现挤眉弄眼，耸鼻，喉中发出吭吭的奇特叫声，腹部及四肢也不自主抽动。继服上药1个月，未能控制症状而自行停药。转求中医治疗，症状有所缓解，但始终未能控制其发作。近1年来，症状时轻时重，各部位抽动症状交替出现，从未间断。尤其在感冒发生前后，抽动明显加重，感冒过后抽动症状则随之缓解。

现症：挤眉弄眼，耸鼻挖鼻，口角、颈部、腹部及四肢不自主抽动，喉中吭吭作声，鼻塞不通，纳稍差，二便调。查体：面色苍白，眼结膜无充血，鼻腔黏膜发红，咽红，扁桃体Ⅱ°肿大，未见分泌物，颈软，无抵抗，生理反射存在，病理反射未引出。脑电图：大致正常。CT：头颅扫描未见异常。类风湿因子：（－）；抗链球菌溶血素“O”1:250单位。证属风痰恋肺，经久不去，外风引动内风所致。风痰上扰清窍则挤眉弄眼，鼻塞耸动；风痰流注经络则口角、颈部、腹部及四肢不自主抽动。治宜清肺豁痰，利咽通窍佐以搜风通络。方用苍耳子散加味。

处方：辛夷10g，苍耳子10g，木通10g，白芷10g，玄参10g，板蓝根10g，钩藤10g，山豆根5g，半夏3g，全蝎3g，蜈蚣1条

水煎服，每日1剂。

二诊（1993年2月9日）　服上药1个月后喉中怪声消失，各部位基本

不抽动，唯食纳较差。查：面色萎黄无华，舌质淡，苔薄白，脉细滑。此为风痰渐祛，肺脾之虚象已显。治宜补土生金，健脾益气。方用六君子汤加减。

处方：党参10g，茯苓10g，炒白术10g，炒白芍10g，钩藤10g，鸡内金10g，焦三仙各10g，炙甘草5g，陈皮5g，半夏5g，全蝎3g

三诊（1993年2月16日）　食纳转佳，未再抽搐及发怪声。唯觉心烦，手足心热。面色转润，舌质红，苔腻微黄，脉弦滑。此为肺脾之气渐复，唯运化之力尚差，故虽食欲转佳，但进食稍多则易导致停食而生内懊。上方去全蝎，加连翘10g以清积热。服药后诸症悉除，病情无反复。

方药感悟

刘老认为抽动秽语综合征患儿多伴有鼻腔不利，鼻腔黏膜发红，鼻塞痛痒，鼻流浊涕及咽喉不利，咽干咽痛，咽部红肿等鼻咽部症状。且于感受外邪后症状加重。系因风痰鼓动，外风引动内风所致。宜采用疏风宣肺，清肺化痰，利咽通窍等法治之，使风邪得散，痰浊得清，则抽动、秽语自然消失。

肝风内动

祝某，男，9岁。诊断为多发性抽动症并口服中西药治疗1年余，症状无明显好转。现症：肩部及肢体偶有抖动，眨眼明显，舌淡，苔白，脉细。诊为肝风证，予宣肺清热，柔肝息风。

处方：辛夷10g，苍耳子5g，玄参10g，板蓝根10g，山豆根5g，黄连2g，菊花10g，白附子5g，木瓜10g，半夏5g，伸筋草15g，钩藤10g，全蝎3g，当归10g，鸡血藤15g

15剂，水煎服，日1剂。

方药感悟

“诸风掉眩，皆属于肝”，刘老据此认为小儿多发性抽动症属于肝风，病位在肝脏。而肝为刚脏，容易化火刑金出现金鸣异常，故出现一些异常发声；而肺为娇脏，卫外不固，感受风邪引动内风而加重病情。肝与肺，一刚一柔，治疗应刚柔相济，阴阳协调，内外之风平息，筋脉通润，则诸症缓解。故刘老治疗本病既注意宣肺疏散外风，又不忘柔肝平息内风。而鸡血藤入肝、肾，既能补血柔肝，又能活血通络，常与当归、白芍、钩藤、木瓜、伸筋草相伍以柔肝息风，舒筋通络。

肝亢风动

病案一 徐某，男，8岁。频发点头眨眼，耸肩张口，四肢抽动已半年，确诊为抽动秽语综合征。烦躁不安，性情固执，便干溲黄，舌红，苔白厚，脉弦数。此患儿证属肝亢化火，厥阴风动，当治以泻肝清火，息风镇惊。

处方：龙胆草10g，山栀5g，制军10g，羌活5g，防风5g，蜈蚣1条，当归10g，川芎5g，钩藤6g，菊花10g，大白芍10g，全虫3g

14剂，水煎服。

病案二 李某，男，9岁，初诊日期：2004年3月12日。家长述患儿近2个月来出现不由自主挤眉、眼球转动，头颈向一侧扭转，喉中发出痰鸣音，口中时嘟囔秽语，近半月发作较频繁，每天次数不等，白天发作，入睡后症状消失。在某省级医院查脑电图、颅脑CT未见异常，其余神经系统查体均无阳性体征，诊为抽动秽语综合征。给予苯海索、氟哌啶醇，症状未见好转，遂求中医治疗。就诊时患儿除上症外还见：流涎，心烦，纳差，腹胀，大便干，日1次。查体：面色红，舌红苔黄腻，脉弦滑。刘老认为此患儿证属脾虚失健，痰浊内生，肝风内动，风痰上扰清窍。治以化痰通络，息风镇肝。方用温胆汤加减。

处方：陈皮6g，半夏6g，茯苓6g，竹茹6g，枳实6g，胆南星6g，佛手6g，菊花6g，钩藤6g，生龙骨15g（先煎），生牡蛎15g（先煎），甘草6g

7剂，水煎服。

二诊 服上药7剂后，挤眉、眼球转动、口中嘟囔秽语明显减轻，继宗上方服用7剂，诸症减。后改用六味地黄丸及一贯煎加减，以调补肝脾肾，随访半年未复发。

痰浊阻络

刘某，男，8岁，1998年8月3日初诊。不自主眨眼、耸鼻、面部肌肉抽动2年余，近半年多来出现频繁点头，有时咽部发出“吭吭”声音，曾在当地医院作脑电图，CT等检查均正常，先后服用硫必利、氟哌啶醇和苯海索等西药治疗，效果不明显。患儿性情急躁，好动易怒，体型较胖，喜食肥甘厚味，二便均正常，舌质红，苔白，脉弦。证属肝气不舒，痰浊阻络。治宜疏肝理气，化痰开窍。

处方：陈皮10g，制半夏6g，胆南星10g，瓜蒌10g，竹茹10g，石菖蒲

10g，郁金10g，枳实10g，茯苓10g，白附子6g

12剂，水煎服。

二诊　服药2周后，患儿点头症状减轻，其他症状时轻时重，继服2周。

三诊　服药后前述症状均明显减轻，脾气也较前好转，效不更方，原方再服3周，诸症悉消，巩固疗效2个月，未见病情反复。

脾虚肝亢

黄某，男，9岁，1999年3月15日初诊。眨眼、挤眉、皱额、口角抽动，喉间发出“吭吭”声1年余。曾诊为沙眼、倒睫、小儿多动症，服西药氟哌啶醇1年多，效果不佳，转诊中医。刻下：症见眨眼、挤眉、皱额，口角抽动时轻时重，喉间时有“吭吭”声，性情烦躁，自汗神倦，面色苍白，大便干，小便黄，舌淡苔薄，脉弦细。诊断：多发性抽动症。证属脾胃气虚、风痰上扰。治宜健脾化痰、平肝息风。

处方：太子参10g，黄芪10g，栀子10g，僵蚕10g，茯神10g，白芍10g，天竺黄10g，白附子10g，白术6g，法半夏6g，陈皮6g，升麻6g，柴胡6g，蝉蜕6g，钩藤6g，白蒺藜6g，炙甘草3g

15剂，每日1剂，水煎2次分服。并嘱忌食煎炸燥热之品。

二诊　药后诸症均减，眨眼、挤眉时有出现，舌脉同前，效不更方，再服10剂。

三诊　服药后患儿前述症状明显好转，守方去栀子、天竺黄、钩藤，再进服10剂，各症痊愈。方已奏效，为防复发，嘱守方再进数剂，并以四君子汤合沙参麦冬汤加减，调理善后。随访半年未见复发。

肝阳上亢

程某，男，16岁，1997年4月6日初诊。患儿2年前无明显诱因出现眨眼、喉中吭吭、点头，于当地医院就诊，诊断为“抽动秽语综合征”。予口服硫必利控制，但症状时有加重反复，今来求诊。刻下症见：频频眨眼，喉中吭吭，鼓肚，上课注意力不集中，小动作多，脾气暴躁，冲动任性，喜食冷饮，纳可，大便2日一行，不干，舌尖红，苔黄，脉数。证属肝阳上亢。

处方：辛夷10g，苍耳子6g，玄参10g，板蓝根10g，山豆根5g，黄连3g，菊花10g，白附子5g，蝉衣3g，僵蚕10g，青果10g，枳壳10g，郁金10g，磁石15g（先煎），珍珠母15g（先煎），钩藤10g，全蝎3g，山栀5g，淡竹叶10g

20剂水煎服，日1剂。

二诊　患儿眨眼、喉中吭吭等抽动症状明显好转，上课注意力较前好转，脾气仍急躁，效不更方，上方加减继服20剂。

三诊　眨眼、喉中吭吭基本消失，可控制自己不发脾气，原方加减继服以巩固疗效。

痰蕴风动

李某，男，9岁。患儿，1年前外伤后出现咧嘴，眨眼，后相继出现耸肩、鼓肚子、喉中吭吭，当地医院诊断为“抽动秽语综合征”，予苯海索、氟哌啶醇等口服，疗效欠佳，故来诊。刻下见眨眼，吭吭，耸肩，注意力不集中，脾气急躁，盗汗，纳眠可，二便调，舌红苔黄腻，脉弦滑数。刘老诊为肝风证，治宜调肺平肝，息风化痰。

处方：辛夷10g，苍耳子5g，玄参10g，板蓝根10g，山豆根5g，黄连3g，菊花10g，白附子3g，蝉衣5g，僵蚕10g，青果10g，木瓜10g，半夏5g，伸筋草15g，菖蒲10g，郁金10g，灵磁石15g（先），钩藤10g，天麻10g，全蝎3g

15剂，水煎服。

二诊　诸症明显好转，脾气仍急躁，继守原方加减治疗。半年后愈。

方药感悟

刘老言钩藤息风止痉作用和缓，可广泛应用于小儿各类肝风内动证，如急惊风、癫痫，近常将其与天麻、全蝎配伍用于治疗小儿多发性抽动症。刘老认为小儿多发性抽动症属“肝风证”，本源在肝；病发于肺，系风痰鼓动，横窜经隧，阳亢有余，阴静不足，平衡失制所致。故治疗宜采用调肺平肝，息风化痰之法。调肺可祛邪安内宅，防止外风引动内风，使肺保持正常的功能状态；更重要的是佐金平木，且可防肝木有余乘脾土，脾土不虚，痰湿难生；再配以钩藤等平肝息风化痰之品，清滋而不腻胃，寒凉而不伤正，相得益彰。

肝风内动

韩某，女，9岁，2006年3月14日就诊。眨眼、注意力不集中、小动作多，已3年病史。患儿时有腹痛、尿床等。咽红鼻塞，舌质红苔薄黄，脉滑。

诊为抽动秽语综合征，证属肝风证。频频眨眼应责之于肝风内动，兼痰浊阻肺，风痰窜动故成本症。肝肺病久，必伤及肾，致肾虚不固，时有尿床。治以祛风除痰，兼以补肾固涩。

处方： 炙菰笋 10g，远志 10g，柴胡 10g，枳实 10g，全蝎 3g，白芍 15g，炙甘草 3g，桑螵蛸 10g，补骨脂 10g，丹参 15g，石菖蒲 10g，郁金 10g，钩藤 10g，生龙牡各 15g（先煎）

14 剂，水煎服。

二诊　服上药后，症状明显减轻。效不更方，继续守原方加减治之。

方药感悟

因有“怪病责之于痰”、“百病多由痰作祟”之说，刘老认为诸多疑难病症可以从痰上来论证。风与痰在病理上关系甚为密切，往往风动则火生，火盛则风动，风火相煽，则熏灼津液为痰而上壅，痰壅则气逆而窍闭。而炙菰笋配伍他药正可清热化痰，从肺论治，祛风镇惊通络。

痰热内扰

病案一　患儿柳某，男，9 岁，山东潍坊人，2007 年 3 月 23 日就诊。耸肩、吸鼻 2 年。病初患儿耸肩、吸鼻，家长未予重视，以后动作频繁，伴张嘴，清嗓子，注意力不集中，脾气急，纳可，寐差，大便干结，舌红，苔黄腻，脉弦滑。刘老认为证属痰热内扰，肝风内动。治宜豁痰开窍，柔肝息风。方用息风静宁汤合菖蒲郁金汤加减。

处方： 辛夷 10g，苍耳子 10g，玄参 10g，板蓝根 10g，山豆根 5g，丹参 10g，菖蒲 10g，郁金 10g，远志 10g，木瓜 10g，伸筋草 10g，钩藤 10g，全蝎 3g，半夏 10g，黄连 3g，制大黄 10g

20 剂，水煎服。

二诊　服药后患儿诸症明显减轻，饮食二便正常，偶有耸肩，吸鼻，清嗓子，注意力不集中，舌红，苔黄腻，脉弦滑。刘老认为患儿证属豁痰通窍见功，阳亢风动未平，宜再守原方加减以希增效。

处方： 辛夷 10g，苍耳子 10g，玄参 10g，板蓝根 10g，山豆根 5g，丹参 10g，菖蒲 10g，郁金 10g，远志 10g，木瓜 10g，伸筋草 10g，天麻 10g，钩藤 10g，全蝎 3g，黄连 3g，菊花 10g

20 剂，水煎服。

三诊　患儿症状基本消失，偶有清嗓子，注意力不集中明显减轻，舌淡红，苔薄白，脉滑。治以豁痰开窍，行气活血，方用菖蒲郁金汤合四逆散加减。

处方：丹参 10g，菖蒲 10g，郁金 10g，远志 10g，柴胡 10g，枳壳 10g，白芍 10g，炙甘草 3g，黄连 3g，菊花 10g，锦灯笼 10g，僵蚕 10g，青果 10g

20 剂，水煎服。

方药感悟

刘老认为多发性抽动症属于“肝风”，主要是由风痰作祟，阻遏筋脉，横窜经髓，使阴阳动静平衡失调所致。肝为刚脏，肺为娇脏，一刚一柔，一阴一阳，贵在坚守，刚柔相济，阴阳协调，待其内外之风平息，火清痰化，肺气肃清，筋脉通润，心静神宁，则病自缓解。故在治疗方面，宜早期截断，主张截病于初，采用“迎而击之”之法，强调从肺论治。一方面可以控制病邪蔓延深入，防止外风引动内风；另一方面可以避免正气过度损耗。常用方剂为息风静宁汤合菖蒲郁金汤加减，以豁痰通窍，柔肝息风。

病案二　陈某，男，7 岁，长沙人。摇头耸肩 2 月，发病初，症状不明显，仅为偶发，近来症状频繁，平素性急，苔黄，脉弦。刘老辨为痰热内扰，予清热化痰息风。

处方：辛夷 10g，苍耳 10g，玄参 10g，板蓝根 10g，山豆根 5g，木瓜 10g，伸筋草 10g，柴胡 10g，陈皮 5g，半夏 5g，茯苓 10g，炙甘草 3g，竹茹 5g，枳壳 10g，钩藤 10g，全蝎 3g，黄芩 10g

方药感悟

多发性抽动症属儿科疑难杂症，近年发病有上升趋势，刘老认为多发性抽动症主要为风火相煽，风痰窜动，由于风善行而数变，故致本病症状多端。具体到辨证上，又有肝亢风动、痰火扰神、脾虚肝亢、阴虚风动、气阴两虚、痰热内扰的不同，刘老根据本病的特点结合辨证结果，予以灵活施治，效果明显。

唇　风

脾胃积热

蒲某，男，10岁，北京市密云县古北口人，初诊日期：1992年10月5日。患儿自深秋以来，自觉胃热烦闷，口唇干裂疼痛，喜用舌舔，而且越来越重，遂来院就诊。查体：口周皮肤发红，上下唇皆干裂增厚，并可见稍许血痕，舌质红，苔黄腻，脉象弦滑有力。中医诊断：唇风，证属脾胃积热，上攻于唇。治疗宜以泻脾清胃为法，方选泻黄散合清胃散加减。

处方：藿香10g，山栀5g，升麻5g，防风5g，生甘草3g，黄连2g，当归10g，生地10g，生石膏25g（先煎），灯心草1g，制大黄10g

7剂，水煎服，每日1剂。

二诊　服药后明显好转，痛痒干裂减轻，二便调。唯纳食稍差，舌质偏红，苔薄黄，脉数。效不更方，上方去制大黄，加焦三仙各10g。14剂而痊愈。

方药感悟

刘老认为，唇风系脾胃伏火所致，症见口疮口臭，烦渴易饥，口唇干燥，舌红脉数。治疗当泻脾胃伏火，方选泻黄散加减。方中生石膏辛寒以治其热，山栀苦寒以泻其火，共奏清上彻下之功。脾胃伏火与脾胃实火不同，仅用清降则难彻此中伏火积热。故方中重用防风，取其升散脾中伏火，也属“火郁发之”的典范；更与石膏、山栀同用，是清降与升散并进，能使清降不伤脾胃之阳，升散能解伏积之火。藿香芳香醒脾，一是可以振复脾胃气机，二是可以助防风升散脾胃伏火；配以甘草泻火和中。正如王旭高所谓：“盖脾胃伏火，宜徐而泻却，非比实火当急泻也。”治疗此证的关键，是要抓住脾胃伏火的特点，采用清泻与升发并用，配以醒脾和中以防泻脾所伤。验之临床，效果显著。

盗　汗

阴虚盗汗

病案一　刘某，女，4 岁，1991 年 4 月 12 日就诊。夜间出汗半年余，近 1 个月汗出频频，纳呆，常烦躁哭闹，时有低热，不超过 37.5℃，大便干，小便短赤，舌质红，苔薄黄，脉细数。属阴虚盗汗证，治以滋阴降火，清热敛汗。

处方：当归 10g，生黄芪 10g，生熟地各 10g，黄连 2g，黄芩 10g，黄柏 10g，麻黄根 10g，浮小麦 20g，白术 10g，焦三仙各 10g，灯心草 1g

7 剂，水煎服。

二诊　出汗大瘥，发热未作，纳食稍增仍欠佳，二便正常，舌红，苔薄白，脉细。守原方去麻黄根、浮小麦、灯心草，加麦冬 10g，香稻芽 10g，鸡内金 10g。

7 剂巩固治疗。

方药感悟

盗汗是小儿的常见病症，小儿“阴常不足”，阴精亏虚，可致虚火内生，热逼津外泄或津液被扰，不能自藏而外泄则出现盗汗。治以滋阴降火，用当归六黄汤加味。方中当归、生地黄、熟地黄滋阴养血，壮水之主以制阳光；黄连、黄柏苦寒清热，泻火坚阴；黄芪益气固表。当归六黄汤是刘老在临床最常用的方剂之一，为治疗小儿盗汗之首选。若汗出频频者加麻黄根、生牡蛎、浮小麦；若纳食不佳者加焦三仙、香稻芽、白术；若兼低热者加地骨皮、葛根、银柴胡。

病案二　刘某，男，5 岁。患儿 3 年多来汗出较多，夜眠时尤为明显，伴有消瘦，不思饮食，手足心热，易烦躁，大便干。诊见舌质红，苔腻，脉滑数，辨证属阴虚兼有湿热。治宜滋阴清热化湿。

处方：当归 10g，生黄芪 10g，生地 10g，熟地 10g，黄连 1.5g，黄芩 10g，黄柏 10g，知母 10g，生牡蛎 15g（先煎），粉丹皮 5g，地骨皮 10g，焦三仙各 10g，鸡内金 10g

服药 7 剂，汗出明显减轻，食欲增加。继服上方 10 剂病愈。

方药感悟

刘老认为，盗汗证多以阴虚为主，常有兼证，治疗用当归六黄汤，随证加减。方药：当归、黄芪、黄芩、黄连、黄柏、生地、熟地。兼脾胃不和，纳呆消瘦者，加香稻芽、鸡内金、焦三仙，调和脾胃；兼自汗者，加生牡蛎或浮小麦，收敛止汗；内热明显，手足心热或五心烦热者，加地骨皮、粉丹皮，清气血之热，《纲目》称地骨皮“去下焦肝肾虚热”，在此用其加强退骨蒸、清虚热之功；脾弱胃强者，加煨丁香、炒川朴、生姜皮。

病案三 赵某，男，9 岁。1 个月前患传染性单核细胞增多症，持续发热 10 余日，病愈后盗汗频作，入睡即汗出不止，晨起乏力，倦怠懒动，食欲不振，大便干，舌质淡红，少苔，脉象细数。

处方：浮小麦 15g，五味子 10g，麦冬 10g，玄参 6g，生龙骨 30g（先煎），生牡蛎 30g（先煎），麻黄根 5g

7 剂，水煎服。

二诊 盗汗明显减少，其他症状均有减轻，继续服用上方 5 剂。随访一个月未复发。

方药感悟

盗汗在儿科是一个比较常见的症状，患儿每在睡中汗出，醒来汗止。中医认为，睡则卫气行于里，乘肌表卫阳虚，津液外泄，故而盗汗，醒则卫气行于表而汗止。小儿盗汗多为阴虚所致，素体阴虚，或温热病后热病伤阴，阴液亏损，或暴泻久泻，耗伤气阴，或病后失调，气阴俱伤，阴液不足，虚火内生，心液内扰，津液受迫，外泄为汗。刘老认为，小儿盗汗多为阴虚有热，肾阴不足，治疗应该滋补肾阴，同时在辨证论治的基础上加用收敛固涩止汗的药物。五味子、麦冬均为滋阴之品，能养阴除虚热而止盗汗。浮小麦养心敛液，固表止汗，可用于各种汗证，尤其对久病、大病之后，因津液精血消耗太多而致的阴虚盗汗证。

心阴不足

李某，男，8岁。患儿因1年前惊吓后经常汗出，夜间尤甚，甚则湿透枕巾、床单，经多家医院诊治均未见效。刻下症：消瘦，手足心热，舌红少苔，脉细数。证属心阴不足，治以滋阴清火，养心止汗。

处方：柏子仁10g，酸枣仁10g，麦冬10g，天冬10g，生地15g，当归10g，丹参15g，玄参10g，党参10g，五味子10g，浮小麦10g，麻黄根6g

3剂，水煎服。

二诊　3剂后汗出大减，上方再服6剂，诸症皆除。

方药感悟

柏子仁甘润，有养心安神之效，与酸枣仁同样亦多用于阴血不足、心神失养之心悸怔忡、虚烦不眠。但柏子仁不入肝经，故主要适宜于心阴虚及心肾不交之心悸失眠。刘老效《本事方》，将本品与五味子、人参配伍，治疗心阴不足所致的虚烦不眠、惊悸、盗汗，甚效。

气阴两虚

病案一　邱某，女，3岁。1个月前患儿因发热咳嗽诊为“肺炎”，经治痊愈后一直汗出较多，夜间入睡后头部汗出如洗，白天亦有汗出，形体消瘦，神萎不振，口唇干红，舌红苔花剥，脉细数。刘老分析病情：患儿大病、热病之后，气阴受损，卫气为阳，营血为阴，阴阳失衡，则汗液外泄。汗为心之液，汗出过多则心阴受伤，神萎不振，气虚无以化生，水谷精微不能化生气血充养四肢百骸，故形体消瘦，口唇干，苔花剥为阴虚之象，治疗应益气养阴，方用生脉散加减。

处方：太子参10g，麦冬10g，五味子10g，酸枣仁10g，生黄芪10g，乌梅肉5g，浮小麦15g

服6剂而愈。

病案二 王某，男，3 岁。平素体弱，经常感冒。1 月前患支气管肺炎，发热咳嗽 5 天，病后每天汗出不止，睡着后汗出尤甚，常常湿透衣被，平时烦躁不安，时常哭闹，手足心热，舌红少苔，脉细数。

处方：五味子 10g，浮小麦 10g，麻黄根 5g，黄芪 10g，生牡蛎 20g（先煎），生地 10g，甘草 5g，

5 剂，水煎服。

二诊 服药后夜间汗出减少，烦躁症状减轻。继服上方 5 剂，汗出明显减少。

方药感悟

汗为人体五液之一，由阳气蒸化津液而来。如《素问·阴阳别论》所说："阳加于阴，谓之汗。"气属阳，血属阴，小儿血气嫩弱，大病久病之后，多气血亏损；或先天不足，后天失养的体弱小儿，气阴虚亏，气虚不能敛阴，腠理开阖失职，则汗液外泄，阴亏虚火内炽，迫津外泄而为汗。

五味子五味俱全，以酸为主，养心滋肾，益气固表，敛肺止汗。因其性味酸收，故能固护卫表，有止汗作用。汗为心液，血汗同源，汗多则卫虚，耗损心阳，甚至心阳不振，抵抗力降低，肺气虚弱，皮毛不固。自汗、盗汗如果迁延不愈，又易进一步损伤气阴。因此对长期体虚多汗的患儿治当敛汗防脱，以免发生意外之虞。对阳虚自汗，常配合浮小麦、生黄芪、麻黄根、酸枣仁等同用。对阴虚盗汗，常配合生地、玄参、山茱萸、牡蛎、乌梅等同用。

热病伤阴

郑某，女，7 月。患儿于 2 个月前患传染性单核细胞增多症，高热持续 10 余日，发热退后每于午后低热，夜里入睡汗多不止，睡眠不实，平素心烦啼哭，手足心灼热，口渴多饮，食欲不振，尿黄，大便干燥。舌红而干，无苔，脉细数。中医辨证属热病伤阴，阴虚火旺，迫津外泄所致。治疗采用滋阴降火，敛肺止汗之法。

处方：五倍子 10g，五味子 10g，麻黄根 5g，浮小麦 15g，生牡蛎 20g（先煎），麦冬 10g，沙参 10g

5剂，水煎服。

二诊　服药后汗出减少，仍有时哭闹烦躁，午后低热，大便干燥。在上方基础上加丹皮10g、生地10g、玄参10g，继续服药5剂，热减汗消。

方药感悟

刘老认为，小儿时期由于代谢旺盛，皮肤蒸发出来的水分也较多，加之小儿活泼多动，常比成人汗多。且小儿体秉少阳，阳气偏盛，腠理疏薄，入睡以后阴回气交，营卫和谐，清阳发越而略有微汗，是为正常现象。若为热病久病，致使阴阳平衡失调，气阴两虚，阴虚火旺，津液受迫，外泄为汗，导致入睡后汗出过多，醒则汗止，是为盗汗。中医学认为，汗乃心之液，白天身体稍动则汗出为自汗，盗汗是指睡而汗出，睡熟便出汗，睡醒汗即止。治疗小儿盗汗应分清是气虚不能敛阴而迫津外泄所致，还是虚火内生，津液受迫而外泄为汗。气阴两虚之盗汗，治疗应益气养阴为主。阴虚火旺之盗汗，治疗应侧重滋阴降火。但遣方用药中，皆应在辨证论治的基础上加用五倍子、五味子、麻黄根、浮小麦等敛汗之品，方能取得满意疗效。

地 图 舌

气阴两虚

钱某，女，5 岁，初诊日期：1986 年 7 月 23 日。舌面斑驳，形如地图，口干唇红，手心作热，大便干秘，小溲黄浑，入暮颧红，脉来细数。此为气分不足，阴又耗损之象，治当益气养阴。

处方：地骨皮 6g，银柴胡 5g，胡黄连 3g，生地黄 10g，太子参 6g，黄芪 6g，茯苓 6g，炒白术芍各 10g，当归 6g，连翘 6g，生稻麦芽各 10g

二诊　药后地图舌大瘥，手心作热轻微，大便 1 日 2 次，口不作渴。此阴液趋复，气分尚虚，拟以益气调胃治之。

处方：党参 10g，黄芪 10g，茯苓 10g，炒白术 10g，炒白芍 10g，扁豆 10g，怀山药 10g，青广皮各 3g，老木香 3g，生熟薏仁米各 10g，生稻麦芽各 10g

方药感悟

地图舌是小儿比较常见的一种症状表现。地图舌出现时，常伴有纳食不好，面黄肌瘦，盗汗夜惊，手足心热，便溏或便秘，易患感冒等症状。刘老认为：舌苔的颜色、厚薄可以反映邪气的盛衰、病情的轻重，而舌苔的有无则反映胃气的盛衰。脾胃为后天之本，因此舌苔的有无也就反映了人体正气的情况。小儿舌苔出现剥脱，多属于脾胃阴虚及脾胃气虚。地骨皮、银柴胡清除虚热，生地黄滋阴增液，太子参益气养阴。共奏益气滋阴、养胃增液之功。

癫　痫

痰蒙清窍

赵某，女，7 岁。自幼患癫痫，智力差。现在仍时有抽搐发作。刘老据《医学纲目·癫痫论》中：“癫痫者，痰邪逆上也”，认为本病为痰作祟，拟清热化痰、宁心益智，以柴芩温胆汤合郁金、菖蒲、远志、丹参治疗。

处方：柴胡 10g，黄芩 10g，陈皮 5g，半夏 5g，茯苓 10g，甘草 3g，枳壳 10g，竹茹 5g，钩藤 10g，丹参 15g，菖蒲 10g，郁金 10g，远志 10g，滑石粉 10g（先煎），焦三仙各 10g

7 剂，水煎服，日 1 剂。

方药感悟

小儿昏迷多由邪阻清窍，神明被蒙所致，特别是与热痰湿之邪闭阻心包有关。热邪内陷则窍机闭堵，痰火鼓动则上扰神明，湿浊内蒙则清窍闭塞，均能出现昏迷。如热闭昏迷，选择清营汤加至宝丹清热解毒；痰闭昏迷宜清火豁痰，通闭开窍，用温胆汤合清宫汤。但无论是何种闭证，刘老均会用到菖蒲、郁金、丹参、远志，共奏开窍醒神功能。对于一些患儿由于先天因素或后天调养失当，出现五脏气血不足，表现为发育方面的障碍如智力不聪、言语迟缓等症状；或者热病后由于痰浊阻滞，表现为神志呆滞、失语等症状，刘老选择郁金、丹参、菖蒲、远志。菖蒲开通心窍、宣气除痰以醒脑；郁金辛散苦降，行气解郁，清心热而开心窍，治瘀血而化痰浊。二药合用，可芳香化浊开窍醒脑。远志开窍化痰、醒神益智，丹参养血、通心络，共助它药起到豁痰开窍，解郁醒神益智之功。如果是不足之症，常配伍补肾健脾养血等药物；如为痰蒙清窍，则加强化痰药物应用，重用菖蒲、竹茹、陈皮、胆南星等。

痰瘀络脉

李某，男，11 岁，初诊日期：1998 年 9 月 10 日。患儿于 1998 年 6 月在发热后 10 余天出现全身阵发性不自主的抽动，每日 10 余次不等，在某医院曾做脑电图等检查诊断为“癫痫”。家长要求中医治疗，于 1998 年 9 月上旬来诊，曾多次服中西药效果欠佳。就诊时患儿面色萎黄，喉间痰多，舌淡，脉细滑。此为正虚外感，邪与痰郁于络脉，治以补虚、祛风、化痰、镇痉。

处方：天麻6g，全蝎4g，当归15g，炙甘草6g，郁金5g，胆南星6g，炒僵蚕9g，法半夏6g，党参12g，菟丝子12g

3剂，水煎服。

进服3剂后，随症加青礞石6g（先煎）、川贝母5g、茯苓15g等共进汤剂60余服，抽搐完全消失，抽动症状无复发。随后断续服药巩固1年，至今未复发。

方药感悟

癫痫为小儿较为常见的一种发作性神志异常的病证，临床以突然仆倒、昏不知事、口吐涎沫、两目上视、四肢抽搐、发过即苏、复如常人为特征。现代医学认为，癫痫是由于大脑兴奋性过高的某些神经元突然过度重复放电引起的阵发性脑功能障碍；临床特点为病程长，表现为慢性反复发作的意识障碍和肌肉抽搐，也可表现为感觉、情感、行为或植物神经功能的异常。根据脑内异常放电部位和范围的不同，发作形式分为部分性发作和全身性发作。癫痫的诊断主要依据临床表现，脑电图对癫痫的诊断有较大的特异性。癫痫经常发作对小儿生长发育，尤其对小儿智力发育影响较大。

中医认为，癫痫的病因有先天之阴不足、胎中受惊、痰阻窍道、血滞心窍及惊后成痫等，外感发热、情绪紧张、过度疲劳、声光刺激等也可诱发本病。其病机多为内外诸因导致风痰上涌、邪阻心窍、内乱神明、外闭经络而致。其病位在心、肝、脾、肾四脏。

刘老指出治痫之法，首先治痰。胆南星性味苦凉，可清热化痰、息风定惊，化痰而不温，息风而不燥，为治痫之要药。

脾虚肝亢

吴某，男，17岁，1992年4月3日初诊。有癫痫病史11年。6岁时癫痫大发作1次，症见眼球上翻，四肢抽搐，口吐白沫。脑电图提示阵发性痫样放电，脑电地形图示异常脑电地形图（右枕区局灶性改变），诊为癫痫。此后反复发作，间隔时间不等，曾服苯妥英钠，发作减轻，后又因情志因素大发作1次，双目凝视，全身抽搐，喉间有痰鸣音，发作时间约2~3分，醒后自觉头昏。刻下症见：神清，纳差，睡眠欠佳，舌体胖，苔薄黄微腻，脉细滑。证属脾虚痰阻，肝风内动。治宜健脾化痰，息风定痫。

处方：菖蒲15g，郁金10g，法半夏6g，茯苓10g，陈皮10g，甘草3g，

竹茹10g，炒枳实6g，草河车30g，钩藤15g，炙远志10g，川贝母6g（另研冲服），明天麻6g

15剂，水煎服。

二诊　上方服15剂后，症状明显好转，又守上方继服15剂。

三诊　诉癫痫未发，偶有晚间右肩抽搐，舌红，苔根部黄腻，脉弦细。上方加黄连3g，15剂，水煎服。

四诊　抽搐消失，但感心烦，好动，纳可，舌质红，苔薄，脉弦细。上方加生地10g、黄连3g、栀子6g，继服7剂。为进一步巩固疗效，继服原方1个月。后随访1年，癫痫未再复发。

方药感悟

癫痫是发作性神志异常的疾病，任何年龄均可发生，如治疗不当常可遗患终身。本病发生的直接因素多以风痰为患。病久不愈可致心、肝、脾、肾多脏受损，脏腑愈虚，痰浊愈结而成顽痰，痰浊不除则癫痫复作。刘老治疗本病多用健脾化痰、息风定痫之法。

风痰闭阻

病案一　唐某，男，8岁，1996年3月5日初诊。反复发作性神昏抽搐近1年。患儿无外伤及家族史，有两次高热惊厥史。初始神昏喜寐，后突然惊恐昏仆，抽搐痰鸣，口角流涎，持续约45分钟后汗出神清，抽搐停止，伴见夜寐多梦，神疲喜卧，纳可便干，舌淡红，苔白稍腻，脉弦滑。脑电图示中度异常（有慢波和棘波），颅脑CT未见异常。诊为：癫痫。证属心神亏虚、风痰闭阻。治宜养心安神，清热涤痰，息风止痫。

处方：百合10g，龙齿10g（先煎），炒莱菔子10g，琥珀末4.5g（冲服），淮小麦15g，炙甘草6g，天竺黄6g，白僵蚕6g，胆南星6g，天麻6g，全瓜蒌12g，红枣5枚

7剂，水煎服。

二诊　服药7剂后，癫痫未发，大便已畅，夜寐不安。守上方去瓜蒌、莱菔子，加石菖蒲、远志、钩藤，7剂，水煎服。

三诊　抽搐仅发作1次，症状较轻，原方加全蝎续服15剂。

四诊　服药期间有2次手足轻微抖动，未昏倒，夜寐转安，苔薄。前方去石菖蒲、全蝎，加郁金、地龙再服15剂，间日服；另以天王补心丸3g，日

2 次口服，2 个月后停药，随访未复发。

方药感悟

刘老认为小儿癫痫究其原因为惊、风、痰、热互结相关，痰阻、气逆、瘀血为其主要病机，其病位主要在心肝。风邪犯肝，肝风内动则惊厥；痰扰心神，蒙蔽清窍则昏迷。治疗应重在豁痰醒脑，息风定痫。本病轻重常与痰浊的深浅、正气的盛衰有关，一般初起正气未衰，痰浊不重，故发作持续时间短、间歇期长；如反复发作，正气渐衰，痰浊不化，愈发愈频，使正气更衰，痰浊加重，其病亦渐重。所以治宜分标本虚实，频繁发作时以治标为主，重在豁痰顺气，息风开窍定痫；平时以治本为重，宜健脾化痰，益肾填精，养心安神。尤其当癫痫发作缓解后，应坚持服药 6 个月。

刘老认为天竺黄与白僵蚕都能祛风痰，而天竺黄清热定惊，白僵蚕息风止痉，两药相配则清热化痰、息风止痉的功效较好，可用治风热痰喘、惊痫抽搐。天竺黄清热化痰，菖蒲开窍醒神，两药相伍有化痰开窍作用，若加郁金还可凉血安神。

病案二　张某，男，15 岁。间断突然昏倒，不省人事，口吐白沫，四肢抽动 2 年余。2 年内间断发作，多在夜间，大约 3～5 分钟，苏醒之后，困倦入睡，发无定时，自觉胸闷、乏力，舌淡苔白腻，脉弦滑。脑电图示：癫痫波形。西医诊断：癫痫；中医诊断：痫病（风痰闭阻）。治疗以涤痰息风为则。

处方：天麻 10g，僵蚕 10g，胆南星 10g，半夏 10g，石菖蒲 10g，远志 10g，丹参 15g，茯苓 10g，桂枝 10g，白术 10g，朱砂 1.5g（冲服）

7 剂，水煎服，日 1 剂。

二诊　患儿困乏胸闷改善，舌淡红，苔薄，继服前方 2 周后病情稳定，未发作。上方作散剂，每次 10g，每日 3 次口服，继服 3 个月，未再发作。

方药感悟

天麻入肝，息风止痉，且甘润不烈，作用平和，刘老认为凡肝风内动之证，不论寒热、虚实皆可应用，为平肝息风止痉要药。临床常将其与僵蚕、胆南星、半夏等药配伍，涤痰息风，用于治疗痰热所致的癫痫，并言内生之痰，阻滞心窍，元神被伤，治疗时间应足够长，方得奏效。

脾虚肝郁，痰湿内蕴

马某，男，15岁，初诊时间2007年5月。患者癫痫病史2年，坚持服中药治疗2年，未服用西药治疗，至今有8个月未再发作，脑电图复查轻度异常。现无明显不适，查体见：体型较胖，咽微红，舌淡红，苔白微腻，脉滑。治以理气和血，化痰息风。

处方：柴胡10g，枳壳10g，大白芍15g，炙甘草3g，陈皮10g，半夏10g，胆星10g，蝉衣3g，蚤休15g，芦荟5g，钩藤10g，全蝎3g，焦三仙各10g

14剂，水煎服，日1剂。

方药感悟

癫痫、婴儿痉挛症，属中医学“癫痫”范畴，中医认为其病因虽分为顽痰内伏、暴受惊恐、惊风频发、外伤血瘀，但总以痰阻窍道为主要原因，故治疗时在审因辨证施治的同时，还要着重豁痰顺气、息风开窍。刘老认为本病原始病因为惊、风、痰、瘀，四者皆能导致气血逆乱，阴阳之气不相顺接，清阳被蒙，因而作痫，所以治疗以理气和血，化痰息风为主。

风痰上犯

魏某，男，5岁。癫痫病史3年，发作以来，一直口服丙戊酸钠治疗。服药之初，抽搐基本得到控制，近半年每日均有发作，多在傍晚六、七点，次数频繁，睡眠不安，舌淡，苔腻。刘老认为此为风痰作祟，治宜平肝息风化痰，方以柴芩温胆汤加减。

处方：辛夷10g，苍耳10g，玄参10g，板蓝根10g，山豆根5g，柴胡10g，黄芩10g，陈皮5g，半夏5g，茯苓10g，甘草3g，竹茹10g，枳壳10g，钩藤10g，蝉衣5g，生龙牡各15g（先煎），丹参15g

14剂，水煎服。

二诊　服上方后，患儿睡眠较前平稳，抽搐症状如前，睡中偶有喉中痰鸣，纳差，调整方剂。

处方：柴胡10g，黄芩10g，陈皮5g，半夏5g，茯苓10g，炙甘草3g，枳壳10g，竹茹10g，胆星10g，菖蒲10g，郁金10g，生龙牡各10g（先煎），钩藤10g，全蝎3g，焦三仙各10g

14剂，水煎服。

三诊　药后，抽搐时间较前稍有缩短，纳食渐增，痰鸣未作，前方加蜈蚣1条，加强息风作用。如此加减，前后调至一年余，患儿西药逐渐减量，直至停服，随访癫痫未作。

方药感悟

刘老认为小儿癫痫有先后天之分，虚实之别，其发病关键为顽痰内伏，正所谓“无痰不作痫”，病位主要在肝脾肾。如为先天，多为脏腑娇嫩，形气未充，脾肾不足，化生精血功能不足，髓海不充，临床上除表现为癫痫外，多伴有智力发育迟缓的特征。此时刘老主张，治疗应重在补肾滋阴，益精填髓，同时不忘平肝化痰，选六味地黄丸补肾填精，四君子汤健脾益气，四逆散平肝调理阴阳。如为后天因素，多与肝脾有关，脾不足不能运化水湿，积而为痰，内伏于经络，肝有余，化火生风，挟痰横逆走窜，上扰神明，内蒙清窍，发为癫痫。如《医学正传》中云：“癫痫主乎痰，因火动之所作也”。刘老多选择柴芩温胆汤加减治疗，剂型上，发作期予以汤剂，以图药力迅速，缓解期施以散剂，既便于服用，也利于坚持，且相对于汤剂吸收缓慢，药力持久。

儿童多动症

肝脾郁热，痰火扰心

李某，男，10岁，初诊日期：1994年5月4日。患儿上课学习注意力分散，活动过多，脾气急躁易怒，话多。经人介绍来我科诊治。症见：多动多语，神志不守，喉中有痰，小便色黄，大便偏干，舌质红，苔白厚腻，脉滑。诊断为儿童多动症。证属肝脾郁热，痰火扰心，神躁智变。治以清热化痰，宁神定志。

处方：黄连5g，竹茹10g，菖蒲10g，郁金10g，琥珀2g（冲服），远志10g，半夏10g，陈皮5g，枳实10g，生山栀10g，生甘草5g，钩藤10g（后下），胆南星5g

7剂，水煎服。

另用朱砂20g、黄连60g、胆南星30g，碾末用醋调和，外敷两足涌泉穴。

二诊　服药后患儿脾气急躁减轻，上课注意力分散有所好转，苔腻转薄，效不更方，继守原方再服30剂。

三诊　患儿症状减轻，学习成绩有提高。

方药感悟

儿童多动症，究其病机，刘老认为小儿生长旺盛，阳常有余，心火易亢，若心火有余，则见心神不宁，神思涣散，多动不安。肝为刚脏而性动，体阴而用阳，小儿肝常有余，若肝体之阴不足，肝用之阳上亢，则见性情暴躁，多语，多叫喊。小儿脾常不足，脾失运化，痰热内生，多见喉中多痰，口秽，脘胀，舌苔黄腻。

痰热内扰

病案一　王某，男，8岁，初诊日期：2001年2月17日。其母诉患儿神思涣散，尤其上课学习注意力分散，活动过多，难以制约，烦躁易怒，多语不避亲疏。其母因担心服哌甲酯等西药有副作用，来我科诊治。刻下见：患儿多动多语，神志不守，口秽，喉中有痰，脘胀不适，小便色黄，舌质红起刺，舌苔白腻，脉滑。诊断为儿童多动症。刘老讲授本例儿童多动症，究其病机，病在心火，小儿生长旺盛，阳常有余，心火易亢，若心火有余，则见心神不宁，神思涣散，多动不安；病在肝阳，肝为刚脏而性动，体阴而用阳，小儿肝常有余，若肝体之阴不足，肝用之阳上亢，则见性情暴躁，多语多叫喊；病在脾湿，小儿脾常不足，脾失运化，痰热内生，多见喉中多痰，口秽，舌苔黄腻，脘胀，参其舌脉，诊为肝脾郁热，痰热相搏，上扰心神。故以黄连温胆汤清化痰热，生山栀平肝泻热。

处方：黄连 5g，竹茹 10g，菖蒲 10g，生山栀 10g，琥珀 2g（冲服），陈皮 6g，半夏 10g，胆南星 4g，远志 6g，枳实 8g，郁金 10g，钩藤 10g（后下），生甘草 4g

7 剂，水煎服。

二诊　服药后患儿上课注意力分散有所好转，情绪平稳，多语叫喊减少，舌苔薄腻。效不更方，嘱连服原方 30 剂。

三诊　患儿病情大为好转，学习成绩有所提高。

病案二　患儿华某，男，7 岁，2007 年 4 月 27 日就诊。多动不安，注意力不集中 1 年余。患儿近 1 年来上课注意力不集中，好动多语，上课爱骚扰别人，冲动任性，烦躁不宁，学习成绩下降。纳可，便干，尿黄，舌尖红、苔薄黄，脉滑。刘老诊断为多动症，痰热内扰证。治宜清心豁痰开窍，方用菖蒲郁金汤加味。

处方：丹参 10g，菖蒲 10g，郁金 10g，远志 10g，柴胡 10g，枳壳 10g，白芍 10g，炙甘草 5g，天竺黄 10g，黄连 1.5g，菊花 10g，青礞石 15g（先煎），珍珠母 10g（先煎）

15 剂，水煎服。

二诊　家长诉患儿性情烦躁、好动稍有好转，二便正常，但注意力仍不集中，不听话，舌质淡红、苔薄白，脉滑。上方加酸枣仁 10g、柏子仁 10g、知母 10g，继服 15 剂。

三诊　家长诉患儿注意力较集中，躁动减少，且老师反映上课骚扰同学的现象明显减少，学习成绩有所进步。

处方：丹参 10g，菖蒲 10g，郁金 10g，远志 10g，柴胡 10g，枳壳 10g，白芍 10g，炙甘草 5g，珍珠母 10g（先煎），酸枣仁 10g，柏子仁 10g，知母 10g，茯神 10g

继服 15 剂。

方药感悟

注意力缺陷多动症简称多动症，刘老治疗多动症多从痰论治，《杂病源流犀烛》云："痰为诸病之源，怪病多痰。"小儿多动症常表现为注意力不集中、自我控制能力差，活动过多、情绪不稳，冲动任性，以致影响学习和生活。多动症临床表现多种多样，正如《医学准绳大要》中说："痰饮变生诸症，形似种种杂病，不当为诸杂病牵制作名，以治痰为先，痰饮消，则诸症愈。"小儿肺脏娇嫩，脾常不足，肾常虚，肺虚不能输布津液，脾虚不能运化水湿，肾虚不能温化津液，水液不能正常运化，聚而为湿，灼而为痰，郁而化火，加之小儿嗜食辛辣香燥厚味之品，易碍脾伤胃，聚热生痰，痰热生则心神扰，肝风动而诱发此病。痰热内盛，阻滞气机，蒙蔽清窍，故患儿多表现为情绪不稳，冲动任性，坐立不安，注意力不集中，舌质红而苔黄厚腻，脉弦滑等一派痰热内壅之征象。治疗当清热豁痰，开窍宁心。自拟菖蒲郁金汤加味治疗。

组成：丹参 10g，菖蒲 10g，郁金 10g，远志 10g，青礞石 15g（先煎），柴胡 10g，枳壳 10g，白芍 10g，炙甘草 5g，天竺黄 10g。

发　热

少阳经热

徐某，男，11岁半。恶寒伴高热1天，腋下体温最高达39.5℃，伴头痛恶心，微有咳嗽，扁桃体Ⅱ°肿大，双肺呼吸音清，舌苔薄白而干，脉弦滑数。刘老认为此患儿外感表邪，内传少阳，故午后寒热交作，表散之后，内热未撤，是以恶寒虽罢，热烦不已。拟和解治之，以撤半表半里之邪。方用小柴胡汤加石膏。

处方：柴胡10g，黄芩10g，法半夏5g，炙甘草3g，生姜3g，淡豆豉10g，焦山栀3g，生石膏25g（先煎），党参5g，蝉衣3g，大枣3枚

3剂，水煎服。

服药后，热退。

方药感悟

《神农本草经疏·卷之六·草部上品之上》中谈到："柴胡，为少阳经表药。主心腹肠胃中结气，饮食积聚，寒热邪气，推陈致新，除伤寒心下烦热者，足少阳胆也。胆为清净之府，无出无入，不可汗，不可吐，不可下，其经在半表半里，故法从和解，小柴胡汤之属是也。其性升而散，属阳，故能达表散邪也。邪结则心下烦热，邪散则烦热自解。"刘老根据柴胡的性味归经，以及它的芳香疏泄，尤其善于疏散少阳半表半里之邪的特点，在临床治疗小儿外感发热中，大量的应用。对于寒热往来、胸胁苦满、口苦咽干、大便不通等邪在少阳之证，常配以黄芩、半夏等，如小柴胡汤；对于外感发热，热邪较甚，多配以葛根、黄芩、石膏等，如柴葛解肌汤。刘老还强调，柴胡具有良好的疏散退热作用，小柴胡汤加石膏治疗小儿发热，有药到病除之功效，解热之速，尤其出人意料。小柴胡汤是和解的主要方剂，只有邪在半表半里之时才适用，加用石膏，主要是协助黄芩清半里之热，用量大小，对退热起到很大的作用。

邪郁化火

徐某，女，10岁。夜间低热盗汗，咽痛，鼻塞，流涕，喜冷饮，手足心热。舌红苔薄黄。治以宣肺解郁，解热除烦。

处方：贯众10g，柴胡10g，葛根10g，薄荷3g（后下），连翘10g，山栀3g，淡豆豉10g，芦根30g，淡竹叶10g，牛蒡子10g，茅根30g，辛夷10g，苍耳子6g，玄参10g，焦三仙各10g，生姜2片，大枣5枚

7剂，水煎服。

方药感悟

《景岳全书·卷之四十八大集·本草正·蔓草部》曰：“葛根，用此者，用其凉散，虽善达诸阳经，而阳明为最，以其气轻，故善解表发汗。凡解散之药多辛热，此独凉而甘，故解温热时行疫疾，凡热而兼渴者，此为最良，当以为君，而佐以柴、防、甘、桔极妙。”刘老亦指出，葛根甘辛性凉，轻扬升散，有发汗解表，解肌退热之功效，故可用于外感表证，如柴葛解肌汤。

表郁不解

李某，女，1岁半。发热5天，鼻流清涕，咳嗽不爽，汗出而身热不解，心烦不宁，精神躁急，夜卧不安，唇红，大便干，小便黄。查体：咽充血明显，双侧扁桃体Ⅱ°肿大，充血，双肺呼吸音清，舌红，苔腻，脉细数。刘老指出，此患儿素体不足，阴虚津少，感受时邪，表郁不解，郁而化热，治以滋阴存津，佐以解表。

处方：生地黄10g，淡豆豉10g，生石膏25g（先煎），薄荷3g（后下），连翘6g，桔梗3g，橘皮10g，枳壳3g，山栀3g

5剂，水煎服。

方药感悟

《本经疏证·卷九》中讲到淡豆豉“治烦躁满闷也，非特由于伤寒头痛寒热者可用，即由于瘴气恶毒者亦可用也。盖烦者阳盛，躁者阴逆，阳盛而不得下交，阴逆而不能上济，是以神不安于内，形不安于外，最是仲景形容之妙曰，反复颠倒，心中懊侬。唯其反复颠倒，心中懊侬，正可以见上以热盛，不受阴之滋，下因阴逆，不受阳之降，治之不以他药，止以豆豉栀子成汤，以栀子能泄热下行，即可知豆豉能散阴上逆矣。”刘老指出，淡豆豉既能透散外邪，又能宣散邪热，可与清热除烦的栀子同用。

内热炽盛

患儿刘某，女，3岁。2006年6月28日就诊。发热2天，患儿因受凉而发热，最高体温40.1℃，流涕，烦躁哭闹，昼夜不安，曾用头孢克洛及退热

剂等未见好转。就诊时症见高热，鼻塞，流清涕，口渴，烦躁哭闹，手足有时微掣动，皮肤灼手，颜面鲜红，疲惫乏力，食欲不佳，口唇干燥，大便2日未解，舌红苔黄，指纹紫滞。此为外邪未解，入里化热，胃热津伤，腑气不通，且有火热伤肝，引动肝风之征象。治宜清热解毒，苦寒泻火。方用三黄石膏汤加减。

处方：黄芩10g，黄连10g，栀子10g，生石膏30g（先煎），寒水石30g，生地10g，薄荷10g（后下），连翘10g，芦根30g，竹叶6g，制大黄10g，焦三仙各10g

3剂，水煎服。

服用1剂后，大便通，热度降至37.8℃，再服2剂后热退，神清气爽。

二诊　发热已退，流涕，咳嗽，有痰，食欲欠佳，二便调，舌淡红，苔薄白，指纹紫。方用麻杏石甘汤合止嗽散加减。

处方：炙麻黄3g，杏仁10g，生石膏25g（先煎），甘草3g，桔梗5g，前胡5g，炙紫菀10g，炙百部10g，橘皮6g，莱菔子6g，焦三仙各10g

3剂，水煎服。

方药感悟

清末张锡纯曰："盖石膏生用以治外感实热，断无伤人理，且放胆用之，亦断无不退热之理。"《本草备要·卷之四·金石水土部》认为生石膏"寒能清热降火，辛能发汗解肌，甘能缓脾益气"。故凡是外感表证，只要有热象存在，而又不是脾胃虚寒之人，皆可用之。刘老认为生石膏体重而气轻，辛凉开腠，但辛而不燥，如以解肌透表为主，取其气轻和卫，剂量不宜过大；如以清热降火为主，取其体重潜镇，剂量可加倍。刘老注重时时顾护小儿胃气，常加用焦三仙健脾调胃，为防止大剂量石膏损伤胃阳，嘱药后给稀粥以调养胃气。

阴虚内热

谢某，男，10岁，1993年3月6日就诊。3周前因高热、咳嗽诊为肺炎住院治疗2周，出院后每天晚上低热，体温37.2～37.5℃，干咳无痰，不思饮食，大便干，舌红而干，脉细数。证属热邪伤阴，余热未尽，治以养阴清热，润肺止咳。

处方：青蒿10g，炙鳖甲15g（先煎），生地黄10g，粉丹皮10g，沙参15g，麦冬12g，知母10g，杏仁10g，银柴胡6g，生山楂10g，生麦芽10g

7剂，水煎服。

药后低热退，有时干咳，食欲较前增加，继用上方5剂善后。

方药感悟

丹皮配伍青蒿、鳖甲等药治疗阴虚发热，代表方：青蒿鳖甲汤。《本草纲目·草部三》曰其："和血，生血，凉血，治血中伏火，除烦热。"

暑湿内蕴

铁某，女，5岁，初诊日期：1988年9月5日。发热4日，自汗出，头痛不已，脘满泛恶，口渴引饮，大便燥结，小便黄赤量少，面容晦滞，神志清明，无谵语，咽部红赤，苔色白厚舌尖红，脉数有力。此为暑热之邪，盛于阳明，郁蒸于外，肠胃燥结之象，治当祛暑清热，佐以化浊和中，防热盛伤津之虞。

处方：青蒿5g，藿佩叶各5g，生石膏25g（先煎），连翘6g，黄芩5g，川黄连2g，姜竹茹3g，冬瓜皮12g，鲜芦根30g，六一散10g（包），通草2g

2剂，水煎服。

二诊　药后身热已解，头痛亦瘥；唯脘痞作恶，咽痛且红，苔白，脉象微数。此为暑热未清，中焦湿蕴，治仍清解化湿，宗黄芩滑石汤加减。

处方：黄芩5g，六一散10g（包），猪茯苓各6g，泽泻6g，白蔻仁2g，大腹皮10g，通草2g，桔梗3g，生苡仁10g

再进3剂而愈。

方药感悟

生石膏清气分之大热；连翘清热解毒，善清卫表之邪；青蒿解暑清热。共奏祛暑清热之功，用治夏暑季节高热不退，头痛泛恶之证恰如其分。

阴虚发热

崔某，男，10岁。初诊日期：1973年2月10日。午后低热，腋下体温37.2℃，多日未解，干咳咽红，呼吸正常，时有恶心，心烦且悸，入暮口渴欲饮。曾在儿童医院疑为肺炎，选用抗生素无效，自服桑菊片而症状依然如故。苔色水黄，脉来细数。本由外邪束肺，肺气不宣，上逆为咳；由于邪郁日久化热，热灼阴虚，虚而生热，是以低热不解。治当养阴清热，佐以止咳。

处方：青蒿10g，炙鳖甲12g（先煎），银柴胡5g，南沙参6g，黄芩5g，白前5g，白薇5g，杏薏仁各10g，炙杷叶5g，生地黄10g

3剂，水煎服。

二诊　药后低热已不明显，咳嗽较爽，心烦口渴均解，苔白脉微数，再拟原方增减，以竟全功。

处方：青蒿6g，炙鳖甲10g（先煎），生地黄10g，炙杷叶6g，杏薏仁各10g，桔梗3g，川贝母5g，胖大海6g，炒谷芽10g

再进5剂获愈。

方药感悟

青蒿配鳖甲、银柴胡，凉血清虚热，搜血除骨蒸。治阴虚发热，潮热盗汗等症。刘老曾用治一例低热不退伴咳嗽患儿，收效甚著。

湿蕴成温

刘某，男，5岁。初诊日期：1961年9月1日。证经旬余，身热不解，精神不振，曾服清利导滞之品多剂，而收效不显。刻下身热，腋下体温37.5℃，面色发黄，腹胀溲浑，大便溏实不一，苔白脉缓。此为暑湿外受，恣食生冷，两相搏结，蕴酿成温，证颇缠绵，势难骤减。根据证情，属于湿邪偏重，治当理气渗湿，佐以清热，宗藿朴夏苓汤加减。

处方：藿香5g，炒川厚朴2g，炒半夏3g，朱茯苓6g，炒薏仁米10g，广陈皮3g，生苍术3g，六一散10g（包），姜皮1g

二诊　进理气渗湿，佐以清热之品后，身热已解，腹胀亦宽，二便如常，精神颇佳。食思尚感不振，苔白脉缓，治再原方增易。

处方：藿苏梗各5g，炒川厚朴2g，青广皮各6g，炒半夏5g，制香附5g，炒苡仁米10g，茯苓6g，六一散10g（包），神曲10g，姜皮1g

痰热闭肺

患儿，女，1.5岁。咳嗽3天，发热2天。服罗红霉素、止咳糖浆后效不显来诊。症见：阵发性串咳，伴痰响，微喘，纳眠欠佳，轻微鼻煽，便秘溲赤。查体：体温38.8℃，面赤唇红，舌红苔微黄而腻，纹紫现于气关。辨属痰热闭肺证，取方麻杏石甘汤加味。

处方：炙麻黄3g，杏仁10g，生石膏25g（先煎），生甘草3g，苏子3g，连翘10g，莱菔子3g，炙杷叶5g，象贝母5g，桔梗3g，黄芩5g，焦三仙各12g

服药后热渐退，不喘，咳嗽、痰响减轻，舌红苔黄，效不更方，继上方加减治之。

方药感悟

小儿体属纯阳，化热最速，不论外邪犯肺，还是痰湿阻肺，日久或失治误治，均可使邪从热化而闭肺，发生热证之咳喘。杏仁入肺经，味苦能降，且兼疏通之性，降中有宣，故能止咳平喘，但其性温，故尚需与辛寒入肺经之石膏相配，共奏清热止咳平喘之功。《幼幼集成·哮喘证治》论述“夫喘者，恶候也，肺金清肃之令不能下行，故上逆而为喘……故吼以声响言，喘以气息名。凡喉以水鸡声者为实，喉如鼾声者为虚。虽由于痰火内郁，风寒外束，而治之者不可不分虚实也。有因外感而得者，必恶寒发热，面赤唇红，鼻息不利，清便自调。邪在表也，宜发散之，五虎汤。”即哮喘是因痰气交阻于气道，致肺失清肃，肺气上逆，引动伏痰而发。治疗当辨寒热虚实，而五虎汤是用来治疗外寒内热之实喘证，其中杏仁降气平喘，石膏性寒清肺热，杏、膏相配，肺之热清气降，以助咳止喘停。此外，书中治疗“肺热之极，阳火熏蒸”而致的咳嗽所采用的清燥救肺汤中，也使用了清热、降气止咳的杏仁和石膏。在《幼幼集成·哮喘证治》及《幼科发挥·肺所生病》中均提到五虎汤治肺喘，其中杏仁除配麻黄宣肺散邪之外，还与石膏相伍清热降气。刘老在临床上治疗痰热内羁之喘咳病，症见咳嗽、喘息、痰鸣、或伴见发热、面赤、唇红、口渴、大便干、小便黄、舌红苔黄或腻，常取方麻杏石甘汤加味，增强其清热化痰之功。如热盛，初期可加黄芩、黄连、栀子，后期可加泻白散清热；痰黄稠、量多，可加竹茹、天竺黄、瓜蒌、浙贝清化热痰。此即刘老治咳八法中的清法。

外感风热

高某，男，6岁，1995年8月24日初诊。患儿自昨日起发热，体温最高达39.2℃，伴鼻塞流黄涕，家长予“小儿感冒冲剂”等药效不明显，患儿出现两眼疼痛，流泪，遂来院就诊。刻下症见：发热，鼻塞，流黄涕，两目红赤疼痛，舌质红苔薄黄，脉浮数。证属风热上攻，治疗宜以疏风清热，散火明目为则。

处方：桑叶10g，菊花10g，羌活10g，防风10g，黄连1.5g，蝉衣5g，白蒺藜10g，木贼草10g，谷精草10g，车前草10g，赤芍10g，木通3g，灯心草1g

7剂，水煎服，日1剂。

二诊　服上药后，热退，眼结膜充血已愈，诸症消失，病告痊愈。

方药感悟

白蒺藜味辛，可疏散肝经之风热而明目退翳，配伍桑叶、菊花、木贼草、谷精草等药共达疏风清热、清肝明目之功，刘老常将此用于风热上攻所致的咽结膜热。

燥热伤肺

刘某，女，1岁5个月，就诊日期：2007年10月13日。病史：近2日身发高热，体温最高39℃，咳嗽痰堵，气逆而喘，咽干红，唇红干裂，大便时干时泄，面颧红赤，舌尖红，苔白而干，指纹紫滞，已致气关。

刘老分析病机：时值秋季燥邪当令，又因秋阳以曝，久晴无雨，感之者属于温燥之邪，燥热之邪，最易伤肺，肺主气司呼吸，肺气肃降失司，转输不利，则有头痛身热，咳嗽痰黏；燥邪最易伤津，故有鼻干唇燥，口渴心烦，舌边尖红，苔白而干，治当清润，宗喻氏清燥救肺汤加减。

处方：南沙参5g，桑叶5g，杏仁10g，清阿胶6g（烊化），川贝母5g，火麻仁5g，蛤壳10g（先煎），甘草3g，炙杷叶5g，生梨皮10g，生石膏25g（先煎）

3剂，水煎服。

二诊　服药后患儿身热退而不净，仍咳逆作喘，昼夜不能眠，心烦作渴，大便一日5~6次，夹以泡沫，苔干腻，指纹色紫。此属津液亏伤，肺胃之阴销铄，且因肺气闭锢，肺中燥热，无处可宣，故下移于大肠，而频作泄泻。小儿为稚阴之体，最易伤阴，加之大便溏泄，颇有亡阴之忧，治疗宜清燥增津，以保阴液，以五汁饮加减。

处方：南沙参5g，桑白皮5g，地骨皮5g，生梨汁1杯，荸荠汁1杯，鲜生地15g，甘蔗汁1杯，频频饮之。

三诊　药后身热未作，咳嗽已减，苔腻已去，且转润泽，无心烦口渴，夜间睡眠平稳，再拟原方出入，以善其后。

处方：生梨汁1杯，荸荠汁1杯，生藕汁1杯，萝卜汁1杯，甘蔗汁1杯，频频饮之。

方药感悟

此病案一诊、二诊方中均用南沙参，因燥邪伤及肺阴，而南沙参能滋养肺胃之阴，兼具化痰的作用，故用南沙参最契合病机而奏效。

用于肺热阴虚引起的燥咳或劳嗽咯血。《本草纲目·草部一》载“清肺火、治久咳肺痿”，本品能清肺热，且补肺阴，治疗燥热伤津所致的干咳少痰、口鼻干燥，常与桑叶、麦冬、梨皮等配伍；对于热邪伤肺后期，造成肺阴不足及病久出现的阴虚劳热、咳嗽咯血常与麦冬、生地、石斛等同用。南北沙参都具有养阴清肺的功效，然南沙参又称大沙参、空沙参，其形粗大，质较疏松，专长于入肺，兼有祛痰之功；北沙参滋阴作用较好，临证可酌情选用。

燥热伤津

病案一 曾某，女，1 岁。症见发热，体温 38.8℃，肤干无汗，咳频不爽，痰多胶黏，咽干唇燥，口渴心烦，舌边尖俱赤，舌质薄白而燥，脉象浮数。证属外感秋燥之邪，内蕴痰热，火热刑金伤及肺阴，阴伤则燥，是以出现咳热烦渴等津气干燥之象。治当辛凉甘润，重在清热保津，宗吴氏桑杏汤加味。

二诊 服药后体温渐降至 37.2℃，咳嗽减轻而痰多，气息仍粗且腹膨，大便量少而不畅，小溲短浑且秘涩，舌边尖光红，舌苔中心黄腻。此燥伤肺胃阴分之象，治当甘寒养阴，宗沙参麦冬汤合五汁饮化裁。

处方：南沙参 5g，麦冬 5g，杏仁 10g，薏苡仁 10g，川贝母 5g，鲜生地 15g，石斛 10g

5 剂，水煎服。

另：生梨汁 1 杯、生藕汁 1 杯、甘蔗汁 1 杯、荸荠汁 1 杯，上四汁临服时兑入。

方药感悟

小儿的生理特点为“肺常不足”，加之寒暖不能自调，故易患外感、咳嗽，又因“阴不足”，患儿常因热伤肺阴或阴虚肺燥，出现干咳少痰、咽喉干燥等症，麦冬具有清肺凉胃，养阴生津之良好效用，刘老认为肺热咳嗽后期或燥伤肺胃之后，阴分受损，治疗应注意养阴润肺。

病案二 张某，女，3 岁，病史：发热咳嗽 2 天，体温最高 38.8℃，肤干无汗，咳频不爽，痰少胶黏，不易咳出，甚则气逆而喘，咽部干红，鼻干唇燥，口渴心烦，舌尖赤，舌苔薄白而干，脉虚大而数。刘老分析病机为正值秋阳曝晒，外感温燥，炼液成痰，痰热内蕴，火热刑金，热伤气，燥伤阴，故出现痰黏难咳，口鼻干燥，心烦口渴，舌干等燥象。治疗宜清燥润肺，宗清燥救肺汤加减。

处方：桑叶 10g，生石膏 25g（先煎），杏仁 10g，甘草 3g，麦冬 10g，阿胶 10g（烊化），黑芝麻 10g，枇杷叶 10g，人参 5g

方药感悟

方中桑叶清宣肺燥，石膏清肺热，阿胶、麦冬润肺养阴。刘老以黑芝麻易胡麻仁，因肺与大肠相表里，火逼津枯，肺燥则大肠亦燥；故杏仁与黑芝麻相配，降肺气而润大肠，使肺之燥热从大肠而泄。再配以枇杷叶除热消痰，肃肺下行，人参、甘草益气和中、补土益肺。诸药相伍，燥邪得宣，气阴得复而奏清燥救肺之功。

黑芝麻多脂含油质润，能养血润燥，滑肠通便，擅治血虚津亏引起的肠燥便秘。多与火麻仁、郁李仁、肉苁蓉、柏子仁等养血润肠药同用。

邪气犯卫，阳气怫郁

齐某，男，3岁。证经4日，身热或高或低，手足时厥时温，热型起伏不定，最高体温39.6℃，汗出热势稍衰为38℃，热盛时肢厥明显，胸腹膨热，微咳不畅，小溲黄少，大便每日一行，口渴欲饮，苔色薄白，脉象弦数。

刘老分析病机为外邪入侵，卫气失达，内夹食滞，壅遏不宣，阴阳共济失调，热闭于内，阳气怫郁，不得外泄所致，治当泄热和阴，通阳达邪主之，宗四逆散加味。

处方：柴胡3g，枳实5g，赤芍6g，生甘草3g，薄荷3g，葱头3个，黑山栀3g，黄芩3g，橘皮3g，飞滑石10g（包），焦三仙各12g，生姜2片

另：至圣保元丹4粒，早晚各1粒。

二诊　药后身热已解，诸状大减，精神活泼，肢足转温，肚腹仍感膨满，便次较多，脉无数象，舌苔白腻，此为肺胃蕴热未清，中焦磨谷无权，拟以健脾和胃，兼清肺热，以作善后。

处方：太子参5g，茯苓6g，炒白术6g，炙甘草3g，陈皮3g，炒半夏5g，广木香3g，砂仁2g，黄芩5g，神曲10g，炒谷麦芽各10g

方药感悟

发热是一种儿科常见的症状，治疗时当辨表里虚实，但也不可忽视阴阳辨证，尤其要注意阳郁发热。刘老认为必须掌握阳郁发热的辨证关键，一为证经多日，身虽发热，病机不全在表，二为身热肢厥，其厥逆程度不比热深厥深那般严重，三为身热虽高不比里热那样亢炽。所以，治疗时因阳邪内郁，解表不甚合适，清里不甚相宜，唯有采取和解，较为恰当，故选用四逆散加味，往往效如桴鼓。

反流性食管炎

肝胃不和

患儿王某，女，14 岁，2005 年 10 月 12 日就诊。近 1 年来时感胃脘部不适，腹胀嗳气，食少反酸，咽痛咳嗽，心烦不安，曾在北京市儿童医院进行胃镜检查，诊断为反流性食管炎。现嗳气泛酸，咽痛咳嗽，心烦不安，大便偏干，舌红少苔，脉弦细。

处方：栀子 10g，淡豆豉 10g，丹参 10g，郁金 10g，天冬 10g，麦冬 10g，全瓜蒌 12g，法半夏 6g，黄连 3g，石斛 10g

7 剂，水煎服。

二诊　服药后嗳气泛酸消失，二便正常，偶有咳嗽，仍胃纳少，舌质偏红，苔薄白，脉弦。

守上方去半夏、黄连，加陈皮 10g、炒莱菔子 10g、香稻芽 10g，再进 14 剂巩固。

方药感悟

栀子、淡豆豉配伍为栀子豉汤，源于《伤寒论·辨太阳病脉证并治中》，为治疗阳明病经证和太阳病变证的方剂。“发汗吐下后，虚烦不得眠，若剧者，必反复颠倒，心中懊侬，栀子豉汤主之。”刘老临床应用栀子豉汤治疗反流性食管炎。反流性食管炎从临床表现烧心、泛酸、胸痛、舌红苔黄、脉弦来看，属于热扰胸膈证。栀子质禀轻浮，能上入心胸而清热除烦，性属苦寒，能迫热下行而利小便；豆豉气味俱轻，既能清表宣热，又能和降胃气。二药相伍，降中有宣，宣中有降，为清宣胸膈郁热之良方。

肺炎喘嗽

痰热遏肺

邱某，男，1岁，初诊日期：1983年12月7日。发热咳嗽，痰吼有声，喘促不平，已经3日，经某医院诊为肺炎，注射抗生素后收效不显。刻下：仍壮热不解，腋下体温39℃，咳嗽痰鸣，气喘不平，面颊红赤，心烦不安，口干唇红，大便干秘，小溲短少，苔色微黄而腻，指纹色紫，现于气关之上。辨证为外邪闭郁，痰热内恋，气机阻塞，宣展失司，肺郁则咳，上逆则喘。治宜宣肺化痰，宗麻杏石甘汤加味。

处方：水炙麻黄2g，杏仁10g，生石膏25g（先煎），生甘草3g，连翘10g，苏子3g，莱菔子3g，炙杷叶5g，象贝母5g，桔梗3g，焦三仙各12g

二诊　药后身热已退，腋下体温36.8℃，喘促亦平，唯咳痰减而不撤，睡卧欠实，口干尚欲饮，苔黄脉仍数。此为肺气已经开提，痰热尚未尽化之证，再拟原方进退治之。

处方：水炙麻黄2g，杏苡仁各10g，生石膏25g（先煎），甘草3g，海浮石10g（先煎），净蛤粉10g（包煎），胖大海5g，天竺黄5g，炙杷叶5g，黄芩5g，焦三仙各12g

方药感悟

麻黄宣肺平喘而泄邪热，石膏辛甘大寒，清泄肺热，而且在应用时，其用量常倍于麻黄，以其寒凉之性制约麻黄的温热之性，使宣肺而不助热。二者配用，辛凉宣泄，清肺平喘，适宜于肺热壅盛，高热喘急者。证见发热较高，呼吸困难，咳嗽而喘，气急鼻煽，口唇发绀，口渴面赤，喉中痰鸣，舌红苔黄，脉滑数。代表方为麻杏石甘汤加味。

痰热闭肺

患儿苏某，男，2岁，2007年8月24日就诊。咳嗽3天，加重伴发热1天。咳嗽，气喘，喉间痰鸣，夜间尤甚，口渴喜饮，大便干结，小便黄。查体：咽红，扁桃体无肿大，双肺呼吸音粗，可闻及中小水泡音，心（－），舌尖红，苔薄黄，指纹紫滞。证属痰热闭肺。治以清热宣肺，化痰定喘。方用麻杏石甘汤和苏葶丸加味。

处方：炙麻黄3g，杏仁10g，生石膏25g（先煎），甘草3g，苏子5g，葶苈子5g（包煎），黄芩10g，莱菔子10g，瓜蒌仁10g，川贝母3g，制大黄10g，焦三仙各10g

7剂，水煎服。

服用3剂后，热退，咳减喘平，大便通畅但痰多。服完7剂后，咳嗽、喉间痰鸣消失。

方药感悟

刘老认为临床最多见的小儿疾患之一为喘咳证，所谓喘咳证是指小儿身热，呼吸困难，气急痰壅，咳嗽鼻煽甚则张口抬肩，摇身撷肚的一种病证。多继发于上呼吸道感染或急慢性传染病之后，相当于现代医学中的肺炎。小儿喘咳证多数辨证为痰热闭肺证，属热毒壅盛，痰闭肺窍，肺胃同病之证。临床表现为发热较高，呼吸困难，咳嗽而喘，气急鼻煽，口唇发绀，口渴面赤，喉中痰鸣，舌红苔黄，脉滑数。代表方为麻杏石甘汤加味。

气营两燔

王某，男，5岁。患儿于午夜1时许突然发热，无汗，惊惕不安。清晨时身热更增，伴咳嗽气急，呕吐，烦躁不安到某医院急诊收住院治疗。患儿入院后检查体温为40℃，呼吸急促，鼻翼煽动，面色苍白，口唇发绀，咽红，心率140次/分，两肺满布细密湿性啰音。X线检查：两侧肺叶见有大小不等的片状阴影。血象：白细胞9.8×10^{9}/L，中性粒细胞0.58，淋巴细胞0.42。诊断为病毒性肺炎并发心力衰竭。给予清热镇静止咳等对症治疗；并施以输液、给氧等支持疗法。至翌日中午，因患儿出现潮式呼吸，遂邀刘老会诊。症见身热，体温39.8℃，有汗不解，咳嗽，喘促，憋气，鼻煽而干，手足厥冷，神烦嗜睡，哭无涕泪，腹胀而满，二便闭结，舌质红绛，舌苔糙腻，两脉弦滑、数大有力。证属温邪化火，火毒逼近气营，形成热深厥深之证。治以通腑泄热，宗犀连承气汤加减。

处方：犀角粉1g（冲服），生地10g，黄连1g，芒硝5g（化服），生大黄

10g（后下），生甘草 3g，连翘 10g，赤芍 10g，淡竹叶 10g，生石膏 25g（先煎）

1 剂，水煎，分 3 次服。

二诊　药后大便畅泻 2 次，体温逐渐下降为 38.3℃，手足转温，喘促鼻煽显著平定，咳嗽转爽，舌苔化薄，舌尖仍红赤，脉象尚呈弦滑。证属温邪痰热渐化，余邪尚蕴肺胃。治当清热化痰、宣肺止咳，方用桑叶石膏汤加减 5 剂。

1 周后胸透检查肺部阴影已无，痊愈出院。

方药感悟

小儿重症肺炎喘嗽往往呈现气营两燔之候，刘老在清气凉营的同时注重透邪，即叶天士所主张的“透营转气”，一般选用连翘担此重任。

邪留气分

吕某，男，3 岁，初诊日期：1978 年 12 月 27 日。2 周前开始发热，发病第 5 天后曾出麻疹，3 日隐退，本应热解神安，反而持续高烧，咳嗽不畅，精神不振，食欲不佳。曾注射青霉素，链霉素无效，于 12 月 24 日住院治疗，入院时体温 38.5℃（腋），轻度鼻煽喘憋，两肺呼吸音粗，肺底部及腋下有少量中小水泡音，血常规检查：白细胞总数 5×10^9/L，中性粒细胞 0.54、淋巴细胞 0.43、单核细胞 0.03。胸透：两肺野纹理增强。诊断为病毒性肺炎。住院后病情渐趋恶化，次日高烧达 39.6℃（腋），出现喘憋，面色青紫，精神不好，肺水泡音增加。12 月 27 日出现心衰征象，除给予洋地黄、氧气吸入、输血外，下午进行会诊，采用中药治疗。当时患儿高烧咳嗽，呼吸喘粗，鼻翼煽动，舌红纹暗，面色青紫。审属疹后邪热羁留气分所致，治按温病清解气热法治疗。

处方：地骨皮 6g，南沙参 5g，霜桑叶 5g，杏仁 10g，生薏仁 10g，连翘壳 6g，川贝母 3g，黄芩 3g，橘皮 3g，橘络 1.2g，六一散 6g（包），炙杷叶 5g，灯心草 3g

水煎 100ml，分 3～4 次服，每 4 小时 1 次。

二诊　药后体温趋降，体温 36.7℃，咳嗽不剧，鼻煽已不明显，诸证均较缓和，两肺水泡音较昨天减少，心跳不快，温邪痰热尚未尽解，再拟原方治之。

处方：南沙参 5g，霜桑叶 5g，杏仁 10g，地骨皮 6g，生薏仁 10g，连翘壳 6g，炙甘草 5g，黄芩 3g，橘皮 3g，橘络 1.2g，六一散 6g（包），炙杷叶 5g

三诊　体温正常，喘粗鼻煽均瘥，食欲亦佳，血常规检查：白细胞总数 8.9×10^{9}/L，中性粒细胞 0.65，淋巴细胞 0.35，肺炎基本告愈，拟以健胃和中，兼清余热，以善其后。

处方：南沙参 5g，桑叶 5g，茯苓 6g，地骨皮 5g，杏薏仁各 10g，连翘壳 6g，川贝母 3g，橘红 3g，橘络 2g，六一散 6g（包），生谷芽 10g

方药感悟

地骨皮退虚热，更善清降肺中伏火；南沙参养阴清肺，化痰益气；桑叶清泄肺热，甘寒益阴，凉润肺燥；杏仁宣肺止咳。诸药合用，具有清热润肺、化痰止咳之效。刘老曾应邀治疗一例麻疹合并肺炎心衰病人，收效颇佳。

湿热内蕴

患儿刘某，女，11 月，初诊时间：2005 年 1 月 20 日。患儿 5 天高热不退，体温持续 38.5℃以上，咳嗽喘促，喉间痰鸣。昨日开始腹泻，大便黏腻不爽，日行 4～5 次，小便黄短。查体：面色红赤，咽充血，扁桃体Ⅱ°肿大，未见分泌物。心（－），双下肺可闻及中小水泡音。腹胀满无压痛，肝脾未及。舌质红，舌苔黄腻，指纹紫滞至风关。X 线检查示：双肺纹理增强，可见小斑片状阴影。西医诊断：支气管肺炎。中医诊断：肺炎喘嗽。证属湿热内蕴，上泛于肺，炼液成痰，痰热互结，壅阻气道，故发热不退，咳嗽喘促。肺与大肠相表里，湿热下注大肠，则大便黏腻不爽而泻下。治疗以辛开苦降，上病中取，清热利湿止泻，化痰定喘止咳。

处方：黄芩 10g，黄连 1.5g，干姜 1g，半夏 3g，桑叶 10g，牛蒡子 10g，桔梗 3g，炙杷叶 10g，生石膏 25g（先煎），莱菔子 10g，焦三仙各 10g，厚朴 3g

5 剂，水煎频服，每日 1 剂。

二诊　患儿服上方后体温渐降至正常，痰去咳喘平，大便正常，纳食转佳。舌质偏红，指纹隐隐于风关。效不更方，再服 5 剂，诸症消失。

方药感悟

刘老在多年临床的基础上创建了小苦辛汤，由干姜、半夏、黄芩、黄连四味药组成，主要治疗上、中焦之湿热。临床具体应用时注意药物的剂量。叶天士《临证指南医案》告诫我们："微苦以清降，微辛以宣通。"因此刘老在应用时考虑小儿脾常不足，在保证临床疗效的基础上取其最小剂量，使祛邪不伤正。故干姜1g、半夏3g、黄芩10g、黄连1.5g。用药注意轻灵，量少而力宏是刘老临床用药的显著特点。

肺气不足

刘某，男，3岁，就诊日期：1963年12月4日。患儿素本体虚，患有痰喘，近因气候异常，活动过量，以致痰喘复作，喘时呼吸短促，痰声低微，面色苍白，额上有汗，神气疲乏不振，动则喘甚，苔白脉弱。此为肺气不足，肃降无权，治当补肺调脾，缓图奏效。

处方：人参6g，五味子3g，炙黄芪10g，茯苓6g，炒白术6g，炒白芍6g，炙甘草3g，莱菔子3g，煨姜2片，红枣3枚

二诊　喘证已平，时有微咳，胃纳尚差，面白自汗，苔白脉弱，拟以膏剂1料，以作长久缓图之计。

处方：人参120g，黄芪120g，茯苓120g，炒白术120g，当归60g，炒白芍120g，怀山药180g，扁豆120g，炒薏仁米120g，五味子60g，莱菔子60g，炒半夏120g，炙杷叶120g，肉桂30g，炙甘草120g，橘皮120g

以上浓煎去渣存汁，以白糖1500g，文火收膏，瓷器储之，每日早晚各1匙，开水化服。

方药感悟

肺为娇脏，易伤不易愈，患儿久病咳喘，必致肺气虚，肺气耗散，表现为咳喘乏力，气虚。刘老主张补肺同时，酌加敛肺之品，如白芍、白果、五味子。具体应用时，注意避免敛邪。

痰热壅肺

病案一　患儿成某，女，1岁半，2006年12月8日就诊。发热，咳嗽3天，外院化验血常规：白细胞13.40×10^9/L，中性粒细胞0.23。胸部X线摄

片示：双肺纹理增粗，可见斑点状阴影。诊断为支气管肺炎，静脉滴注头孢克肟、炎琥宁治疗 3 天，仍高热，咳嗽频繁，痰多。诊见：壮热不退，咳嗽咳痰，气急鼻煽，面颊红赤，心烦不安，流黄涕。查体：体温 39.3℃，咽部色红，双肺呼吸音粗，可闻及细小湿啰音，舌尖红，苔白厚，指纹色紫，现于气关之上。刘老辨证为热毒壅盛，痰闭肺窍。病机属外邪闭肺，痰热内恋，气机阻塞，宣展失司，肺郁而咳，上逆而喘。治宜清热化痰，宣肺开闭，宗麻杏石甘汤加味。

处方：炙麻黄 3g，杏仁 10g，生石膏 25g（先煎），甘草 5g，黄芩 5g，桑白皮 5g，炙杷叶 5g，葶苈子 3g（包煎），莱菔子 6g，瓜蒌仁 6g，川贝母 3g，黛蛤粉 15g（包煎）

3 剂，水煎服。

二诊　药后热退，喘促已平，唯咳痰减而不撤，纳少，苔黄，此为肺气已经开闭，痰热尚未尽化之证，再拟原方加减治之。

处方：炙麻黄 3g，杏仁、薏仁各 10g，生石膏 25g（先煎），甘草 5g，黄芩 5g，海浮石 10g（先煎），黛蛤粉 15g（包煎），白前 6g，炙杷叶 5g，胆南星 6g，焦三仙各 10g

3 剂，水煎服。

方药感悟

肺热咳喘常因感受温热之邪，或秋令燥气，肺卫受邪而成；或因护养不当，衣着过暖，肺受热迫所致。刘老认为，小儿肺热咳喘总因火热熏扰肺金而成。其症状表现为咳嗽频繁，咯吐稠黏黄痰，面红口干，咽红苔黄，脉数或指纹色紫。治疗常本方加用黄芩，桑白皮，川贝母，炙杷叶，黛蛤粉等。方中麻黄为君药，宣肺而泄热，属“火郁发之”。生石膏为臣药，质重沉降，性寒以清热泻火，辛能发散，入肺胃二经，因此，能清泄肺胃之火。大剂量生石膏与辛温的麻黄相配，宣肺清热，相制而用。

病案二　马某，男，1 岁 4 个月，初诊日期：1987 年 2 月 27 日。患儿 2 周前因受凉出现发热、咳嗽、喘息，外院诊为“肺炎”，经肌注青霉素 5 天，口服红霉素 1 周治疗，效不显。刻下症见：身热入暮尤甚，咳嗽痰盛，喘息胸高，鼻翼微煽，咳甚泛吐，纳差，腹稍胀，溲黄，便调。查体：体温 37.6℃，脉搏 120 次/分，呼吸 36 次/分，精神不振，面黄颊红，口唇干红，咳声重浊，咽红，双扁桃体Ⅱ°肿大，双肺散在中湿啰音，右下肺密集细湿啰音，肝脾肋下未及，舌红，苔黄厚腻，指纹紫至气关。血常规：白细胞

$15.1\times10^9/L$，中性粒细胞 0.64，淋巴细胞 0.36。胸透：右下肺片状阴影。西医诊断：支气管肺炎；中医诊断：肺炎喘嗽。辨证属痰热蕴肺，治以清热化痰，宣肺止咳，兼以辛开苦降。

处方：麻黄 3g，杏仁 10g，生石膏 20g（先煎），生甘草 3g，黄芩 10g，马尾连 2g，半夏 3g，干姜 1g，黛蛤散 10 克（包煎），苏子 10g，莱菔子 10g，葶苈子 5g（包煎），焦三仙各 10g

3 剂，水煎服。

二诊　药后身热除，喘息平，咳显减，喉中仍有痰音，溲黄便调。查体：右肺背部可闻及少量中细湿啰音，左肺呼吸音粗，舌红苔黄腻。治以泻肺中伏火，除脾胃湿热。

处方：南沙参 10g，桑白皮 10g，地骨皮 10g，黄芩 10g，马尾连 3g，半夏 3g，干姜 1g，炙杷叶 10g，莱菔子 10g，黛蛤散 10g（包煎）

3 剂，水煎服。

三诊　药后患儿咳、痰再减，纳食稍增，但每于食后泛哕或呃逆，腹稍胀，二便调。查体：双肺呼吸音稍粗，未闻干湿性啰音，舌红，苔薄黄腻。治以辛开苦降，分消湿热。

处方：半夏 6g，黄芩 10g，黄连 1g，干姜 1g，枳壳 10g，莱菔子 10g，炙杷叶 10g，草豆蔻 10g，灶心土 15g（煎汤代水），茯苓 10g

5 剂，水煎服。

四诊　药后咳止痰净，呃逆未作，面色红润，纳佳便调，双肺呼吸音清晰，舌质略红，苔薄黄。复查血常规及胸透均正常，病已告愈。

方药感悟

小儿之疾，肺脾同病者多。脾为生痰之源，肺为储痰之器。脾失健运，湿浊内停，湿聚又可生痰。湿与热合形成湿热，痰与热结酿成痰热，痰热与湿热形成的病理机制具有共同之处，二者亦常常相兼为病。治疗上，脾胃湿热不除，肺之痰热亦难尽祛。因此，可视肺之痰热为标，脾胃湿热为本。刘老每以清化痰热与辛开苦降法同施，用麻杏石甘汤或泻白散与苦辛汤合方化裁。

疳　积

脾失健运，气血不足

李某，女，5 岁。患儿从小即喂食困难，大便干结如球，面色萎黄，头发枯黄结穗，腹部膨隆，睡中汗出，手足心热，舌淡，苔白厚。刘老认为患儿自幼饮食失调，脾胃损伤，失于运化，气血津液无以资生，以致毛发枯黄，形体消瘦，渐成疳积之证。治当消积运脾。

处方：枳壳 10g，青陈皮各 3g，炒白术 10g，半夏 3g，大腹皮 5g，制大黄 6g，神曲 10g，炒谷麦芽各 10g，茯苓 10g，郁金 10g

水煎服，日 1 剂。

二诊　服药 14 剂后食欲好转，大便仍干，每周 2 次，腹胀较前好转，仍手足心热，治当清热健脾。

处方：党参 10g，茯苓 10g，炒白术芍各 10g，炙甘草 3g，陈皮 3g，半夏 3g，制大黄 10g，当归 10g，焦三仙各 10g，鸡内金 10g，香稻芽 10g，连翘 10g

水煎服，日 1 剂。

方药感悟

疳证为脾胃病，常见的有疳气、疳积。在病程上疳气多属初期，疳积多在中期；无论是疳气还是疳积，均为脾胃运化功能失调。脾为中土，后天生化之源，疳证患儿由于脾胃虚弱，化物无权，故往往纳食不畅，面黄形瘦。刘老治疗疳气着重调和脾胃，健运脾气，疳积重在消积运脾，消运以后，再当补脾。在治疗过程中，刘老根据患儿的面色情况，不忘补血活血，血为有形之质，补气健运之后，适当补血，才能华其面色，丰其形体。

感　冒

风寒束肺

病案一　陈某，男，12 岁，初诊日期：1983 年 12 月 12 日。证经 2 日，恶寒发热，周身无汗，头痛体怠，骨节烦疼，二便如常，食欲尚可，苔白质淡，脉象浮紧。证属外寒束于表分，营卫循序失常。治拟辛温散寒，以解表邪，宗麻黄汤加减。

处方：水炙麻黄 2g，桂枝 3g，防风 5g，橘皮 3g，法半夏 5g，淡豆豉 10g，茯苓 10g，生姜 2 片，葱头 3 个

服药 3 剂即愈。

方药感悟

麻黄发汗解表以散风寒，桂枝温经散寒而解表。桂枝常与麻黄相须为用，以加强发汗解表之功，治疗外感风寒表实无汗证。《汤液本草・卷中・草部》曰："夫麻黄治卫实之药，桂枝治卫虚之药。桂枝、麻黄，虽为太阳经药，其实荣卫药也……肺主卫，心主荣为血……故麻黄为手太阴之剂，桂枝为手少阴之剂。故伤风、伤寒而嗽者，用麻黄桂枝，即汤液之源也。"

病案二　何某，女，11 岁，初诊日期：1983 年 9 月 29 日。鼻流清涕，微恶风寒，伴有咳嗽，头痛，声重不扬，面黄纳呆，苔白脉浮。审由外感风寒，邪郁表分，治当疏散风寒，辛温解表。

处方：荆芥 5g，防风 5g，薄荷 5g（后下），淡豆豉 10g，羌活 10g，青广皮各 6g，法半夏 5g，枳壳 5g，焦三仙各 12g，川郁金 5g，葱头 3 个

上方服 3 剂即愈。

病案三　刘某，男，8 岁半。鼻流清涕、鼻塞 1 天，微恶风寒，大便偏干，小便微黄。查体：咽充血，双肺呼吸音清，苔白，脉浮。证属风寒感冒，治以疏散风寒，辛温解表。方用葱豉汤加减。

处方：葱白 10g，淡豆豉 10g，荆芥 5g，防风 5g，薄荷 3g（后下），辛夷 10g，苍耳子 5g，桔梗 3g，蝉衣 3g，玄参 10g，焦三仙各 10g，生姜 2 片

3剂，水煎服。

服药后，上症消失。

方药感悟

刘老指出，小儿感冒初起，从表面症状来看，很是轻浅，多易被忽略。殊不知感冒伤风，所谓风，并不仅限于单纯的外感风邪，往往还概括着四时时气，稍一疏忽，传变极易。又因小儿乃纯阳之体，稚阴未充，感冒后易化燥化热。因此，感冒常是一切急性热病的先导。故感冒从早期就要及时治疗。发汗是治疗伤风感冒的总则，只宜微汗，不可过汗。淡豆豉有升散发汗的功效，药味虽轻，功效最著，对小儿感冒初起最为合适。

风热型

病案一 耿某，男，2岁半，于2007年2月27日就诊。发热1天，伴喷嚏、流涕、鼻塞，咽痛微咳，口渴欲饮，大便干，小便黄。查体：咽充血，双侧扁桃体Ⅱ°肿大，充血，双肺呼吸音清，心脏（－），舌质红，苔薄黄，指纹浮紫至风关。证属风热感冒，治以辛凉解表，疏风散热。方用银翘散加减。

处方：银花10g，连翘10g，荆芥10g，薄荷3g（后下），淡豆豉10g，鲜芦根30g，淡竹叶10g，牛蒡子10g，枇杷叶10g，紫菀10g，百部10g，焦三仙各10g

7剂，水煎服。

服药3剂后，热退，服药7剂后，症状及体征消失。

方药感悟

刘老指出，由于小儿体属纯阳，稚阴未充，受邪以后，容易化热化燥，故小儿感冒多属于风热类型。温病初起，邪在卫分，卫气被郁不畅，开合失司，则发热，微恶风寒，无汗或有汗不畅；风热上扰，则头痛；上乘咽喉，致咽喉肿痛；风热犯肺，肺气失宣，则致鼻塞、喷嚏、流涕、咳嗽；温邪易伤津液，故口渴；邪在卫表，故舌苔薄白或微黄，脉浮数，治疗上以辛凉解表为主。刘老还强调，小儿体质柔弱，脏腑未坚，消化能力弱，感冒后极易停食不化，形成感冒夹滞之证。同时，小儿神气怯弱，易受惊恐，往往感冒夹惊。薄荷辛以发散，凉以清热，清轻凉散，为疏散风热常用之品，正如《药品化义·卷十一·风药》中所云："薄荷，味辛能散，性凉而清，通利六阳之会首，祛除诸热之风邪。”

病案二 李某，女，15岁，于2007年7月27日就诊。鼻塞、流涕2周余，微咳有痰，咽痛，偶伴头痛，无发热，口干欲饮，大小便正常。查体：咽部轻度充血，双侧扁桃体无肿大，双肺呼吸音清，心脏（-），舌质红，苔白，脉滑。证属风热袭肺，清窍不利。治以疏风清窍。

处方：辛夷10g，苍耳子10g，玄参10g，板蓝根10g，山豆根5g，炙菰笋（茭白）10g，贯众10g，薄荷3g（后下），白芷10g，细辛2g，川木通5g，升麻3g，当归10g，菖蒲10g，黄芩10g，焦三仙各10g，葱根1根，茶叶1撮

7剂，水煎服。

服药7剂后，症状好转，继服上方5剂，症状消失停药。

方药感悟

刘老根据小儿脏腑娇嫩、形气未充的生理特点，认为其腠理疏薄，表卫未固，冷暖不能自调，卫外功能较弱，极易被风邪所伤。鼻为肺窍，若外感风邪，风热上干，则苗窍闭塞，气道不利，致鼻塞、流涕、喷嚏；咽喉为肺胃之门户，风热上乘咽喉，可致咽喉肿痛。薄荷轻扬升浮、芳香通窍，功善疏散上焦风热，可清头目、利咽喉。

病案三 徐某，男，5岁半，于2007年4月2日就诊。发热1天，伴流涕、鼻塞，咽痛，口渴，大便干，小便黄。查体：咽充血明显，双侧扁桃体Ⅱ°肿大，充血，双肺呼吸音清，舌质红，苔薄黄，脉浮数。证属风热感冒，治以辛凉解表，疏风散热。方用银翘散加减。

处方：银花10g，连翘10g，荆芥10g，牛蒡子10g，薄荷3g（后下），淡豆豉10g，鲜芦根30g，淡竹叶10g，桔梗3g，蝉衣3g，玄参10g，焦三仙各10g

5剂，水煎服。

方药感悟

刘老强调，小儿为纯阳之体，外感风寒，易从热化，故小儿感冒多属于风热型。牛蒡子辛散苦泄，寒能清热，故有疏散风热，宣肺利咽之功效，临床用其治疗小儿风热感冒、咽喉肿痛。

病案四 高某，女，6岁半。咽痛音哑2天，加重伴发热半天，流涕、鼻

塞，口渴，大便干，小便黄。查体：体温38.5℃，咽充血明显，双侧扁桃体Ⅱ°肿大，充血，双肺呼吸音清，舌质红，苔薄黄，脉浮数。证属风热感冒，治以疏散风热，辛凉解表。方用银翘散加减。

处方：银花10g，连翘10g，桔梗3g，蝉衣3g，荆芥10g，牛蒡子10g，薄荷3g（后下），淡豆豉10g，鲜芦根30g，淡竹叶10g，菊花10g，玄参10g，焦三仙各10g

3剂，水煎服。

服药后，诸症消。

方药感悟

刘老指出蝉蜕甘寒清热，质轻上浮，浮表发散，有升阳发表、祛风散寒、开窍等功效；又入肺经，故擅长于疏散肺经风热，宣肺疗哑，多用治风热感冒，或温病初起，亦可治风热上攻，咽痛音哑。

病案五　徐某，男，5岁半。发热恶寒，头痛，鼻流浊涕，口渴咽干，咳嗽不爽，痰黄不易咳出，大便干，小便黄，舌质红，苔薄黄，脉浮数。证属风热咳嗽，治以疏风解热，宣肺止咳。方用桑菊饮加减。

处方：桑叶10g，菊花10g，连翘10g，薄荷3g（后下），大青叶10g，杏仁10g，桔梗3g，玄参10g，鲜芦根30g，银花10g，黄芩6g，生甘草3g，焦三仙各10g

5剂，水煎服。

方药感悟

刘老指出菊花体轻达表，气清上浮，能疏散风热，且微寒清热，又归肺经。故常用于治疗风热感冒，或温病初起，温邪犯肺而致的发热、头痛、咳嗽等症。菊花疏风较弱，清热力佳，用于外感风热时常与桑叶配伍。

病案六　张某，男，9岁半。发热1天，伴流涕、咽痛，恶寒，头痛，大便干，小便黄。查体：咽充血明显，双侧扁桃体Ⅱ°肿大，充血，双肺呼吸音清，舌质红，苔薄黄，脉浮数。证属风热感冒，治以辛凉解表，疏风散热。方用银翘散加减。

处方：银花10g，连翘10g，荆芥10g，牛蒡子10g，薄荷3g（后下），淡豆豉10g，鲜芦根30g，淡竹叶10g，桔梗3g，蝉衣3g，焦三仙各10g

5剂，水煎服。

服药后，热退，余症消。

病案七 沈某，男，2岁，1988年1月13日初诊。患儿发热2天余，体温39℃，咳嗽有痰，大便黏稠，面目肿赤，咽红，苔白厚，脉细数。证属时行感冒，肺气失宣。治以辛温解表，清热解毒。

处方：银花10g，连翘10g，青黛3g（包煎），菊花6g，鲜芦根15g，苏梗10g，黄芩6g，葛根5g，升麻6g

二诊 服上方2剂热退，仍咳嗽痰不多，大便2日未行，咽舌微红，苔少，脉微数。继清余热止咳，改用

处方：桑皮6g，地骨皮6g，紫菀6g，冬花10g，百部6g，蝉衣3g，牛子10g，制大黄6g，

服药3剂而愈。

方药感悟

时行感冒（又称流行性感冒）与风热感冒相似，唯全身症状较明显，病情较重，并有流行趋势。发热较高多不出汗，发热2～3天后，面目微肿赤，眼结膜充血，咽舌偏红，苔黄白或白腻或少苔，脉弦数或浮数，易出现营（血）分证候。根据刘老经验，用辛凉透表解毒法，每收良效。基本方药如银花、连翘、青黛、菊花、黄芩、葛根、升麻、苏梗。便干加大黄炭，发热或无汗加鲜芦根，对疫毒之邪加用葛根、升麻收效最佳。

病案八 阮某，男，6岁，初诊日期：1994年2月18日。身热不扬，腋下体温37.2℃，鼻塞流涕，咳嗽不爽，咳吐黄痰，咽痛微红，口渴欲饮，苔白质赤，脉来浮数。势属外感风邪，郁而化热，宣降失司，清肃不行，小儿纯阳之体，化热最速。治当辛凉解表，以散风热。

处方：银花6g，连翘6g，荆芥5g，淡豆豉10g，薄荷3g（后下），研牛蒡子5g，鲜芦根30g，淡竹叶5g，甘草3g，桔梗3g，炙杷叶6g

进服3剂而愈。

方药感悟

银花、连翘辛凉轻宣，透泄散邪，清热解毒；荆芥性微温而不热，善于解肌散风。诸药配合，共成辛凉解肌，宣散风热之功，以治疗外感风热表证。刘

老认为，小儿感冒，其原因主要为外感时邪所致。由于小儿冷暖不知调护，加以肌肤嫩薄，腠理空疏，卫外功能不固，特别容易罹患。受病以后，因脏腑嫩弱，故传变迅速。且神气怯弱，脾肺不足，故最易兼夹痰鸣、食滞、惊吓等，因而证候变化，往往与成人有所不同。临床治疗时，首先必须辨清寒热，如感冒时邪，风寒外束，肺卫受邪，邪郁太阳经脉，多表现为发热、恶寒、头痛、流涕、舌苔薄白、脉象浮数、指纹浮红，治疗方法以辛温解表为主；如感冒外邪，风热犯肺，邪在卫表，或中太阳经脉，证多表现寒轻热重、头痛鼻塞、喷嚏咳嗽、咽部干红、苔白质赤、脉象浮数、指纹浮露红活，治疗方法则以辛凉解表为主。由于小儿体属纯阳，稚阴未充，受邪以后，容易化燥化热，诚如叶天士在《幼科要略上篇·总论》中，特别强调指出了“襁褓小儿，体属纯阳，所属热病居多”这一特征，所以小儿感冒属于风热类型者，尤为多见。

气虚型

病案一 王某，男，6岁，初诊日期：1985年11月24日。3天来，身体无汗，鼻流清涕，头痛形寒，倦怠乏力，曾在某医院诊为病毒性感冒，予吗啉胍、阿司匹林等药，服药汗出则热渐降，须臾汗收则身热又起。又加用速效感冒胶囊、紫雪丹等，热仍不退，遂来就诊。刻下症见：身热暮重，体温37.8℃，热前略有形寒，手足微凉，鼻仍流涕，面色苍白，心烦，胸闷气短，形体消瘦，倦怠无力，纳差，口干，不欲饮，小便清，大便稀溏，舌质淡苔薄白，脉细无力。证属素体虚弱，外邪遏表不得宣散，有里虚邪陷之虞。治疗宜以益气解表，和中达邪为法，方选参苏饮加减。

处方：太子参10g，苏叶10g，葛根10g，前胡10g，陈皮5g，半夏5g，枳壳5g，葱根3个，淡豆豉10g，神曲10g

5剂，水煎服。

二诊　服上药5剂后，身热趋降，晚间体温37.2℃左右，形寒肢冷已解，心烦气短亦除，面色略转红润，胃口渐开，苔白脉缓。余邪尚未尽除，治系前方化裁。水煎3剂分服。

服上药3剂后，体温已正常，纳食佳，诸症均解，病告痊愈。

方药感悟

外感头痛之证为小儿常见之病证，主要是指小儿鼻塞流涕，头痛发热恶寒，倦怠无力等症。葱根配豆豉，出自《肘后方》葱豉汤，用于治疗感冒初起，头痛鼻塞，邪轻病微者，又可治疗温病初起，而有恶寒者。二者合用，可代替麻黄之用，因麻黄过于发汗可有伤正之弊。清代张璐云：“本方药味虽轻，功效最著，凡虚人风热，伏气发温，及产后感冒，靡不随手获效。”二药合用，通阳发汗而不伤阴，更无寒凉遏邪之虑。

外感夹滞

病案一 王某，男，5岁。初诊日期：1963年10月23日。昨起始觉身热恶寒，夜间曾来门诊急诊，今早虽然汗出不彻，热降未平，但精神良好，哭吵闹叫，食后腹部即胀作痛，脘痞恶心欲吐。二便秘涩，呼吸微显粗喘，口唇焦红，苔色微黄，舌质发赤，脉数不靖。此属外感秋凉，加以饮食失节，中运无权，表里互阻。在表则发热恶寒，在里则脘胀胸痞。治当解肌泄邪，佐以和中导滞，以希表解里撤，内外趋和。

处方：银花6g，连翘10g，薄荷3g（后下），黑山栀3g，淡豆豉10g，橘皮3g，枳壳3g，川郁金3g，焦三仙各12g，川连2g

2剂，水煎服。另：太极丸4粒，早晚各1粒。

二诊 身热已和，腹胀亦轻，大便溏泻两次，小便仍浑。唯食思不佳，面黄唇红，苔仍微黄，脉来微数。此外邪趋解，里滞宿食未尽，肺胃转输失利。拟和中化滞法。

处方：薄荷3g（后下），黑山栀3g，淡豆豉10g，六一散10g（包），葛根5g，川连1.5g，枳壳3g，神曲6g，焦山楂10g，炒谷麦芽各10g

2剂，水煎服。另：太极丸4粒，早晚各1粒。

病案二 陆某，男，3岁，就诊日期：1995年4月20日。患儿1月来纳谷不香，口渴多饮，大便2次/日，间有不消化物，腹胀，近日来午后发热无汗，心烦，咳嗽，鼻塞流涕，舌淡苔薄白，脉浮数。证系积滞内停，外感风寒，治当疏表导滞，佐以益胃。

处方：薄荷3g（后下），连翘6g，银花6g，川黄连1.5g，青陈皮各3g，枳壳5g，白术6g，莱菔子3g

3剂，水煎服。

服上方3剂后得汗，身热已减，腹软，仍咳嗽流涕，便稀夹有酸秽。此表证未尽，里滞未撤，再以原方加减治之。

方药感悟

刘老认为小儿感冒夹滞是儿科比较多见的疾患，由于一面有了食滞，一面又感受了风寒所致，诚如《医宗金鉴·幼科心法》所云：“小儿平日饮食无节，内伤停滞，外复为风寒所袭，故成是证也。”其发病机制往往是停食者容易外感，外感者容易停食，因此造成了本病多发，枳壳有理气消滞宽肠之功，与解表药相配伍，治疗小儿感冒夹滞有良效。

邪郁肺卫

患儿王某，男，6岁，1991年6月26日就诊。咽痛，声音嘶哑1周，口服阿莫西林、小儿清咽冲剂效果不显，且咽痛较前加重，伴发热2天，体温在37～38℃之间。咽干，时有咳嗽，无痰，大便干结，小便黄。查体：体温37.5℃，咽充血，扁桃体Ⅱ°肿大，心肺（－），舌质红，苔黄，脉数有力。血常规：白细胞$7.5\times10^{9}/L$，中性粒细胞0.55，淋巴细胞0.45。证属热郁肺卫。治以清热解毒，利咽消肿，方用玄麦甘桔汤合白虎汤加味。

处方：玄参10g，麦冬10g，桔梗5g，山豆根6g，生石膏20g（先煎），知母10g，牛蒡子10g，升麻3g，薄荷3g（后下），连翘10g，制大黄10g，甘草5g

3剂，水煎服。

二诊　服3剂后热解，咽痛明显减轻，大便正常，声音嘶哑略有减轻，纳食不馨，舌质淡红，苔薄黄，脉和缓。仍继用上方加减。

处方：玄参10g，麦冬10g，桔梗5g，山豆根6g，板蓝根10g，牛蒡子10g，蝉衣3g，凤凰衣3g，木蝴蝶5g，焦三仙各10g，生甘草3g

4剂，水煎服。

方药感悟

小儿肺常不足，腠理不密，卫外不固，容易感受时邪。朱震亨基于“阳常有余，阴常不足”的论点，在病理方面特别强调“阳易亢，阴易乏”的特点。《医学正传》说：“小儿……真水未旺，心火已炎”。这些理论都说明了小儿疾病多热证的生理特点。咽喉为肺卫之门户，外邪侵袭，首当其冲，在小儿外感疾病中常常会出现咽喉红肿疼痛。刘老大多用玄麦甘桔汤为主方灵活加减：风热外感引起者常配伍银花、牛蒡子、薄荷、升麻；热毒炽盛者则配伍生石膏、黄芩、黄连、蒲公英；大便干结者配伍制大黄、风化硝；声音嘶哑者配伍蝉衣、凤凰衣、木蝴蝶。

营卫不和

张某，男，9岁，平素体虚易感。近3天出现恶寒，发热，体温在37.5℃左右，热势不高，时有汗出而热不解，食欲不振，二便如常，苔白脉浮。刘老认为此为营卫不和，故汗出而热不解，治当调和营卫。

处方：桂枝 5g，白芍 10g，炙甘草 3g，荆芥 10g，枳壳 5g，郁金 10g，陈皮 5g，焦三仙各 10g，生姜 2 片，大枣 5 枚

3 剂，水煎服。

药后热平，恶寒止，汗出已，食欲转佳。

方药感悟

吴谦谓“桂枝辛温，辛能散邪，温从阳而扶卫。芍药酸寒，酸能敛汗，寒走阴而益阴。桂枝君芍药，是于发散中寓敛汗之意；芍药臣桂枝，是于固表中有微汗之道焉”，桂、芍相合，一治卫强，一治营弱，合则调和营卫。

体虚感冒

孔某，女，5 岁，1986 年 3 月 10 日初诊。患儿素体虚弱，平时汗多，经常感冒咳嗽。近 5 天来，身热恶寒，流清涕，咳嗽有痰，头痛剧烈，倦怠无力，胸脘痞闷呕恶，腹痛作胀，大便一日三行，稀溏不爽，睡中时时惊惕。在某医院诊为：胃肠型感冒，口服复方新诺明、阿司匹林及小儿香橘丹后，诸症未能尽，遂来诊。刻下症：身热，体温 37.6℃，头痛，咳嗽，大便稀，一日三次，面黄，胸闷气短，倦怠乏力，苔白根腻，脉象缓细。证属体虚外感，表里同病。治疗益气宣肺，导滞和中，方用参苏饮加减。

处方：太子参 10g，苏叶 10g，苏子 10g，桑叶 10g，前胡 10g，桔梗 3g，橘皮 3g，半夏 3g，煨木香 3g，葛根 10g，茯苓 10g，神曲 10g

3 剂，水煎服，日 1 剂。

二诊　服药后，汗出甚畅，身热已解，头痛已瘥，大便每日 1～2 次，但仍觉倦怠无力，咳嗽有痰，苔脉同上。余邪未尽，体气尚未恢复，再以前方加减治之。

处方：太子参 10g，苏子 10g，茯苓 10g，炒白术 10g，炙甘草 3g，桔梗 3g，前胡 10g，陈皮 3g，半夏 3g，生姜 2 片，大枣 5 枚

5 剂，水煎服，日 1 剂。

服药后诸症消失，身爽脉安，痊愈。

方药感悟

素体气虚，卫外不固，腠理不密，易受外邪侵袭，导致外感，属表里同病。刘老总结治疗因气虚而致感冒、肺炎者，应以扶正达邪，宣肺解表为主，

表里双解，才能切合病机。故在解表、清肺的同时加太子参以益气扶正。

卫外不固

刘某，男，4岁。患儿自幼体瘦，自汗，上幼儿园以来易感冒，缠绵不休，常常愈后未几天又复感风寒，或已至尾声再继发外感，常服解表药无效。现又受风寒，刻下症见：咳嗽，痰稀，便溏，日3~4次，中夹不消化食物，舌淡苔白，脉浮细。刘老认为此患儿系肺气虚弱，卫外不固，外邪极易乘虚而入，常服疏风解表药宣发已虚之肺气，更致腠理疏松。患儿除肺虚之外还有脾虚症状，脾为肺之母，补肺同时补脾也不可或缺。

处方：黄芪15g，炒白术10g，防风15g，甘草3g，红枣5枚，生姜2片

3剂，水煎服，日1剂。

二诊　患儿感冒已愈，自汗减少，原方再进5剂。

三诊　自汗已止，大便正常。再予补气调理之剂，月余后，患儿感冒次数明显减少。

方药感悟

刘老认为小儿肺常不足的生理特点决定了小儿易受外邪侵袭，常常前邪未去又添新邪，故临床常用黄芪与白术、防风配伍治疗表虚卫阳不固的自汗，且易患外感者，每获良效。其中黄芪能补肺气，益卫气，固表止汗，配伍白术健脾以资气血之源，佐以防风走表而祛风邪，三药合用托里固表，既可固表以止自汗，又能实卫而御外邪，使玄府闭合有度。柯韵伯在《古今名医方论·卷四》中指出："邪之所凑，其气必虚。故治风者，不患无以驱之，而患无以御之；不畏风之不去，而畏风之复来。何则？发散太过，玄府不闭故也。昧者不知托里固表之法，遍试风药以驱之。去者自去，来者自来，邪气流连，终无解期矣。防风遍行周身，称治风之仙药，上清头面七窍，内除骨节疼痹，外解四肢挛急，为风药中之润剂，治风独取此味，任重功专矣。然卫气者，所以温分肉而充皮肤，肥腠理而司开阖，唯黄芪能补三焦而实卫，为玄府御风之关键，且有汗能止，无汗能发，功同桂枝，故又能除头目风热、大风癞疾、肠风下血、妇人子脏风，是补剂中之风药也。所以防风得黄芪，其功愈大耳。白术健脾胃，温分肉，培土即以宁风也。夫以防风之善驱风，得黄芪以固表，则外有所卫，得白术以固里，则内有所据，风邪去而不复来，此欲散风邪者，当倚如屏、珍如玉也。"

阴虚外感

病案一　刘某，女，7岁。鼻衄时作1月，面黄、头晕纳差，日来又增低

热、流涕咳嗽，面色娇红，口唇干赤，二便秘结，舌赤苔薄，脉濡而数。刘老分析病机为：本案患儿鼻衄时间较长，血分已虚，复又外感风邪，郁而化热。血为阴类，故目前辨属阴虚外感之证。治宜滋阴解表，忌用辛燥动血伤阴之剂，宗加减葳蕤汤化裁。

处方：肥玉竹6g，嫩白薇5g，桑叶6g，侧柏叶10g，薄荷3g（后下），连翘10g，黑山栀3g，黄芩3g，桔梗3g，生甘草3g，鲜芦根15g，鲜茅根30g，淡豆豉10g，葱头3个

3剂水煎服。

二诊　服药后身热已解，无鼻衄，无头晕，仍咽红口干，唇红，小溲黄浑，舌红苔白，脉数。此为卫表症状已消失，表邪向解，阴虚未复，再拟原方加减治之。

处方：肥玉竹6g，嫩白薇5g，生地黄10g，大白芍6g，生甘草3g，黑山栀3g，生谷芽10g，鲜茅根15g

5剂水煎服。

病案二　孟某，男，16岁。平素腰酸肢倦，头晕耳鸣，心悸气短，自汗盗汗，咽干舌燥。近2日来身热恶寒，头痛鼻塞，喷嚏流涕，干咳无痰，溲黄便干。舌尖边微红苔薄白，左脉沉细，右脉浮数。刘老分析患者病机为：素体阴虚火旺，肾水不足，腰为肾之府，故腰酸体怠，咽干舌燥；脑为髓之海，髓海不充，故头晕耳鸣；阴血不足，心失所养，故心悸气短；近复感受客邪，肺失肃降，故寒热咳嗽，苔白脉数。脉证合参，为阴虚内热、外受表邪之象；治当养阴解表，宗葳蕤汤加减。

处方：肥玉竹10g，嫩白薇10g，薄荷5g（后下），淡豆豉10g，麦冬10g，防风6g，桔梗5g，杏仁10g，炙甘草5g，生地黄10g，大枣5枚，葱根3个

2剂水煎服，后告愈。

方药感悟

小儿感冒为儿科临床常见病，刘老将其分为轻型与重型，重型容易热化燥化。热化主要表现为小儿感冒投表剂后汗出而热不退，苔色由白转黄，舌质转赤，唇红而干，烦渴气粗，夜卧不安等。这是由于素体阴虚，病中出汗伤阴，汗为阴津，以致热反不退，而有化热现象。治疗时切忌再投表散，须用滋阴存津，兼佐解表法，以保持其阴液之充沛。宗加减葳蕤汤以滋阴解表。

睑 废

脾气虚弱

病案一 耿某，男，11 岁。眼睑下垂 3 年，晨起稍轻，午后加重，无复视，面色无华，食欲不振，舌淡苔白。易感冒，常因此而诱发或加重。辨属脾气虚弱，以补脾升提之法治之。

处方：党参 15g，黄芪 15g，茯苓 10g，炒白术 10g，当归 10g，柴胡 10g，升麻 5g，葛根 10g，制马钱子 0.5g（冲服），黄精 15g，焦三仙各 10g

7 剂，水煎服。

方药感悟

刘老指出，小儿重症肌无力，大多属于脾气虚弱，中气下陷，脉络失和。脾主肌肉，脾虚失运，水湿内蕴，湿为阴邪，易伤阳气，脾阳受损，则升降失常，清阳不能上升，浊阴必将凝聚，致肌肉筋脉失养而弛缓不用。此病病位在脾，具有病在肌肉，症在无力的特点，治以补气升提，佐以祛风通络。

病案二 张某，女，5 岁。主诉：双侧眼睑下垂 2 个月。晨起稍轻，下午加重，眼肌不耐疲劳，久视则眼睑下垂加重，伴面色萎黄，食欲差，倦怠无力，舌淡苔白，脉弱，平素易患感冒，感冒时病情加重。

刘老认为根据本病临床特点“病在肌肉，症在无力”，与中医的“痿证”类似。中医将其分为筋痿、脉痿、骨痿、肉痿等，而重症肌无力为肌肉无力，故与肉痿有关，病机应则之于脾。脾主肌肉，脾虚气弱，水谷不化精微，气血无以上充，肌肉痿废不用。中医理论中，眼与脏腑相关，分属五轮，眼胞眼睑属于肉轮，故亦与脾密切相关，若脾虚气弱，脾主升功能失常，目胞络脉失和，则眼睑重垂无力，治疗则据《素问》“治痿独取阳明”，采用补益后天的原则，以益气升提为主进行加减。

处方：党参 10g，黄芪 10g，茯苓 10g，炒白术 10g，当归 10g，葛根 10g，柴胡 10g，升麻 5g，制马钱子 0.3g（分冲）

二诊　药后眼睑睁开较前好转，食欲增加，自感全身力量加强，再拟原方加减，经过一个多月的治疗，基本告愈，改散剂巩固治疗。

处方：陈皮9g，半夏12g，人参10g，白术9g，茯苓9g，炙甘草6g

方药感悟

“睑废”相当于西医学中的重症肌无力眼肌型，在中医中属“痿证”范畴，眼睑属于“五轮”中的“肉轮”，属脾，脾气虚弱，升提无力，故眼睑下垂不能抬起。

党参、黄芪补中益气，茯苓、炒白术健脾和中，当归养血，葛根鼓舞胃气上行，柴胡、升麻升举清阳与参、芪相伍则升阳举陷之功更著。马钱子祛风通络，诸药合用，可益气通络、升阳举陷，而使肌肉提升有力。

脾胃虚弱

病案一　刘某，男，2岁。患儿因感冒后发现眼睑下垂半年，朝轻暮重，心烦口渴不已，食欲不振，大便干秘，舌红苔白，中心剥脱。刘老指出，此患儿属脾胃气阴虚弱，治以健脾益气，佐以养阴通络。

处方：西洋参6g，生黄芪10g，茯苓10g，石斛10g，生白术10g，柴胡10g，葛根10g，玉竹10g，制马钱子0.2g（冲服），当归10g

10剂，水煎服。

病案二　张某，女，5岁，辽宁省鞍山市人，初诊时间为1988年5月16日。患儿主因左眼睑下垂1个月来院就诊。刻下症见：左眼睑下垂，朝轻暮重，无吞咽困难，无复视，眼裂右10mm，左4mm，面色少华，纳食差，大便溏薄，舌淡苔白，脉细弱无力。曾在北京儿童医院做新斯的明试验诊为眼肌型重症肌无力。中医诊断：睑废，证属脾胃虚弱，中气下陷。治疗宜以补中益气，升阳举陷，方选补中益气汤加减。

处方：黄芪10g，党参10g，白术10g，茯苓10g，当归10g，升麻5g，柴胡10g，覆盆子10g，葛根10g，制马钱子0.4g（分冲）

30剂，水煎服，每日1剂，并配用复力冲剂，每日1袋，每日3次。

药后食欲增加，面色较前红润，左眼裂增至8mm，效不更方，上方30剂继服。60剂药服完后来诊，左眼裂已增至10mm，面色红润，二便调；嘱其继服复力冲剂，每次1袋，每日2次，连服3个月，以巩固疗效。半年后随诊，未再复发。

方药感悟

刘老指出，小儿重症肌无力大多属于脾气虚弱，中气下陷，脉络失和。葛根有鼓舞脾胃清阳之气上升，升阳举陷之功效。故可用于治疗重症肌无力。

病案三 邱某，男，6岁。发现右眼睑下垂20天。20天前患儿出现右眼睑下垂，当地儿童医院诊断为重症肌无力（眼肌型），今慕名来诊。刻下症见：右眼睑下垂，朝轻暮重，无复视，伴神疲乏力，面白少华，多汗，纳欠佳，大便偏稀，小便清长，舌淡苔白，脉细弱。辨属睑废之脾胃虚弱证，治以补益脾胃，升阳举陷，取方补中益气汤加减。

处方：党参15g，黄芪10g，白术10g，茯苓10g，升麻5g，柴胡5g，当归10g，白芍10g，葛根10g，制马钱子0.2g（分冲）

30剂，水煎服。

方药感悟

党参、黄芪均有补中益气之功，配伍升麻、柴胡补气升阳，培中举陷，可用于脾阳不升，中气下陷所致的久泻脱肛、内脏下垂等。刘老常用此治疗重症肌无力及进行性肌营养不良等证，并取得卓效。中医古籍中无重症肌无力、进行性肌营养不良之病名，但有“睑废”之证及《北史》有“睑垂覆目不得视”的记载，根据其临床特征，还可将该病归于“痿证”范畴。《灵枢·大惑论》曰：“五脏六腑之精气，皆上注于目而为精。”并指出：“精之窠为眼，骨之精为瞳子，筋之精为黑眼，血之精为络，其窠气之精为白眼，肌肉之精为约束。”后世医家据此发展为“五轮”学说，指出目与脏腑的有机内在联系，其中“肉轮”——眼睑属脾，脾主肌肉，肌肉之精为约束。刘老认为，小儿脾常不足，脾虚气陷，脾阳不足，清气不升，故五脏六腑、四肢百骸以及皮毛、筋肉皆失于濡养，出现一派气虚、肌肉痿弱无力之象。治疗宜以补中益气、健脾升提为主，常以党参配黄芪、升麻、柴胡等收效甚佳。

气血不足，湿热内蕴

段某，男，15岁。患重症肌无力近10年，曾口服激素及新斯的明治疗，症状时轻时重。近10天症状明显较前加重，右眼睑下垂，抬睑无力，复视不明显，自觉乏力，舌淡苔黄腻，脉沉细。考虑气血不足，升提无力，治以补气升提，活血通络。方药如下：

处方：党参 30g，黄芪 30g，茯苓 10g，炒白术 10g，柴胡 10g，升麻 5g，葛根 10g，当归 10g，鸡血藤 15g，六一散（包）10g，黄芩 10g，炒川朴 10g，藿佩梗各 10g，制马钱子 0.6g（分冲），焦三仙各 10g

20 剂，水煎服。

患者服药后无力症状较前减轻，继宗原意加减治疗。

方药感悟

重症肌无力是一种神经肌肉间传递功能障碍的自身免疫性疾病，属于中医“痿证”范畴。对于肢体痿废不用、瘫痪或者肢体痉挛的病证，刘老认为多加鸡血藤、红花，活血通络舒筋；如气血虚，重用党参、黄芪、当归；如瘀血明显，加强川芎、桃仁、赤芍等活血药物的应用；痰阻明显，重用化痰药物；风邪阻络，重用虫类等搜风通络药物，如全蝎、蜈蚣、地龙、僵蚕、桂枝、桑枝、络石藤等。而鸡血藤养血活血，祛风通络作用强，具有补血不留邪，祛瘀不伤正的特点。

脾气下陷，肝肾亏虚

钱某，女，16 岁。患重症肌无力（眼肌型）1 年余，睡前眼睑下垂明显，晨起缓解，视物有重影。睡眠欠安，月经量少，舌红，脉细。辨证为脾气下陷，肝肾亏虚；治以健脾升提，补益肝肾。

处方：党参 15g，黄芪 15g，当归 10g，生熟地各 10g，白芍 10g，川芎 10g，柴胡 10g，升麻 5g，葛根 10g，益母草 10g，制马钱子 0.6g（冲服），覆盆子 10g，菟丝子 10g，龙眼肉 10g，酸枣仁 10g

30 剂，水煎服，日 1 剂。

方药感悟

重症肌无力属于中医“痿证”范畴。刘老认为本病具有“病在肌肉，症在无力”的特点，本病的病机主要责之于脾虚。由于脾主肌肉，脾气虚弱，中气不足，水谷不化精微，气血无以上荣，则可导致经脉失调，肌肉宽纵不收，痿废不用。而脾为中脏，虚久不复，常可波及四旁，尤其肝肾。肝藏血主筋，为罢极之本；肾藏精主骨，为作强之官。精血充盛则筋骨坚强，活动正常；如病久精血亏损，精亏不能灌溉，血虚不能营养，往往阴虚内热，灼液伤津，筋脉失去濡养，加重病症。故刘老治疗重症肌无力，不仅注重补益脾气，也不忘补益肝肾。眼肌型是重症肌无力的常见类型，刘老从五轮学说来考虑，出现复视斜视，认为与肝肾关系密切，同样应强调补益肝肾。熟地气甘温而味厚，质腻柔润，不仅滋阴养血，且能生精补髓壮骨，为补益肝肾之要药，常配伍山茱萸、菟丝子、杜仲、川断、牛膝等补肝肾药物。

脾肾两虚

张某，男，5 岁。双侧眼睑下垂 4 个月，晨轻暮重，眼肌不耐疲劳，视物稍久症状明显加重，辗转求治未效。1 周来出现复视、凝视，眼球转动不灵活，伴面色萎黄，形瘦神疲，腰脊酸软，舌淡苔白脉细。

处方：党参 10g，黄芪 10g，茯苓 10g，炒白术 10g，当归 10g，葛根 10g，柴胡 10g，升麻 5g，女贞子 10g，枸杞子 10g，菟丝子 10g，制马钱子 0.4g（分冲）

方药感悟

本病中医称为“睑废”，根据中医的五轮学说，眼之有轮，各应于脏，脏有所病，每现于轮。肉轮部位在眼胞眼睑，内属于脾，眼睑无力，主要责之于脾，然脾为中脏，虚久不复，常可波及四旁；肝藏血主筋，为罢极之本；肾藏精主骨，为作强之官，病久波及肝肾，精血亏虚不能灌溉，血虚不能营养，往往阴虚内热，灼液伤津，筋脉因而失去濡养，则可出现斜视复视。治疗时在益气升提、活血通络的同时，加以补益肝肾。

肝开窍于目，肾之精上注于目，故肝肾阴精不足时会出现视力减退、目暗不明，本品补益肝肾而有明目之效。常与覆盆子、菟丝子、枸杞子等同用，仿五子补肾汤之意。譬如小儿重症肌无力，刘老总结多年治疗该病的临床经验，认为辨证多属脾气虚弱、中气下陷之证，治疗当健脾升提。若有复视凝视者，则为肝肾阴精不足，筋脉不得濡润，故与女贞子、覆盆子、菟丝子等同用补益肝肾之阴。

解　颅

风水上犯

唐某，男，10个月，辽宁人，住院患者，1989年5月6日初诊。患儿头颅明显过大，颅缝日渐增大2月余。曾先后就诊于辽河油田总医院和北京儿童医院，均诊断为脑积水，建议其手术治疗，但家长不同意，故来求保守治疗。刻下症见：头颅增大，颅缝增宽，烦躁易哭，纳食尚可，二便调。查体：头皮光急，青筋显露，头围52cm，前囟30cm×30cm，矢状缝及冠状缝均已开裂，落日眼，舌质红，苔薄白，脉滑。证属风水上犯；治疗息风通络，利水消肿。

处方：羚羊角粉0.3g（分冲），天麻10g，钩藤10g，僵蚕10g，升麻5g，牛膝10g，制大黄10g，车前子10g（包煎）

20剂，水煎服，日1剂。

二诊　服上方后，烦躁消失，头颅略缩小，颅缝变窄，纳食可，二便调，舌脉同前。上方加猪苓10g、茯苓10g以增利水消积之效。

7剂，水煎服。

三诊　头颅缩小，头围为50.5cm，前囟2cm×2cm，矢状缝及冠状缝已闭合，落日现象亦有所改善，小便量较多，恐利尿太多伤阴，上方去猪苓、车前子，继服。

四诊　连服上方1个月，症状明显好转。头围缩至50cm，前囟缩至1.5cm×1.5cm，落日眼征明显好转，无明显不适。门诊随诊。

方药感悟

在临床中，刘老常将羚羊角与天麻、钩藤相配，以起到平肝息风通络的作用，用于脑积水、缺血缺氧性脑病等脑部疾病。刘老认为水性重浊，多趋下，而头在人体之中，其位最高，水邪不能独犯于上，必由风挟而方可达到，即所谓“至高之巅，唯风可到”。因此他总结脑积水、缺血缺氧性脑病均为风邪挟水湿、痰湿之邪上犯于头，使水积于上或风痰阻络、升降失常而发病，故治疗时应息风通络，利水消肿。

惊　厥

邪郁化热，热极生风

张某，男，2 岁。2 天前，因高热突发抽搐，口吐白沫，四肢强直，至医院就诊，诊为上感、高热惊厥。2 天来，仍有高热，心烦不安，精神躁急，四肢不温，面赤唇红，舌尖红，苔白腻，指纹紫。此患儿证属邪郁化热，热极生风，肝风内动而抽搐，治以清肝泻火。

处方：柴胡 3g，白芍 6g，枳实 5g，生甘草 3g，黑山栀 3g，薄荷 3g（后下），钩藤 6g，龙胆草 5g，细木通 5g，石菖蒲 3g

5 剂，水煎服。

方药感悟

刘老指出，急惊风多是因外感时邪，内蕴痰热而发病，小儿为纯阳之体，感邪之后，易从热化，热极则生痰生风，食滞痰郁亦可火化，火盛生痰，痰盛发惊，惊盛生风，其病变主要在心肝二经。龙胆草苦寒沉降，专泻肝胆实火。

咳　嗽

风寒型

病案一　张某，男，6岁，初诊日期：1987年10月19日。证经半月，咳嗽不已，鼻流清涕，形寒恶风，曾服西药不效。刻下面泛青紫，憎寒畏风，咳嗽痰多清稀，形体瘦弱，纳谷不多，二便尚调，舌苔薄白，脉象缓滑。审由冷饮过度，体质素薄，不能营运，以致形寒饮冷伤肺，证属肺寒咳嗽，治当温肺散寒，化痰止咳。

处方：苏叶3g，苏子2g，杏仁10g，炙紫菀5g，橘皮3g，砂仁2g，法半夏3g，莱菔子3g，桔梗3g，生姜3片，葱根3个

二诊　进服3剂温肺散寒之品，咳嗽已愈大半，早晚略有微寒，食纳增加，痰质变稠，面色趋华，不欲饮水，二便如常，舌苔滑白，脉象缓滑。肺寒尚未散尽，中气亟待恢复，仍当温肺散寒，佐以调中为治。

处方：苏梗3g，苏子3g，杏仁10g，炙紫菀5g，橘红3g，砂仁2g，法半夏3g，莱菔子3g，桔梗3g，茯苓6g，炒白术6g，焦三仙各12g，小红枣3枚，煨姜2片，继进5剂，基本痊愈。

方药感悟

杏仁能宣降肺气、止咳平喘；苏叶能发散风寒而解表；生姜可助苏叶散外寒，又能温肺止咳。三药同用，共奏发表散寒，化痰止咳之功，以治外感风寒，咳嗽痰多等症。

病案二　张某，男，5岁。咳嗽半月。阵咳不已，痰多清稀，形寒畏风，鼻流清涕，纳欠佳，形体消瘦，小便清，大便未行，舌红苔薄白，脉缓。辨属肺寒咳嗽，以温肺散寒法治之。

处方：苏叶3g，苏子2g，炙紫菀5g，杏仁10g，砂仁末2g，橘皮3g，法半夏3g，淡干姜1g，莱菔子3g，桔梗3g，葱根3个

3剂，水煎服。

二诊　服药后患儿咳嗽大减，痰质略厚，纳食较前好转，二便如常，舌红苔白，脉无数象。肺寒尚无尽散，中气待复，继温肺散寒，兼和中。

处方：苏子3g，苏梗3g，炙紫菀5g，杏仁10g，砂仁末1.5g，茯苓6g，

橘红3g，法半夏3g，炒白术6g，莱菔子3g，桔梗3g，焦三仙各12g，煨姜2片，小红枣3枚

3剂，水煎服。

风热型

病案一 徐某，男，5岁。咳嗽2天，咳黄痰，流涕，头痛，口渴，大便干，舌质红，苔薄黄，脉浮数。证属风热咳嗽，治以疏风解热，宣肺止咳。方用桑菊饮加减。

处方：桑叶10g，菊花10g，薄荷3g（后下），连翘6g，牛蒡子10g，贝母5g，姜竹茹2g，炙杷叶10g，杏仁10g，鲜芦根30g，全瓜蒌15g

5剂，水煎服。

方药感悟

刘老指出，小儿脏腑娇嫩，形气未充，易感受外邪，尤易受风邪，邪犯肺卫，肺气不宣，清肃失司，肺气上逆，则发生咳嗽。桑叶味甘，性寒，质轻，擅于凉散风热，清肺止咳。故用其治疗风热感冒，风热咳嗽，或温病初起，温邪犯肺所致之发热、头痛、咳嗽等证。

病案二 阎某，男，6岁。咳嗽月余未解，近2日，咳嗽愈剧，痰咳不出，鼻流浊涕，入暮身热，颧红，口干欲饮，胃纳不振，有时夜间鼻衄，舌红苔白，脉弦数。刘老指出，此患儿属外邪束肺，郁而化热。

处方：南沙参6g，桑叶6g，杏薏仁各10g，黄芩5g，黑山栀3g，胖大海3g，净蛤粉10g（包煎），炙杷叶6g，川贝母5g，白茅根15g

7剂，水煎服。

方药感悟

刘老指出，黄芩善清肺火及上焦之实热，肺失清降，咳嗽痰稠，即可用之。

病案三 陈某，女，8岁，2005年12月25日初诊。反复发热、咳嗽2周，曾在发病第1周静脉滴注西药3天，未见效，遂来诊。刻下症见：咳嗽频剧，痰黏黄稠，气粗，喉燥咽痛，纳差，大便秘结。查体：咽部充血明显，扁桃体肿大，舌尖红，苔薄微黄，脉浮数。证属风热咳嗽，治以疏风清热、宣肺止咳。

处方：牛蒡子8g，银花8g，桔梗8g，白前10g，知母8g，竹叶10g，炙百部

嗽，面赤身热，痰多喘嗽”的葶苈丸，“治诸痿喘呕”的清燥救肺汤，抑或是《幼幼集成·哮喘证治》中“治风寒闭肺而作哮喘”的苏陈九宝汤，皆使用了杏仁来降肺止咳。而桔梗性辛平，归肺经，具开宣肺气、祛痰、排脓之功效，与杏仁配伍，一宣一降，使肺之气机调畅，共奏止咳平喘之功。刘老在临床上治疗邪郁肺经之咳嗽，症见咳嗽有痰伴鼻塞、咽干等肺窍不利之症，常化裁杏苏散来宣肺散邪，止咳化痰以调肺，方中就使用了杏仁、桔梗以宣降肺气。

阴虚内热

病案一　郭某，女，6岁，初诊日期：1983年1月27日。咳嗽月余未解，最近二三日来，咳嗽增剧，痰咳不出，鼻流浊涕，入暮身热颧红，口干欲饮，胃纳不振，有时夜间鼻腔流血，苔白质赤，脉象弦数。证属外邪束肺，久羁不解，郁而化热，治节失职，以致咳嗽鼻衄频仍，治当清肃肺金，而解郁热，以希肃降之令得行，庶几咳衄自已。

处方：桑白皮10g，地骨皮10g，南沙参5g，杏薏仁各10g，黄芩5g，黑山栀3g，胖大海3g，净蛤粉10g（包煎），炙杷叶6g，川贝母5g，白茅根15g

二诊　药后咳嗽大瘥，鼻衄仅1次，色红量多，入暮身热未作，仍有口干欲饮，小溲黄浑，胃纳尚可，苔白脉数。此肺热化而未尽，降令功能未复之象，治当清解。

处方：桑白皮10g，南沙参5g，杏薏仁各10g，黄芩5g，黑山栀炭6g，侧柏炭10g，胖大海5g，炙蛤壳10g，炙杷叶6g，鲜茅根30g

三诊　药后鼻衄已止，咳嗽轻微偶作，诸证已解，拟以清热和中，以为善后。

处方：桑白皮6g，南沙参5g，杏薏仁各10g，黄芩5g，炒白术6g，云苓6g，枳壳5g，川郁金5g，炒谷麦芽各10g

方药感悟

地骨皮、桑白皮、甘草、粳米组成“泻白散”，出自钱乙的《小儿药证直诀》，是一张泻实顾虚，泻肺顾脾的经典方剂，也是刘老临床治疗咳嗽的常用之方。方中桑白皮甘寒性降，专入肺经，清泻肺热，平喘止咳；地骨皮甘寒入肺，清降肺中伏火，对于阴虚有热者尤宜，两药相合，清泻肺热，以使金清气肃；炙甘草、粳米养胃和中以扶肺气。四药合用，共奏泻肺清热，止咳平喘之功，清热而不伤阴，泻肺而不伤正，使肺气清肃，则咳喘自平。刘老指出：本方之特点是清中有润、泻中有补，既不是清透肺中实热以治其标，也不是滋阴润肺以治其本，而是清泻肺中伏火以消郁热。对小儿“稚阴”之体具有标本兼顾之功，与肺为娇脏、不耐寒热之生理特点亦甚吻合。肺经热重者，可加黄芩、知母等以增强清泄肺热之效；燥热咳嗽者，可加瓜蒌皮、川贝母等润肺止咳；阴虚潮热者，加银柴胡、鳖甲滋阴退热；热伤阴津，烦热口渴者，加花粉、芦根清热生津。

病案二　刘某，女，7 岁。咳嗽 5 天。鼻衄后咳嗽，少痰，咽干，喜饮冷，颧赤，形体干瘦，舌红苔白，脉细数。辨属阴虚火旺之咳嗽，治以滋阴清肺止咳。

处方：知母 5g，炒黄柏 6g，生地 10g，麦冬 6g，当归 6g，白芍 10g，炙紫菀 5g，桑白皮 6g，炙杷叶 6g，川贝母 5g，杏仁 10g

3 剂，水煎服。

二诊　服药后咳嗽大减，脉尚细数，效不更方，守方加减。

病案三　叶某，女，3 岁。咳嗽 1 月余。1 个月前发热咳嗽，经中西药治疗后热退，咳嗽未间断，时轻时重，夜间咳剧，咽干无痰，夜汗多，面色不华，便干，舌红苔少，脉细数。

根据患儿的病情特点：病史较长已 1 个月，目前表现为干咳无痰，盗汗，便干，及舌苔脉象，分析病机为病程较久，热损及阴，肺阴津亏，阴虚火旺，火性炎上，肺气上逆而肃降无权，故致咳嗽，治当滋阴清肺，以复升降之常，宗泻白散合百合固金汤加减。

处方：桑皮 10g，地骨皮 10g，南沙参 6g，麦冬 6g，玄参 10g，生地 10g，桔梗 6g，百合 10g，莱菔子 10g，火麻仁 6g，全瓜蒌 1g，焦楂榔各 10g，炙百部 10g，浙贝母 6g，生龙牡各 10g（先煎）

5 剂，水煎服。

二诊　服药后，咳嗽大减，便质转润，继宗原法续服 4 剂而愈。

方药感悟

刘老在其所著《医宗金鉴·幼科心法要诀白话解》中认为：小儿虚喘的发生，多由元气不足，肺气虚弱，或因病后体衰，或久嗽不愈，以致肺气不足，不能清肃下降所致。如肺虚夹痰，以百合固金汤养阴润肺、化痰，方中百合养阴润肺止咳。

痰湿咳嗽

病案一　患儿马某，男，2 岁。二周前即闻喉间痰鸣漉漉，继之咳嗽频作，晨起咳嗽加重，遂而呕恶清稀痰水。患儿平素体胖，易出汗，大便溏，舌淡红，苔中根白腻，指纹隐约不明。中医辨证属体胖多湿，湿聚成痰，为脾虚不运之象。治以健脾利湿，佐以化滞祛痰。

处方：茯苓10g，制半夏5g，陈皮6g，炒苍术5g，炒白术6g，甘草3g

5剂，水煎服。

服上方3天，痰涎大减，咳嗽稀疏，大便已实。药尽后，咳痰均愈。

方药感悟

痰湿咳嗽临床比较多见，尤多见于较肥胖的婴儿。主要表现为咳嗽痰多，痰白质稀，喉中痰鸣，有的患儿咳嗽轻微，只是喉间痰声，痰鸣漉漉。由于小婴儿不会吐痰，痰郁积于肺中，致使咳嗽痰鸣经久不愈。刘老根据小儿脾常不足之理论，认为小儿湿咳，其本在脾。脾为生痰之源，湿因脾生，痰缘湿聚，善治者治脾而不治咳；盖脾旺自能胜湿。湿去则咳痰自消矣，常用茯苓配半夏之类。茯苓能健脾利湿，为治痰祛湿之要药；半夏味辛性温，能燥湿化痰，尤善治脏腑之湿痰，二药合用治疗婴儿痰湿咳嗽，恰相得益彰。

病案二　闫某，男，4岁，2000年4月6日初诊。患儿发热、咳嗽，静脉滴注抗生素治疗及口服止咳平喘药1周。现患儿热退，仍咳嗽，痰多，喉中痰鸣，不喘。查体：左肺背下闻及散在细小湿啰音，舌淡红，苔白厚。检查：胸片示支气管肺炎。治以温化痰湿止咳。

处方：陈皮10g，半夏6g，胆南星6g，苏子6g，紫菀10g，款冬花6g，白前10g，全瓜蒌10g，地龙10g，连翘10g，甘草6g

3剂，水煎服。

二诊　服药后患儿偶咳，左下肺细小湿啰音明显减少，守方加减治疗。

处方：陈皮10g，半夏6g，苏子6g，连翘10g，全瓜蒌6g，桔梗6g，枳壳6g，白前10g

3剂，水煎服。

服药后，患儿不咳，双肺啰音消失。

病案三　刘某，男，9岁，2004年4月12日初诊。咳嗽1月余，痰多色白而稀，纳呆，困倦，舌苔白腻，脉濡。证属痰湿咳嗽，治以健脾燥湿，化痰止咳。用止嗽散加减。

处方：百部10g，沙参10g，白前10g，紫菀10g，桔梗10g，陈皮10g，半夏5g，茯苓10g，款冬花5g，枳壳10g，薏苡仁10g，甘草3g

4剂，水煎服，后咳止而愈。

方药感悟

小儿痰湿阻肺型咳嗽，以咳嗽轻，痰多色白，双肺可闻及湿啰音为主要临床表现。幼儿及肥胖儿多见。该病病程长，肺部啰音难以消失。刘老认为，痰为阴邪，可伤及小儿阳气。得寒则凝，得温则化。治疗当以温化为原则。在临床上以温化痰湿，宣通肺气之法治疗小儿痰湿咳嗽，并随症加减。如用半夏、桔梗、陈皮温化痰湿，治白痰清稀；苏子温中除寒，降逆消痰；白前祛深在之痰。

病案四 张某，男，13岁，2003年4月23日诊。咳嗽20余天，平素易感冒，咳嗽痰多，质稀而易咳出，伴见全身困重，欲睡，食欲欠佳，二便正常，舌质淡，苔薄白，脉浮缓。此乃痰湿内阻，治宜健脾燥湿，宣肺化痰。方选二陈止嗽散加减。

处方：半夏10g，桔梗10g，杏仁10g，川贝母10g，百部10g，紫菀10g，白术10g，茯苓15g，黄芪15g，陈皮6g，甘草6g

6剂，水煎服，后愈。

方药感悟

刘老认为桔梗开肺、止咳化痰，半夏降逆、燥湿化痰，两药相配有宣肺降气、化痰止咳的功效。

病案五 患儿，男，4岁。咳嗽半月，症见痰多，色白，微喘，纳差，面白泛青，二便调，舌淡苔白。查体：双肺呼吸音粗，可闻及痰鸣音。患儿咳嗽日久，耗伤肺气，子盗母气，致脾气虚弱，失于运化，水湿内停，聚而生痰，上贮于肺，使肺失清肃，肺气上逆，故见咳嗽、微喘、咳痰；脾胃纳运相济，脾失运化，则胃失受纳，故见纳差；金虚木侮，故见面白泛青。故辨属咳嗽之痰湿蕴肺证，实乃本虚标实；以肺脾气虚为本，痰湿壅盛为标。先治其标，故法以燥湿化痰，方用三子养亲汤合辛苍五味汤加减。

处方：苏子5g，莱菔子5g，葶苈子3g（包煎），辛夷10g，苍耳子5g，玄参10g，板蓝根10g，山豆根5g，紫菀10g，炙枇杷叶10g，百部10g，半夏5g，黄芩10g，干姜1g，钩藤10g，地龙10g，焦三仙各10g

7剂，水煎服。

方药感悟

化裁三子养亲汤，去白芥子，加泻肺化痰之葶苈子；刘老临证时注重调肺，故这里加用辛苍五味汤通鼻窍、利咽喉，使得肺窍得以宣通，来助止咳；半夏、干姜温化痰浊，黄芩苦燥化痰湿，同时干姜与黄芩，一辛一苦，辛开苦降，使得气机调畅；炙杷叶、紫菀、百部降气化痰止咳；焦三仙运脾健胃；地龙既可平喘，又可与钩藤一起平肝息风以泻肝。《小儿药证直诀·五脏所主》中述："假如肺病又见肝证，咬牙多呵欠者，易治，肝虚不能胜肺故也。若目直大叫哭，项急顿闷者，难治，盖肺久病则虚冷，肝强实而反胜肺也。视病之新久虚实，虚则补母，实则泻子。"虽然本病案中尚未出现目直项急等肝强证，但已有面白泛青之肝证迹象，故用地龙、钩藤先证而治以泻肝，体现出刘老注重治未病。

葶苈子入肺经，有泻肺平喘，利水消肿之功；大枣甘缓补中，能培补脾胃，顾护中气，与葶苈子合用，既能缓和葶苈子峻猛之性，使泻肺而不伤正，又可培土利水，佐葶苈子利水消肿。二药相合，共奏泻痰行水，下气平喘之功。《小儿药证直诀·咳嗽》论述："八九月间，肺气大旺，病嗽者，其病必实，非久病也。其证面赤痰盛身热，法当以葶苈丸下之……若伤风咳嗽五七日，无热证而但嗽者，亦葶苈丸下之，后用化痰药"，并指出"治嗽大法……更量虚实"。所以治疗咳嗽当辨虚实寒热，葶苈丸所治咳嗽为痰热实证，且痰饮盛于热，方中选用甜葶苈即取其泻痰平喘之意。另外《幼幼集成·哮喘证治》中在治疗"口燥咽干，大小便不利"的肺热哮喘证及《幼幼集成·咳嗽证治》中治疗"乳食冲脾"的"痰多喘嗽"时，也都采用了葶苈丸，大抵取甜葶苈来泻肺化痰利水，从而痰饮化而喘咳平。不过《幼科发挥·调理脾胃》中述："人以脾胃为本，所当调理。小儿脾常不足，尤不可不调理也。调理之法，不专在医，唯调乳母，节饮食，慎医药，使脾胃无伤，则根本常固矣……故用药者，偏寒则伤脾，偏热则伤胃也。"张景岳《景岳全书·卷之四十谟集·小儿则·药饵之误》亦有类似论述："小儿气血未充，一生盛衰之基，全在幼时。此饮食之宜调，而药饵尤当慎也。"也就是说小儿用药要注意时时处处顾护脾胃，所以葶苈丸中选用了泻下性缓的甜葶苈，并且在配制的过程中也"与蒸陈枣肉和捣为丸"，再缓其峻烈之性，并取枣肉和中以助其利水化痰，制成丸剂，则图峻药缓功。正因于此，《幼幼集成·咳嗽证治》中指出葶苈丸乃"乳食伤脾痰甚者及壮实小儿可用之"，如果虚弱小儿痰盛咳喘是否可用呢？《幼科发挥·肺所生病》中指出："久嗽不已，胸高起如龟壳，此名龟胸，难治。宜家传葶苈丸主之。"即仍保留葶苈子化痰泻肺，但去峻烈之防己、牵牛，加炒苏子、陈皮缓治，仍以枣肉为丸。总之，在使用葶苈子时，要注意顾护小儿脾胃。刘老在临床上治疗小儿咳喘，症见胸满，喉中痰声漉漉，甚则咳逆上气不得卧，面目浮肿，小便不利等，辨证的基础上加葶苈子以泻肺化痰止咳，虽未加大枣，但中病即止，不过剂。

痰热蕴肺

病案一　李某，女，5 岁，1996 年 12 月 9 日初诊。咳嗽 4 天。患儿 4 天前无明显诱因夜间突然发热，体温 38.6℃，刺激性咳嗽，声紧如犬吠，痰黏不易咳出，声音嘶哑，曾用青霉素和地塞米松静滴 3 天，后体温降至正常，但仍咳嗽，尤以夜间为重。治以清热利咽，肃肺降逆，化痰止咳。

处方：金银花 15g，板蓝根 15g，连翘 9g，川贝 9g，桔梗 9g，炒牛蒡子 9g，炙杷叶 9g，旋覆花 9g（包），代赭石 9g（先煎），蝉衣 9g，僵蚕 9g，赤芍 9g，丹皮 9g

6 剂，水煎服。

二诊　患儿服上方 6 剂后，咳嗽减轻，原方随证加减，继用 3 剂，获愈。

方药感悟

刘老指出：喉通于肺，咽通于胃。因此，治喉炎不可过用山豆根、黄连、栀子、锦灯笼等苦寒之品，可配伍枇杷叶、旋覆花、代赭石之类的肃降之品，助其肃肺降逆。

小儿咳嗽多责之于肺气不宣，但五脏六腑皆令人咳。肝主升发，肺主肃降以达生理平衡。倘若肝升发太过则肺降不及，则会出现肝肺升降失调的呛咳、痉咳。刘老在临床上治疗痉咳多以疏肝、降逆平冲、降气化痰之品，药选旋覆花、代赭石泄肺化痰、平肝降逆，使气机调畅，肺气得宣，咳嗽自止。

病案二　肖某，男，10 个月。2000 年 11 月 17 日初诊。咳嗽 2 周，发热 5 天，大便溏，曾用头孢唑林钠、鱼腥草及病毒唑治疗 3 天，未见好转。查体：体温 38.9℃，双肺可闻痰鸣及中、小水泡音，舌质红，舌苔黄腻。检查：胸片示两肺有较多斑点状阴影。证属心火灼肺金，痰热蕴肺。

处方：紫菀 5g，杏仁 3g，半夏 5g，干姜 2g，黄芩 10g，黄连 1g，炙甘草 6g，莱菔子 3g，天竺黄 3g，苏子 3g

2 剂，水煎服。

二诊　服药后体温正常，咳嗽气促好转，守方再服 3 剂。

三诊　咳嗽缓解，双肺水泡音消失，可闻及少许痰鸣，后予二陈汤加味善后。

方药感悟

刘老认为咳嗽、气促伴大热，或腹泻、舌质红、苔黄腻，多为心火炽盛，火灼肺金，痰热蕴肺。给予一般清热方剂，往往不能清肺热，反而移热大肠，加重腹泻。予以辛开苦降法泻心火，分离痰热，则热降痰消。方用半夏泻心汤去党参、大枣，加紫菀、杏仁、天竺黄、莱菔子、苏子以清热、止泻、化痰。刘老认为天竺黄清热豁痰，凉心定惊，偏重于清；半夏曲燥湿化痰、健脾和胃，偏重于燥。两药伍用，一清一燥，清热除湿、化痰止咳的力量增强，最宜用于小儿痰热交织，消化不良；或风痰将作，目睛呆滞之症。

病案三　费某，男，10 岁，2004 年 4 月 22 日初诊。咳嗽 5 天，连声不止，以早晚及活动后明显，咳白色泡沫痰，量多，舌尖红，舌苔黄白腻。辨证为痰热壅肺，肺气失宣，治以祛痰清热，泻肺降逆。

处方：橘红 10g，半夏 12g，茯苓 12g，杏仁 12g，海浮石 30g（先煎），葶苈子 10g（包煎），黄芩 12g，瓜蒌壳 15g，前胡 15g，白前 10g，射干 12g，炙枇叶 15g，麻黄 10g

4 剂，水煎服，后愈。

方药感悟

肺主气，外合皮毛，肺气宜宣宜降。若外感风寒、风热或痰浊蕴肺，均可引起肺的清肃功能失调，以致胸闷气逆，咳嗽多痰。刘老认为白前走里，清肺降气，祛痰止咳，重在降气；前胡走表，宣散风热，降气消痰，偏于宣肺。两药伍用，一宣一降，肺之清肃功能恢复正常，故痰可去，嗽可宁。

病案四　刘某，男，4 岁，2003 年 4 月 9 日初诊。患儿患热病后出现咳嗽，咳痰稠黏而黄，口干，咽红，舌质红，苔黄，脉滑。辨属痰热壅肺型咳嗽，治以清肺化痰。

处方：荆芥 6g，紫苏 9g，川黄连 1.5g，黄芩 9g，桔梗 9g，炙旋覆花 15g（包煎），橘络 15g，炙款冬花 12g，炙白前根 12g，炙百部 12g，海浮石 10g（先煎），陈皮 3g，姜竹茹 3g，炒谷麦芽各 10g

2 剂，水煎少量频服。

嘱忌食鸡、鱼、蛋类。后复诊，咳嗽愈。

方药感悟

小儿卫外功能未固，外邪每易由表而入，迅速传变，而肺主气，司呼吸，外合皮毛，故病邪易侵袭肺系。在外邪中，风为六淫之首，因此外邪常以风为先导侵袭肌体，迅速从表入里，化热炼痰。另外，临床上常见小儿热病后咳嗽不止，此为外感热病后余热未尽，肺热化火，炼液成痰，从而导致痰浊内阻，气道壅遏，气逆于上，出现咳嗽。临证可见：咳嗽频频，咳痰稠黄而黏，或伴发热，口臭口干，舌质红，苔黄，脉滑数。证属痰热壅肺，治宜清热化痰。

病案五 严某，男，2 岁，2 周前患肺炎，现体温正常，仍咳嗽有痰，夜间睡眠不安，听诊双肺呼吸音粗，未及干湿啰音，苔黄腻，治宜清热化痰止咳。

处方：柴胡 10g，黄芩 10g，陈皮 5g，半夏 5g，茯苓 10g，炙甘草 3g，枳壳 10g，竹茹 5g，枇杷叶 10g，夜交藤 10g，焦三仙各 10g，黄连 1.5g，香稻芽 10g

水煎服，7 剂。

方药感悟

肺炎是呼吸道疾病中的重症，主要为邪热闭阻于肺，表现为热、咳、痰、喘症状，经过治疗热退后，患儿往往咳嗽、咳痰症状短期内不宜恢复。刘老认为痰热仍蕴于肺，应重在清化痰热，以柴芩温胆汤加减治疗，如余热未清，患儿表现为低热者，可加山栀、豆豉。如大便不通，可加制军通利大肠，以减轻肺之壅塞，有助化痰。

风痰束肺

张某，男，11 岁。患儿 2 周前外感发热后出现咳嗽、咽痛，经用消炎祛痰及中药治疗效果不显，每咽痒引发阵咳，痰少稀白，饮热开水可缓解，咽微红痛，苔薄黄，脉滑，辨证为风热邪客咽喉，予疏散风热，利咽宣肺。

处方：银花 10g，连翘 10g，桑叶 10g，桔梗 10g，杏仁 10g，前胡 10g，牛蒡子 10g，荆芥 10g，薄荷 3g（后下），僵蚕 10g，蝉蜕 3g，青果 10g，射干 10g，板蓝根 10g，甘草 6g

4 剂，水煎服。服 4 剂后痊愈。

方药感悟

僵蚕辛散，可祛外风，散风热，止痛，止痒，刘老常配伍蝉衣、青果清热利咽，用于治疗风热上攻引起的咽痛、咽痒、慢性咽炎、小儿多发性抽动症吭吭等病症，若咽部症状严重，加牛蒡子、锦灯笼增强利咽功效。

肺气不宣

邱某，男，3岁。2007年6月30日就诊。现症：鼻塞流涕，咳嗽有痰，舌苔薄黄，脉滑数。证属肺气不宣，咽喉不利。中医诊断：咳嗽；西医诊断：慢性鼻咽炎。治以宣通外窍、清热解毒、利咽止咳。

处方：辛夷10g，苍耳子10g，玄参10g，板蓝根10g，山豆根3g，孩儿茶5g，细辛2g，木通3g，升麻3g，薄荷3g（后下），白芷10g，黄芩10g，黄连3g，陈皮3g，半夏3g，杏仁10g，焦三仙各10g

7剂，水煎服。

二诊　药后咳嗽鼻塞减轻，咽部疼痛缓解，效不更方，此方加减前后运用2月余，鼻咽炎基本告愈。

方药感悟

刘老根据自己多年的临床经验，将孩儿茶配伍细辛、黄连、黄芩、山豆根等药物治疗一切小儿急性咽喉疾患，颇有效验。刘老认为孩儿茶治疗咽喉肿痛效好的原因主要在于它味苦能清热利咽，性涩能敛，延长药效，直达病所，又有解毒去腐之功，能够收湿泻热，生肌止血，故对咽喉腐烂疗效很好。还可治疗一切咽喉疾患，如咽炎、咽痛、咳嗽少痰、音哑失音等。

肺阴不足，内有郁热

韦某，女，6岁。患儿咽部不适，干咳1月余，晨起明显，舌红，苔薄黄腻。刘老辨为肺阴不足，内有郁热，方用当归六黄汤加减。

处方：辛夷10g，苍耳子5g，玄参10g，板蓝根10g，山豆根5g，当归10g，生黄芪10g，生地10g，熟地10g，黄连1.5g，黄芩10g，黄柏10g，焦三仙各10g，鸡内金10g，香稻芽10g

方药感悟

小儿脏腑娇嫩，形气未充，易为外邪所感。邪从口鼻而入，直袭咽喉，而小儿为阳热体质，感邪后易从阳化热，伤及阴液，故常致咽干、咽痒、干咳或痰少而黏。临证时刘老选择当归六黄汤滋阴清热，佐以疏风利咽之物。

风燥伤肺

李某，女，9岁。咳嗽3天，干咳少痰，痰不易咳出，咽喉干痒痛，口干，大便干，舌红少津，苔薄黄，脉浮数。证属风燥伤肺，治以疏风清肺，润燥止咳。方用桑杏汤加减。

处方：桑叶10g，杏仁10g，淡豆豉10g，贝母5g，南沙参10g，山栀5g，麦冬10g，玉竹10g，菊花10g，焦三仙各10g

5剂，水煎服。

方药感悟

《得配本草·木部·灌木类》曰桑叶“甘，寒。入手足阳明经。清西方之燥，泻东方之实。”刘老指出，小儿脏腑娇嫩，易外受风邪，风为百病之长，六淫之首，可挟燥邪犯肺；或外感咳嗽，日久不愈，肺津受损生燥，致肺失宣降而发生肺燥咳嗽。刘老认为，桑叶苦寒可清泄肺热，甘寒益阴，故可用治肺热燥咳。

脾胃不调，肺失清肃

张某，女，4岁，2006年1月16日初诊，咳嗽2月。2月前患儿感冒后，开始咳嗽，以夜间和早晨咳嗽为主，连声而作，甚至影响睡眠，少痰，伴胃纳差。肺部无阳性体征，胸片检查无明显异常，予正规抗生素和抗过敏治疗均无效。舌淡红，苔白腻，脉滑。辨证为脾胃不调，肺失清肃。治宜调理脾胃，肃肺止咳。

处方：半夏10g，干姜5g，黄芩10g，杏仁10g，紫菀10g，百部10g，党参15g，甘草5g，旋覆花5g（包），细辛2g，五味子5g，木蝴蝶2g

3剂，水煎服。

二诊　服药3剂后，咳嗽减轻，守方再服3剂。

方药感悟

《素问·口问》指出：“寒气客于胃，厥逆从下而上，复出于胃，故为噫。”《医学心悟·咳嗽》谓：“咳嗽之母，属风寒者十居其九。”对痰湿犯胃所致的呕吐噫气证或痰湿犯肺之咳嗽证，刘老常将旋覆花和半夏配伍应用，旋覆花性温而能下气消痰涎，降逆以除噫。半夏燥湿化痰，为止呕之要药。两药配伍使痰涎得消，逆气得平，和胃降逆，祛稀痰、止咳嗽甚妙。

肺气虚弱

患儿李某，男，5 岁半，咳嗽 1 周余，伴少痰，喘息，多汗，面白泛青，无发热，纳尚可，二便调，舌淡，苔白。

处方：乌梅 10g，五味子 10g，苏子 10g，葶苈子 3g（包煎），紫菀 10g，辛夷 10g，苍耳子 5g，玄参 10g，板蓝根 10g，山豆根 5g，地龙 10g，钩藤 10g，秦皮 10g，紫石英 10g

3 剂，水煎服。

方药感悟

患儿咳嗽日久，肺气耗伤，致肺气虚弱，失于宣降，肺气上逆，故而咳嗽、喘息；肺虚，卫外不固，腠理失司，故而汗多；肺金虚弱，肝木反侮，故见面白泛青；舌淡苔白，则无热象。《幼幼集成·咳嗽证治》曰：“凡有声无痰谓之咳，肺气伤也”，因此，本病辨属肺虚咳嗽，由于正虚邪不著，故刘老采用治咳八法中的敛法，先予敛肺止咳平喘。药用乌梅、五味子敛肺气止咳喘；苏子降气止咳；地龙平喘，同时伍钩藤、秦皮平肝降逆；辛苍五味汤（辛夷、苍耳子、板蓝根、山豆根、玄参）通鼻窍、利咽以调肺，同时又可防外邪再次侵及鼻咽，加重咳喘；少佐葶苈子、紫菀化痰止咳。诸药相合，共奏敛肺止咳，化痰平喘之功。

外邪束肺

患儿彭某，男，4 岁。咳嗽 2 天。干咳，鼻塞、喷嚏、流清涕，纳差，时晨起干呕涎沫，精神、二便如常。查体：唇红面赤，舌红苔薄白，脉浮数。辨属肺热咳嗽之轻证，治以疏风宣肺止咳，桑菊饮加减。

处方：霜桑叶 6g，菊花 5g，杏仁 10g，连翘 6g，鲜芦根 30g，薄荷 2g（后下），牛蒡子 5g，炙杷叶 5g，象贝母 5g，姜竹茹 2g，橘皮 3g

3 剂，水煎服。

方药感悟

《小儿药证直诀·五脏病》曰：“肺病，闷乱，哽气，长出气，气短喘急。”《幼幼集成·咳嗽证治》曰：“夫肺为华盖，口鼻相通，息之出入，气之升降，必由之路，故专主气……使气上而不下，逆而不收，充塞咽嗌，故令咳嗽也。”咳嗽乃肺系疾病的主症，肺失宣降，肺气上逆为咳嗽的基本病机，因此宣降肺气是治疗咳嗽的原则。枇杷叶苦平，能降利肺气，故而止咳。

如《幼幼集成·咳嗽证治》中采用清燥救肺汤治疗“肺热之极，阳火熏蒸”所致咳嗽，即取枇杷叶肃降肺气之意。临证治疗咳嗽时，将其与其他宣降肺气的药物配伍使用，使得肺气宣降相宜，则咳嗽自止。刘老认为凡咳嗽，皆可随证加减与之配伍应用。如肺热咳嗽，桑菊饮加炙杷叶、竹茹、象贝母；痰热咳嗽，麻杏石甘汤加黄芩、海浮石、炙杷叶；凉燥咳嗽，杏苏散加天花粉、炙杷叶；食积咳嗽，可宗曲麦二陈汤加连翘、炙杷叶；脾虚咳嗽，宗六君子汤加象贝母、炙杷叶。此即《小儿药证直诀·咳嗽》所曰：“治嗽大法：盛即下之，久即补之，更量虚实，以意增损。”也正如《幼幼集成·咳嗽证治》所述：“故治者各因其虚实寒热而调之。斯无误矣。”

气阴两虚，痰热内阻

刘某，男，1岁，1994年4月16日初诊。患儿10个月时患支气管肺炎，经住院治愈。11个月时又患肺炎，再次住院，联用抗生素与激素综合治疗12天，症状逐渐控制而出院。出院后一直在门诊间断治疗。现症：咳嗽无力，喉中痰鸣，神疲纳呆，午后微热。查体：体温37.3℃，双肺可闻及少量湿啰音，舌质淡红，少苔，指纹淡青，胸片示两肺点片雾状阴影。诊断：迁延性肺炎。辨属气阴两虚，痰热内阻之咳嗽，治以益阴清肺，健脾化痰。

处方：天竺黄3g，沙参10g，山药12g

服药第3天病情开始好转，10天后咳嗽、痰鸣症状及肺部啰音消失，精神转佳，胸片复查正常。续进5剂，巩固疗效。

方药感悟

小儿体属稚阴稚阳，脾肺常有不足，肌肤娇嫩而卫外不固，故易外感六淫，内伤饮食。肺胃积热，木火刑金，皆令肺气壅遏，痰浊内生，肺气上逆而为喘嗽。且水饮易聚而难化，特别是佝偻病、疳证等体质虚弱的小儿患肺炎后，常病情较重，且可多次发病或迁延日久，形成迁延性肺炎。日久不愈，正气已虚，余邪未尽，久咳则气耗，久吐痰则液伤，故后期呈现气阴两虚，正虚邪恋之状。

刘老指出，天竺黄清化热痰，除内热，且其味甘寒，无寒滑之害，为小儿化痰之上品；北沙参清润甘凉，养阴益肺；山药味甘性温，益气健脾，固护中州，此即“中央健，四旁和”之意。三药相和，补气养阴，清热化痰，扶正邪祛，攻补兼施。

痰食积滞，热蕴肺胃

刘某，男，7岁，2004年7月15日（小暑）初诊。患儿平素易感冒，食欲欠佳，嗜好零食及饮料，食量较少，近2周来偶有咳嗽，未经治疗，咳嗽时断时续。刻诊：咳嗽时作，痰声不著，食欲较差，脘腹胀满，手足心热，大便干结。查体：形瘦面黄。舌质红，苔厚腻，脉滑数。辨证：患儿为饮食不节，损伤脾胃，脾运不及，痰浊内生，胃纳不佳，食积停滞，痰食互结，郁而化热，痰热蕴肺，肺失宣降，可见咳嗽；痰食阻滞，气机不畅，则有食欲欠佳，脘腹胀满；手足心热，大便干结，舌质红，苔厚腻，脉滑数，均为痰食化热之象。其病位在肺胃，证属痰食积滞，热蕴肺胃。诊断为食积咳嗽。治以消食导滞、和胃清肺。

处方：茯苓10g，陈皮10g，连翘10g，莱菔子10g，竹茹5g，枳壳5g，郁金5g，石菖蒲5g，紫菀5g，桔梗5g，藿香5g，焦三仙各10g，桑白皮5g，全瓜蒌15g，车前草15g

7剂，水煎服。

二诊　服药后咳嗽消失，大便干燥解除，腹胀减轻，食纳有所增加，苔白厚腻变为薄腻，脉仍滑数，手足心仍热，肺气已宣，脾胃运化尚未恢复，上方去桑白皮、紫菀、桔梗，加生鸡内金30g、木香5g，加强健脾和胃之力，7剂，水煎服。

三诊　腹胀消失，食欲恢复，手足心热已除，面色萎黄渐见红润，舌苔由薄腻转为薄白，脉滑数变为弦细，肺气已降，胃纳已和，嘱其常食山楂片以健胃消食。脾胃健运，卫外自固，防咳复发。

方药感悟

《素问·咳论》曰："五脏六腑，皆令人咳，非独肺也。"刘老认为咳嗽虽是肺经的病，但并不只限于肺脏。咳嗽虽为肺失宣降的一个主要表现，但小儿脾胃较弱，容易引起食积纳差，积食化热，痰热内扰，气机不畅，肺胃失和，亦致咳嗽，治疗则以消食和胃为主，肺胃同治，方可收效。

药用全瓜蒌既可清肺祛痰，又可通利大便，与通大便的莱菔子及利小便的车前草相配，分利二便，给痰热以出路，并利于肺气的宣降。竹茹、枳壳、茯苓、陈皮与焦三仙、莱菔子、连翘相配，可祛痰消食，并清透热邪。桔梗不仅善于祛痰，同时能宣开肺气，与降气的莱菔子、清泻肺火的桑白皮同用，升降相配，以助肺气宣降功能的恢复。菖蒲、郁金相配行气解郁祛痰，有利于气机的调畅。

肺胃积热，气逆作咳

王某，男，5岁，2003年5月6日初诊。咳嗽3天。表现为阵阵呛咳，咽痒而咳，夜间咳重，影响睡眠，饮水觉舒，纳食少，大便干结。查体：咽部充血，咽后壁淋巴滤泡增生，心肺听诊未见异常，舌质红，苔黄厚，脉弦数。证属肺胃积热、气逆作咳，治宜清肺降逆止咳。

处方：桑白皮9g，黄芩9g，知母6g，白前8g，牛蒡子6g，蝉蜕6g，射干6g，枇杷叶6g，葶苈子9g（包煎），连翘9g，枳壳9g，生甘草3g

5剂，水煎服，后愈。

方药感悟

小儿体属纯阳，发病容易，传变迅速，无论外感风寒、风热之邪都易化热入里，致肺失宣降，形成咳喘。临床证候多见咳嗽不畅，声粗喘急，痰黄而稠，发热有汗，口渴咽痛，便秘溲赤，舌红苔薄黄。刘老常用白前、桑白皮、黛蛤散泻肺清热化痰。

风痰扰肺

黄某，女，13岁，2002年4月19日初诊。咳嗽10日，夜晚尤甚，连声咳嗽，经他医治疗未见好转。症见：咳嗽连声，频频发作，喉间时有痰鸣，大便干，小便黄，舌淡红，舌苔白黄。辨证为风热未解，直入于里，痰热交结，治以清热化痰。

处方：麻黄6g，石膏30g（先煎），杏仁10g，瓜蒌10g，黄芩10g，前胡10g，桑白皮10g，川贝5g，射干10g，炙杷叶15g，海浮石30g（先煎），葶苈子10g，胆南星6g，滑石粉15g（包煎）

4剂，水煎服。

二诊　服药4剂后，咳嗽明显减轻，上方麻黄减为5g，去葶苈子，再服3剂，咳止痰消，病愈。

方药感悟

刘老在临床用药时取前胡降气化痰，桑白皮泻肺止咳，两药相配有泻肺化痰、止咳定喘的功效，并常加贝母清热化痰，杏仁降气止咳，治气逆痰盛、咳嗽气短等症。

风寒咳嗽

李某，女，15岁，1995年5月23日诊。4天前患儿受寒后出现鼻塞，打喷嚏，今见咳嗽，以晨起咳甚，有痰，色白而清稀，食欲尚可，二便正常，舌苔薄白而润，脉浮略缓。诊为外感风寒型咳嗽，治宜疏风散寒，宣肺止咳。

处方：紫苏10g，防风10g，荆芥10g，白前10g，杏仁10g，百部10g，

紫菀 10g，前胡 10g，枇杷叶 10g，茯苓 12g，桔梗 12g，陈皮 6g，甘草 6g

3 剂，水煎服，后愈。

方药感悟

刘老认为桔梗和紫苏两药都能止咳，且桔梗宣肺祛痰，紫苏发表散寒，两药相配可用于风寒咳嗽痰稀者，并常与白前、杏仁等降气止咳药同用。

肺热痰凝

王某，女，18 岁，2004 年 4 月 25 日初诊。咳嗽 10 余天，痰多色白，胸闷，咽痒，大便干，尿不黄，苔薄中心质黯紫，脉弦滑。辨属肺热津伤，血热痰凝。肺热气逆故咳嗽；肺热，肺气不布散津液，津凝为痰，故见痰多，脉弦滑；余邪未尽，故咽痒。治宜清热凉血，化痰利咽。

处方：生地 15g，玄参 10g，浙贝 10g，丹皮 10g，桑白皮 10g，炙杷叶 10g，桔梗 10g，杏仁 10g，全瓜蒌 15g，白芥子 6g，蝉蜕 6g，射干 10g，胖大海 10g，黄芩 10g，炒山栀 10g，霜桑叶 6g，玄明粉 3g（冲服），炒莱菔子 15g

7 剂，水煎服，后愈。

痰湿蕴肺

张某，女，1 岁。喉间痰鸣半月。曾在某医院用抗生素治疗效果不理想，痰壅气逆，无发热，面黄不华，纳差，腹胀，大便酸秽，舌红苔白厚，纹滞。辨属脾虚生痰，痰湿蕴肺。治以健脾化湿、降气化痰，三子养亲汤合二陈汤加减。

处方：苏子 2g，莱菔子 2g，白芥子 3g，法半夏 5g，橘红 3g，茯苓 6g，炒白术 5g，陈胆星 5g，砂仁末 2g（后下），炒川厚朴 1.5g，姜皮 1g，炙甘草 3g

3 剂，水煎服。

二诊　服药后痰鸣减，腹胀松，纳食增，大便可，唯面黄，精神尚不振，舌红苔白，继健脾助运，以绝生痰之源，守原方加减。

处方：炒半夏 5g，橘红 3g，茯苓 6g，炒白术 6g，党参 6g，砂仁末 1.5g（后下），苏子 3g，莱菔子 3g，焦三仙各 12g，炙甘草 3g，煨姜 2 片，小红枣 3 枚

咳　血

火伤肺络

韩某，男，9岁。咳嗽已3周，近因多食油腻，咳嗽愈来愈剧，痰堵胸闷，咳则带血，胸胁牵痛，颧赤唇红，大便干结，小便黄，苔白，脉数。刘老指出，此患儿属久咳伤肺，痰热内恋，化火上升，血随气逆，故咳血不已。治以清肺涤痰，以制上炎之火。

处方：南沙参6g，桑叶10g，海浮石10g（先煎），净蛤粉10g（包煎），川贝母5g，胖大海5g，黄芩5g，黄连1.2g，生石膏25g（先煎），白茅根15g，侧柏叶10g，茜草5g

7剂，水煎服。

方药感悟

刘老指出，黄芩具有清热凉血止血之功效，故可治疗火毒炽盛迫血妄行的出血证，如吐血、衄血、便血等。

肺热伤络

王某，女，18岁，2000年5月4日初诊。咳嗽10余天。患者10余天前因生气突发咳嗽阵作，咳时面赤，痰少质黏，痰中带血，血色鲜红，常感痰滞咽喉，咳之难出，并伴胸胁胀满，口苦咽干，大便秘结，小便短赤，舌质红，苔薄黄少津，脉弦数。某医院诊断为慢性咽炎急性发作，经服阿莫西林、吗啉胍、复方甘草片等药治疗无好转，遂寻中医治疗。脉症合参，证属肝火犯肺，肺热津伤，肺失清肃，气机上逆。方用泻白散、咳血方、四逆散合方加减。

处方：桑白皮10g，地骨皮10g，青黛10g（包煎），栀子10g，海浮石10g（先煎），柴胡10g，白芍10g，枳实10g，川贝10g，瓜蒌10g，玄参15g，麦冬10g，知母10g，诃子6g，甘草6g，桔梗5g

5剂，水煎服。

方药感悟

小儿所思不遂，肝经郁热，日久化火或因情志刺激，肝火冲逆，均可犯肺诱发咳嗽，证属木火刑金。临证可见咳嗽、痰中带血。最宜用青黛、山栀、瓜蒌、海浮石清火化痰以止血。

痢　疾

湿热痢疾

病案一　胡某，男，8 岁。近日大便骤利 3 次，均为黏液脓血便，伴腹痛、发热、口渴，精神可，无恶心、呕吐，苔白根腻，脉数。刘老指出，此患儿外受秋凉，内伤生冷，阳明积滞内凝，浊邪下注成痢。治以解外感表邪，疏中焦之积滞。方用葛根芩连汤加减。

处方：葛根 5g，黄连 1.5g，黄芩 5g，六一散 10g（包煎），木香 3g，炒川朴 2g，枳实 5g，银花炭 10g，焦薏仁 10g，焦三仙各 10g，秦皮 1g

3 剂，水煎服。

方药感悟

刘完素曰："古方以黄连为治痢之最，盖治痢唯宜辛苦寒药，辛能发散，开通郁结，苦能燥湿，寒能胜热……。诸苦寒药多泄，唯黄连、黄柏性冷而燥，能降火去湿，而止泄痢，故治痢以之为君。"刘老也指出，在古今医家的处方中，均有芩、连共伍，如《宣明论方》的芍药汤用以治疗湿热下痢，方中黄芩、黄连能够清热解毒，苦燥湿热。又如治疗湿热下注泄泻的葛根芩连汤，方中黄芩、黄连能够清热解毒止痢。

病案二　许某，女，14 岁，1992 年 7 月 26 日就诊。发热 2 天，腹痛，痛则欲泻，泻后疼痛略减，大便不畅，每天 7 ~ 10 次，有脓血，肛门灼热，恶心欲呕，小便短赤。查体：体温 38.5℃，心肺（ - ），脐周有压痛，舌红，苔黄腻，脉数。血常规：白细胞 11×10^9/L，中性粒细胞 0.73，淋巴细胞 0.21，单核细胞 0.06。大便常规：白细胞 50 个/HP，红细胞 30 个/HP。证属湿热痢疾。是因饮食不慎，湿热壅滞肠中，熏灼肠道，气机不畅，肠络受伤，气血瘀滞，化为脓血所致。治疗以清热通利，调气行血为主，用芍药汤加味。

处方：白头翁 15g，赤白芍各 10g，木香 6g，川连 2g，槟榔 10g，黄柏 6g，制大黄 10g，马齿苋 20g，猪苓 10g，半夏 10g

3 剂，水煎服。

二诊　药后热解，大便畅快，次数减少，有少许黏液，腹痛明显减轻，食欲不振。继用前方去制大黄，加焦三仙各15g，5剂调理。

方药感悟

《滇南本草·白药赤芍》曰其："泻脾火，降气，行血，破瘀血，散血块，止腹痛，散血热，攻痈疽。"配伍白头翁、黄连、银花、木香等治疗湿热痢疾，泻下脓血。配伍当归、红花、桃仁、川芎等活血祛瘀，行气止痛，治疗瘀血诸证，代表方有血府逐瘀汤，通窍活血汤。

余毒未清，脾气亏虚

郑某，男，3岁。半月前曾患痢疾，经用抗生素及清热利湿中药以后，脓脓已解，但大便始终不能成形，每日便下4～5次，便中偶带血丝，自觉腹痛，小便黄少。刘老认为，痢疾久服清热利湿之品不效，必为虚证，为余毒侵扰血分，一味用清热解毒之品，下血会有趋重之势，应用健脾调血之剂，故首选归脾汤加减。

处方：党参5g，黄芪6g，茯神6g，炒白术6g，炙甘草3g，当归5g，酸枣仁6g，龙眼肉10g，煨木香3g，远志6g，大白芍10g

二诊　药后下血已止，腹无痛感，大便每日2次，前方既效，再宗原义，归脾丸早晚各1粒，开水化服。

方药感悟

痢疾多发生于夏秋季节，为儿科常见的肠道传染病，部分痢疾迁延不愈，可转为久痢，或时作时止的休息痢，患儿便中经常带有脓血或时便鲜血。刘老认为此为久痢伤脾，致脾气不足，脾不统血，血无所统，故便中带血。治疗应调脾养血。

梅 核 气

痰凝气滞

冯某，女，15岁。患儿自诉咽中有物梗塞1月余。1个月来自觉咽部不适，如有物梗塞，但饮食无碍。刻下症：口苦，胃脘痞满，时有泛酸。查面色潮红，善太息，胃脘及腹部未触及包块，舌淡红，苔薄黄，脉沉细。胃镜结果：胆汁反流性食管炎、胆汁反流性胃炎、幽门螺旋杆菌阴性。中医诊断为梅核气，刘老认为此为痰凝气滞、痰气交阻、互结于咽喉而致，治疗以降气化痰、制酸和胃为法。

处方：旋覆花10g（包），代赭石15g（先煎），陈皮10g，半夏10g，茯苓10g，柿蒂6g，乌贼骨15g，瓦楞子15g（先煎），木香10g，砂仁3g（后下），郁金10g，佛手10g，荔枝核10g，浙贝10g，厚朴10g

7剂，水煎服，日1剂。嘱禁油腻、生气。

二诊　服药后，患儿诉咽部不适感减轻，纳食好转，无口苦、泛酸，舌脉基本同前，上方加莱菔子10g、佩兰10g，以祛湿化痰，降气和胃。口服7剂后诸症皆消。

方药感悟

代赭石入肝经血分，重镇潜阳降逆，旋覆花有“诸花皆升，此花独降”之功，刘老临床两药配伍用以降诸上逆之气，凡肝阳上亢、胃气上逆、肺气上逆等皆可分别配伍平肝、降胃气、降肺气之药共同起效。

尿 血

湿热伤络

刘某，女，11岁，初诊日期：1987年6月22日。患儿因发现镜下血尿2月来诊，曾在外院行全面检查，除镜下血尿外余无阳性发现。刻下无明显不适感。体检：体温36.5℃，脉搏80次/分，呼吸22次/分，血压110/70mmHg，无浮肿，咽轻度充血，扁桃体无肿大，舌尖红，苔薄白，脉滑细数。查尿常规：蛋白（-），红细胞8~10/HP，白细胞（-），管型（-）。西医诊断：单纯性血尿；中医诊断：尿血（湿热伤络）。治以清热凉血，利湿解毒为法。

处方：鱼腥草15g，倒扣草30g，半枝莲15g，益母草15g，车前草15g，白茅根30g，猪茯苓各10g，阿胶10g（烊化），女贞子10g，旱莲草10g，黄精15g，大小蓟各10g

7剂，水煎服。

二诊　患儿无不适。尿检：蛋白（-），红细胞3~6个/HP，白细胞（-），管型（-）。上方继用7剂。

三诊　患儿2天前“感冒”，咽痛，轻咳，无热，无浮肿。查体：咽充血，扁桃体Ⅰ°肿大，心肺（-），舌红，苔薄白，脉浮数。尿检：蛋白（-），红细胞10~12个/HP，白细胞（-），管型（-）。证属外感风热，内袭于肺，肺热下移，再伤血络。治以疏风清热，凉血宁络。

处方：银花10g，连翘10g，山豆根5g，锦灯笼10g，赤芍10g，鱼腥草15g，倒扣草15g，半枝莲15g，益母草15g，车前草15g，芦根30g，白茅根30g，泽泻10g，茜草炭10g，女贞子10g，旱莲草10g，大小蓟各10g

7剂，水煎服。

四诊　药后患儿咽痛除，咳已平。咽轻度充血，扁桃体Ⅰ°肿大，心肺（-），舌略红，苔薄白，脉滑。尿检：蛋白（-），红细胞1~2个/HP，白细胞（-），管型（-）。外邪已除，专攻凉血宁络。

处方：鱼腥草15g，倒扣草15g，半枝莲15g，益母草15g，车前草15g，芦根30g，白茅根30g，泽泻10g，茜草炭10g，女贞子10g，旱莲草10g，大小蓟各10g，生地10g

7 剂，水煎服。

五诊　无自觉不适，尿检：蛋白（－），红细胞（－），白细胞（－），管型（－）。方已见效，继宗原法。以上方加阿胶、黄精各 10g，加强扶正之力。此方服用约 2 月，镜下血尿未再反复。

湿热瘀阻

王某，男，8 岁。诊断为紫癜肾，病程 1 年余，尿常规提示潜血（＋），红细胞 2～5/HP。平素血压偏高，性急躁，眼睑微肿，咽红，舌淡，苔薄，脉弦细。诊为湿热瘀阻，治以清热利湿，化瘀止血佐以宣肺通窍。

处方：辛夷 10g，苍耳 10g，玄参 10g，板蓝根 10g，山豆根 5g，鱼腥草 15g，倒扣草 30g，半枝莲 15g，益母草 15g，车前草 15g，三七粉 2g（冲），阿胶珠 10g，黄芪 15g，干藕节 30g，茜草 15g

15 剂，水煎服，日 1 剂。

方药感悟

尿血是肾炎肾病常见的临床症状，叶天士谓：“久病频发之恙，必伤及络，络乃聚血之所，久病必瘀闭。”故刘老认为由于瘀血阻络，使血行受阻，不循常道而发生尿血。血瘀贯穿疾病始终，治疗尿血止血时应注意活血。在应用鱼腥草汤的基础上，常配伍三七、阿胶止血。三七具有止血而不留瘀、化瘀不伤血之妙；阿胶不仅可以止血，而且可以养血，单味应用因其质滋腻，恐有留瘀之弊，故与三七合用，具有养血而不留瘀，活血不伤正的特点。

湿热蓄结

病案一　官某，女，5 岁，就诊时间：2007 年 3 月 27 日。2 个月前感冒后出现血尿，眼睑浮肿，在当地儿童医院诊断为“急性肾小球肾炎”，经抗感染及对症治疗后仍有血尿，其他症状消失，现尿常规示：红细胞 5～7 个/HP，舌红苔白，脉数。刘老分析病机为：患儿病之初起，为感受风邪，风搏于卫分，水气不得外越，蓄遏肌肤而成水肿，邪郁化热，热迫膀胱，膀胱血络受伤，而有血尿。治疗宜清利下焦湿热。

处方：鱼腥草 10g，倒扣草 30g，半枝莲 15g，益母草 10g，车前草 15g，白茅根 30g，旱莲草 15g，灯心草 1g

方药感悟

刘老认为以血尿为主的肾炎和肾病综合征，其病机为湿热蓄结膀胱，气化不利，热伤血络；治疗时大多采用清解湿热，凉血止血之法。临床多采用鱼腥草汤合猪苓汤，加女贞子、旱莲草、大蓟、小蓟、血余炭。

病案二 何某，女，12岁，初诊日期：1983年12月28日。诊断为慢性肾炎，去年11月曾患下肢浮肿，颜面亦肿，经治浮肿反复发作不愈，今年国庆时因患咽喉肿痛，面部浮肿加重，刻下：面部浮肿较早期为甚，面色㿠白，小溲红赤，舌边尖色红，舌苔中布淡黄，脉象细数。尿常规检查：蛋白（+++），红细胞满视野，白细胞（-）。患儿平素体质柔弱，颜面浮肿为甚，是由体虚上受风邪，风搏卫分，水气不得外越，蓄遏肌肤所致。今肿势虽有去意，而风郁化热，热迫膀胱之府，遂有尿红如血之症。治当和血清热，宗《医宗金鉴》牛膝四物汤合五草汤意。

处方：怀牛膝10g，当归6g，赤芍10g，川芎3g，生地黄10g，鱼腥草25g，倒扣草30g，川黄柏6g，益母草10g，茯苓10g，藕节10g，泽泻6g

另：河车大造丸10粒，1日2次，每次1丸，开水送服，并用白茅根60g煎水代茶。

二诊 药后小便转利，颜色不红，胃纳尚可，脉数已靖，苔根稍腻，尿常规：蛋白（+），红细胞5~10/HP，白细胞（-），体质虚弱，血热未清，前方既合病机，再伸原意，巩固疗效。

处方：怀牛膝10g，当归6g，赤芍10g，川芎3g，生地黄10g，倒扣草30g，炙黄芪10g，茯苓10g，益母草15g，灯心草1g

另：河车大造丸10粒，1日2次，每次1丸，开水送服。

三诊 上药迭进40余剂，临床症状消失，饮食睡眠正常，二便亦调，尿常规：蛋白（-），红细胞1~2/HP，再拟原法治之，以巩其效。

方药感悟

临床以血尿为主的患儿，血尿消失后每于感冒劳累后又有反复发作，缠绵不愈。刘老认为湿热邪毒蕴结膀胱，灼伤血络，故治宜以清热解毒、凉血止血为大法，表现为肉眼血尿者，方选五草汤合小蓟饮子加减；表现为镜下血尿则应以五草汤合猪苓汤加女贞子、旱莲草、血余炭、三七粉等。血尿日久出现面白乏力、身倦的虚象时，应加强补肾补血药，方选五草汤合牛膝四物汤加减。

呕　吐

暑热呕吐

徐某，女，7岁半。夜半自觉肢冷，继则身热头痛，神疲不振，脘满泛恶，晨起呕吐2次，伴腹痛，身热未退，面黄咽肿，口干欲饮，苔薄黄，脉浮数。刘老指出，此患儿证属秋凉外束，暑湿内蕴，邪郁不达，热迫上冲所致，治以辛凉泄热，苦降和中。

处方：银花10g，薄荷3g（后下），连翘10g，生石膏25g（先煎），藿香5g，淡竹茹3g，益元散10g（包煎），黄芩5g，枳实5g，川连2g，泽泻6g

3剂，水煎服。

方药感悟

刘老指出，黄芩苦寒，有清热燥湿之功，尤善清中上焦湿热，故可用于湿温暑湿，湿热郁阻，或湿热中阻等胸脘痞闷，恶心呕吐等。

胃热呕吐

孙某，女，3岁。呕吐1日3~4次，食入即吐，量多味酸。口干喜饮，身热暮作，夜卧不安，面赤气粗，大便干，舌红，苔白，脉数。此患儿系湿热蕴蓄阳明，胃失和降所致，证属热吐。治以清热止呕，方用黄连竹茹汤加减。

处方：黄连1.5g，姜竹茹2g，生石膏25g（先煎），寒水石10g，橘皮3g，法半夏3g，炙杷叶5g，黑山栀3g，枳壳3g，川郁金3g，灶心土15g（先煎代水）

3剂，水煎服。

方药感悟

黄连清热燥湿之力胜于黄芩，尤长于清中焦湿火郁结。故可用于湿热中阻，气机不畅，脘腹痞满，恶心呕吐等症。

胃寒呕吐

患儿王某，女，7岁，2007年6月5日就诊。呕吐4天。4天前进食过多生冷饮食而致呕吐，食人即吐，腹部胀满，吐时伴腹痛，吐后稍觉舒适，纳呆。舌质淡，苔中白厚腻，脉沉细。刘老认为本证系饮食伤中，脾阳受困，寒湿中阻，胃失冲和，以致寒凝气滞而为痛，升降失常而为呕。治当温中化滞，佐以苦辛通降，方用丁香柿蒂散加减。

处方：丁香2g，柿蒂6g，党参10g，干姜1.5g，川黄连1g，半夏5g，陈皮6g，木香5g，砂仁5g（后下），藿梗10g，神曲10g，焦山楂10g，厚朴10g

3剂，水煎服。

二诊　药后患儿呕吐止，腹满胀痛感消失，但仍食欲不振，面色不华，苔白厚，脉沉。刘老认为此为寒食尚未尽化，拟再进温中行气和胃，方用平胃散加减。

处方：苍术5g，厚朴5g，陈皮6g，炙甘草3g，姜半夏5g，木香3g，砂仁5g（后下），茯苓6g，焦三仙各10g，生姜2片，红枣3枚

5剂，水煎服。

方药感悟

丁香药轻，气味芳香辛窜，用量不宜过大，内服一般为2～3g。

热蕴阳明

张某，女，12岁，就诊日期：1994年10月16日。主诉：呕吐3次伴发热。现证：呕吐3次，食入即吐，量多味酸，口干引饮，午后发热，胸腹膨热，夜卧不安，大便干，面赤气粗，苔白脉数。患儿呕逆口干、胸腹发冷、便秘心烦，系湿热蕴蓄阳明、胃失和降所致。证属热吐，治为清热和胃、降逆止呕，以黄连竹茹汤加味。

处方：川黄连2g，姜竹茹6g，生石膏20g（先煎），枳壳5g，陈皮5g，法半夏6g，川郁金6g，灶心土15g（先煎代水）

3剂，水煎服。

服上药3剂后，呕吐未作，身热亦解，唯胃纳不振，大便秘，苔白脉数，此为呕吐伤中，气液未复，治为开胃和中，佐以导滞而收功。

方药感悟

《黄帝内经·至真要大论篇第七十四》“诸逆冲上，皆属于火”，刘老认为过食炸烤油腻之品，积滞中脘，损伤脾胃，酿生湿热，热积胃中，或感受夏秋湿热，蕴于中焦，皆可导致脾胃升降失职，胃气上逆而发生呕吐。枳壳理气开胸，与黄连、竹茹配伍可共奏清胃降逆，宽胸止呕之功。

脾胃不和

患儿杨某，男，6岁。呕吐半天。半天前患儿进食较多食物后出现呕吐，非喷射性，为胃内容物，无胆汁，已吐2次，伴轻微咳嗽，有痰，夜卧不安，二便尚可，无头痛。查体：体温37℃，面萎黄，颈软，舌淡红苔薄白，脉细滑。辨属脾胃不和之呕吐，法以理脾和胃。

处方：黄连 2g，竹茹 5g，干姜 1g，半夏 3g，藿香 10g，黄芩 10g，炙杷叶 10g，杏仁 10g，紫菀 10g，百部 10g，焦三仙各 10g，灶心土 15g（先煎代水）

3 剂，水煎服。

另小儿香橘丹口服。

方药感悟

《幼幼集成·呕吐证治》曰："夫呕吐者，阳明胃气下行则顺。今逆而上行，故作呕吐。盖小儿呕吐，有寒有热有伤食……其病总属于胃。"故小儿呕吐，无论外感寒热，内伤饮食，还是情志失宜，素体虚弱，终属胃失和降，胃气上逆所致。因此，和胃降逆成为治疗小儿呕吐的大法。枇杷叶味苦能降，归胃经，故具有和胃降逆止吐之功，临证时若见有小儿呕吐，或以呕吐为主症，或呕吐伴见于其他疾病的过程中，可在辨证的基础上随证加用枇杷叶止呕。且如前所述要刷去毛，炙用才好。如《幼幼集成·呕吐证治》中治疗"小儿胃热呕吐。外证面赤烦躁，身热作渴，手足心热者"，除用黄连、石膏外，另有一方即"用枇杷叶火上炙之，刷净毛，每用叶三片，煎汤热服"。刘老在临床上治疗小儿呕吐，往往在辨证的基础上加用可降逆止呕的炙杷叶。

湿热蕴阳，胃失和降

胡某，男，3 岁，初诊日期：1992 年 7 月 10 日。患儿自幼即常发呕吐，2 岁后呕吐渐渐加重，每隔 10 余日即发作 1 次，每次发作 3～5 天不等，吐尽食物后，则吐胆汁。诊为再发性呕吐。刻下见：面色萎黄，咽红，心肺（－），腹平软，无明显压痛，肝脾未及，大便干，小便黄，舌质红，苔黄腻，脉滑数。证属湿热蕴于中焦，胃失和降。治宜辛开苦降，清除湿热，佐以消食导滞。方用苦辛汤加味。

处方：黄芩 10g，竹茹 10g，藿香 10g，莱菔子 10g，黄连 1.5g，半夏 3g，干姜 1g，焦三仙各 10g，灶心土 50g（先煎代水）

二诊（1992 年 7 月 31 日）　服上方半月后呕吐基本控制，近日又发，但仅吐数口即止，面色转润，舌红苔腻微黄，脉滑，二便调。此为湿热已去，但未根除，继用上方加佩兰 10g。

三诊（1992 年 8 月 14 日）　服上药后未再呕吐，纳好，二便调，面色红润，舌淡红，苔薄白，脉滑。上方继服 1 周以固疗效，追访半年未复发。

方药感悟

苦辛汤因其温清并行、寒热合用、升降并施而正顺应脾胃的生理特性，因而临床较多用于治疗小儿脾胃疾病。

胃热型

张某，女，2岁，初诊日期：1987年3月24日。呕吐1日3～4次，食入即吐，量多味酸，口干引饮，身热暮作，胸腹膨热，夜卧不安，面赤气粗，大便干秘，小便正常，苔白脉数。经云："诸逆冲上，皆属于热"，今呕逆口干，胸腹作热，便秘心烦，显系湿热蕴蓄阳明，胃失和降所致，证属热吐。治当清热止呕，宗黄连竹茹汤加味。

处方：川连1.5g，姜竹茹2g，生石膏25g（先煎），寒水石10g，橘皮3g，法半夏3g，炙杷叶5g，黑山栀3g，枳壳3g，川郁金3g，生姜5片，灶心土15g（先煎代水）

二诊　服药3剂后，呕吐未作，身热亦解。唯日来胃纳不振，唇红欠润，大便秘结，苔白脉数。此儿素禀薄弱，发稀骨软，脾胃运化不健，消化吸收功能失常，最近呕吐伤中，气液未复。治当开胃和中，佐以导滞。连续调理，使其气血逐渐增长，脾能为胃行其津液，则可使肌肤充润。

处方：茯苓6g，姜竹茹3g，炙甘草3g，橘皮3g，姜半夏3g，炒枳实3g，炒白术6g，炙黄芪6g，当归5g，焦三仙各12g，生姜3片

方药感悟

黄连苦寒清泄胃火；竹茹性微寒善清胃热而止呕吐；生姜药性微温，为止呕圣药。三药相伍后，寒多热少，仍不失寒凉之性和清热止呕之功，以治胃热呕吐之证。

中焦湿热

邓某，男，3岁。喝冷饮后出现呕吐，腹痛，大便稀溏，舌苔腻，脉濡。诊为中焦湿热，治疗宜清热利湿，和中止呕。

处方：藿香10g，黄连1.5g，竹茹5g，半夏3g，黄芩10g，干姜1g，川厚朴3g，青陈皮各3g，枳壳5g，郁金5g，焦三仙各10g，灶心土15g（先煎代水）

7剂，水煎服，日1剂。

方药感悟

刘老根据灶心土功专入脾胃、性辛温的特点，对于脾胃阳气虚或者寒客脾胃者，常用灶心土温中暖胃，治疗寒吐寒泻；或者配伍诸多苦寒药物，佐制其寒凉之性，以免引起反胃呕吐甚至泄泻。此外，由于小儿脾胃不足，患外感疾病常常影响脾胃功能，出现呕吐或腹泻。刘老用灶心土代水煎服其他药物，一则暖脾胃、止吐泻；二则外感表证汗之可解，灶心土可以提振中气，以作汗源，治疗外感疾病。用法为15g，单味打碎先煎，弃渣，取汤代水煎余药。

皮肤黏膜淋巴结综合征

温毒发疹，气营两燔

病案一　吴某，男，2 岁。因发热 7 天，皮疹及颈部肿物 3 天于 1991 年 11 月 23 日收住院。患儿 7 天前出现发热，体温在 38.5 ~ 40℃之间波动，3 天前出现皮疹及两颈部肿块，曾在其他医院静脉注射青霉素 5 天效果不显。入院时查体：体温 39.7℃，全身皮肤散在充血性皮疹，形状大小不一，部分融合成片，以躯干为著；双眼球结膜充血，口唇干红皲裂，指（趾）末端红肿略硬，肛门周围皮肤潮红；两颈部各触及为 2cm × 2.5cm 大小的淋巴结，质硬，边界清，无波动感，表皮不红，有触痛；心律 140 次/分，律齐，心音有力，未闻及杂音，双肺（ - ），肝、脾（ - ）；杨梅舌，苔黄，指纹紫达气关。血常规：白细胞 $15.6 \times 10^9/L$，中性粒细胞 0.68，淋巴细胞 0.23，单核细胞 0.09，血小板 $435 \times 10^9/L$，血沉 72mm/h。心电图：窦性心律，心动过速。超声心动图：冠状动脉轻度扩张。西医诊断：川崎病。中医辨证为温毒发疹，气营两燔。治以清热解毒．凉血透疹。方用白虎汤和犀角地黄汤加减。

处方：生石膏 25g（先煎），知母 10g，生地黄 10g，水牛角 10g（先煎），玄参 10g，粉丹皮 10g，赤芍 10g，山栀 5g，黄连 1.5g，生甘草 6g，蝉衣 3g

5 剂，水煎服。

二诊　服后体温降至 37.5℃，皮疹和球结膜充血消退，颈部淋巴结缩小，指（趾）末端呈膜样脱皮，舌红，苔薄黄，指纹紫。继用上方去水牛角、蝉衣、山栀、黄连，加黄芩 10g、葛根 10g、生山楂 10g，5 剂水煎服。

三诊　体温正常，颈部淋巴结明显缩小，指（趾）末端仍有少许脱皮，纳食不馨，舌红，苔薄白，指纹紫。血常规白细胞数正常，血小板 $412 \times 10^9/L$。

处方：黄芪 10g，玄参 10g，沙参 10g，浙贝母 10g，麦冬 10g，丹参 10g，赤白芍各 10g，怀山药 10g，生山楂 10g，生麦芽 10g，焦三仙各 10g

14 剂，水煎服。

1 个月后复查各项指标均正常。

方药感悟

皮肤黏膜淋巴结综合征又称川崎病，1967 年日本首次报告本病，是一种婴幼儿常见的病因未明的急性发热出疹性疾病。其主要特点是：持续发热 5

天以上，皮肤多形性红斑皮疹，双眼结膜充血，四肢末端急性期充血、硬肿，口唇充血、干裂，杨梅舌，口腔及咽部黏膜充血，颈淋巴结急性非化脓性肿大。部分严重患儿有冠状动脉扩张或冠脉瘤。

病案二 席某，男，10个月，1988年7月2日由急诊转入院。患儿发热4天，皮疹1天，体温波动在38.5～42℃，曾服用红霉素等抗生素，效果不显著。入院当天发现左颌下肿胀，皮肤出现皮疹。入院查体：体温39℃，呼吸32次/分，心率164次/分，急性热病面容，烦躁不安，前囟稍凸，张力较高，全身皮肤散在充血性皮疹，形态大小不一，以背部为多，部分融合成片，双足背及外侧颜面有红斑，手掌面皮肤潮红，手背有不规则红斑及轻度硬肿，肛门周围及阴茎、阴囊皮肤潮红，眼结膜充血，口唇皲裂，杨梅舌，口腔黏膜及咽部充血，舌苔黄腻，指纹浮紫达风关。扁桃体Ⅱ°肿大，无渗出。左颌下淋巴结约2.5cm×2cm，触痛。心律齐，心音有力，双肺听诊未见异常，肝右肋下1.5cm。血常规：血红蛋白59g/L，白细胞18×10^9/L，中性粒细胞0.80，淋巴细胞0.19，单核细胞0.01，血小板458×10^9/L，血沉56mm/h，抗链“O”1∶200，乳酸脱氢酶200U/L。心电图：窦性心动过速。超声心动图：四腔心，左室大于右室，主动脉内径比值大于左房。西医诊断：川崎病。中医辨证：温毒发疹，气营两燔。治疗以清热生津，解毒透疹为法，方选白虎地黄汤加味。

处方：生石膏25g（先煎），知母10g，生地10g，生甘草3g，土贝母10g，天竺黄3g，玄参10g，蝉衣3g，赤芍10g，黄连1g，山栀2g

3剂，水煎服。

服药后，体温降至37.2℃，第二、三诊均以上方调整加减运用，共服药十余剂后，体温恢复正常，皮疹及掌部肿胀消退，指趾开始呈膜样脱皮，眼结膜充血消退，各项检查指标均已恢复正常，继以养阴清热之益气养营汤加减以善其后。

方药感悟

川崎病是一种病因不明的急性发热出疹性小儿疾病，其主要特点是持续发热，皮肤多形性斑丘疹，眼结膜充血，口腔及咽部黏膜充血，口唇潮红皲裂，手足硬肿，颈淋巴结肿大，故又称之为皮肤黏膜淋巴结综合征。5岁以内婴幼儿发病为主，男孩多见，一年四季均可发病。刘老认为，本病属于“疫疹”的范畴。其病因多由于感受温毒疫疠之邪，从口鼻而入。邪束于外，毒郁于内，蕴于肌腠与气血相搏，蒸腾肺胃两经，则高热神烦；发于肌肤黏膜，则见痧疹潮红肿胀，毒入血分，则痧疹可融合成片状紫瘀斑；毒热灼津成痰，痰阻经络，可结成颈部痰核；温毒之邪多从火化，最易伤阴，故舌生芒刺，状如杨梅，唇红皲裂，指趾端呈膜状脱皮或潮红脱屑；如毒热伤及心气，则可出现心悸变证；流注经络关节，则可引起骨节肿痛，严重者毒热火盛，可内陷心肝，出现昏痉。刘老认为，治疗川崎病，清热解毒为总则，结合临床实际，抓住主要矛盾，运用温毒时邪发疹的理论，进行辨证施治，收到了较好的疗效。

疹毒郁结，痰凝阻络

程某，男，6岁。主因发热、颈部肿胀10天，于1989年11月12日就诊。患儿10天前开始发热，伴颈部肿胀、疼痛，第2天出现皮疹，抗生素治疗无效。查体：体温37.5℃，呼吸24次/分，心率108次/分，右颈淋巴结2.5cm×2cm，质硬，有压痛，活动度差，眼结膜轻度充血，口唇红，舌质红苔黄，指趾端呈膜状脱皮，脉滑数，心肺（－），腹（－）。白细胞16.7×10^9/L，中性粒细胞0.8，淋巴细胞0.16，单核细胞0.03，血小板210×10^9/L。心电图正常。西医诊断：川崎病；中医辨证：疹毒郁结，痰凝阻络。治疗以清热豁痰，软坚散结为法。

处方：玄参10g，生牡蛎15g（先煎），生石膏25g（先煎），海藻10g，昆布10g，薄荷3g（后下），天花粉10g，穿山甲10g，山慈菇3g，黄连1g，灯心草1g

3剂，水煎服，日1剂。

二诊　体温正常，淋巴结明显缩小，继服上方3剂，症状体征均消失。

方药感悟

刘老认为川崎病属于“疫疹”范畴，其病因多由于感受温毒疫疠之邪，从口鼻而入，治疗总则为清热解毒；但应根据病程的久暂、邪毒的深浅、病情的轻重灵活辨治。若毒热内盛、痰涎壅塞、阻遏肺气而见气粗胸闷、壮热不解、颈部淋巴结肿大，此时宜清化，清其疫毒郁火，化其黏痰气滞。药用生牡蛎配海藻、昆布豁痰软坚以收效。

失　音

肾阴亏虚

王某，女，6岁。热病后出现音哑不扬，曾诊断为喉炎，经用大量抗生素，声音有所恢复，但仍未彻底。口干，咽红，苔色薄白，脉象沉数。刘老选用六味地黄丸加减。

处方：人参须6g，熟地10g，山茱萸5g，茯苓6g，怀山药10g，桔梗3g，泽泻6g，丹皮5g，麦冬6g，蝉衣3g，凤凰衣10g，天花粉6g

5剂，水煎服，日1剂。

方药感悟

刘老认为病后失音，多为“金破”所致，热病可致阴伤，肾水枯竭，不能上承于肺；肺主声，故声嘶而不扬，如万密斋所云“病后失音者肾怯，咳嗽失音者肺痿”。故刘老主张如果生病后出现失音，应该益肾养阴，以希阴充肾复。

水　肿

风湿水肿

王某，男，12 岁，初诊日期：1994 年 10 月 8 日。证经 8 日，初则周身发生疙瘩，刺痒异常，旋即下肢肿胀，小便不利，日来一身尽肿，无分上下轻重，按之凹陷不起，时而发热无汗，咳嗽少痰，腰腹不痛，小溲短少，苔色白腻，脉象浮数。此为外感风邪，肺卫不宣，水湿内聚，不能运行，相搏肌表，发为风湿肿证。治当疏风宣透，渗湿利水，以希表解肿消为佳。

处方：炙麻黄 3g，连翘 10g，生石膏 25g（先煎），赤小豆 10g，猪茯苓各 10g，炒白术 10g，泽泻 6g，车前子 10g，六一散 10g（包煎），炒川椒目 2g，姜皮 1g

二诊　药后肿势大减，小溲量多，身热已退，纳谷亦增，唯风湿之邪尚未尽退，以致仍有咳嗽，入暮肿势略增，苔白脉浮，前方既效，再拟原方增损服之。

处方：炙麻黄 3g，连翘 10g，赤小豆 10g，猪茯苓各 10g，桔梗 3g，大腹皮 10g，泽泻 6g，橘皮 3g，炒川椒目 2g，姜皮 1g

三诊　肿势已消，咳嗽亦解，唯纳食尚少，苔白脉缓，风湿虽去，脾运尚未恢复，治当健脾助运，以杜生湿化水之源。

处方：党参 10g，黄芪 10g，茯苓 10g，怀山药 10g，炒白术 10g，扁豆 10g，青广皮各 5g，炒半夏 5g，老木香 3g，砂仁米 1. 5g（后下），焦三仙各 12g，煨姜 2 片，小红枣 3 枚

脾肾阳虚

病案一　许某，女，10 岁，初诊日期：1983 年 9 月 4 日。证经 3 年，本患风湿性心脏病，平素心慌自汗，四肢浮肿，咳嗽不爽，饮食二便尚可，面色萎黄不泽，苔色薄白，脉细无力，虚里动悸栗栗。此脾肾之阳衰微，水饮浮泛横溢，上激于肺则咳嗽，灌注肌腠则浮肿，水气凌心则悸动自汗，阴霾弥漫，真阳埋没。证势如此，颇为棘手。拟以温振肾阳，以祛水湿，健运太阴，而化浊邪，宗济生肾气丸加减。

处方：桂枝 5g，熟附子 10g（先煎），熟地黄 10g，山茱萸 5g，怀山药 10g，茯苓 10g，泽泻 6g，怀牛膝 10g，车前子 10g（包），五味子 3g，清阿胶

10g（烊化）

二诊　药后怔忡自汗已减，肢肿渐消，面色微有华润，咳嗽亦减，苔白脉濡，证象显有进步，当再温养治之。

处方：肉桂3g，熟附块10g（先煎），熟地黄10g，吴茱萸5g，怀山药10g，茯苓10g，五味子3g，清阿胶10g（烊化），人参6g，菟丝子10g

方药感悟

桂枝配附子、六味地黄丸，实乃仲景济生肾气丸之意，本方功能为温肾化气，利水消肿。用于肾虚水肿，腰膝酸重，小便不利，痰饮喘咳等症。刘老用其曾治愈一例怔忡自汗伴有浮肿患儿。

病案二　田某，男，6岁，2007年3月23日初诊。患儿近1个月来面部、眼睑浮肿，近7天加重。查体面白无华，神疲乏力，双扁桃体Ⅱ°肿大，双下肢凹陷性水肿，舌质淡胖，边有齿痕，苔薄白。查尿蛋白（+++）。自汗，大便稀。西医诊断：肾病综合征。中医诊断：水肿，证属脾肾阳虚，治以补益脾肾，温阳利水。

处方：辛夷10g，苍耳子5g，玄参10g，山豆根5g，板蓝根10g，生黄芪15g，茯苓10g，猪苓10g，泽泻10g，巴戟天10g，淫羊藿10g，干姜3g

10剂，水煎服，日1剂，忌受凉感冒。

二诊　患儿水肿明显减轻，尿蛋白（+），继服上方10剂。

三诊　水肿完全消退，尿蛋白（-）或（±），继服20剂巩固疗效。

方药感悟

刘老认为，小儿先天禀赋不足，脾肾素虚，或后天调养失宜，疾病损伤，致使肺、脾、肾三脏虚损是小儿肾病综合征发病的主要内在因素。刘老在临床中发现小儿肾病综合征多为“阳水”，属于“阴水”者甚少，故治疗多以清利为主，慎用温补；但应灵活辨治，若症见高度浮肿，面白无华，畏寒肢冷，小便短少不利，大量蛋白尿持续不消，属脾肾阳虚者仍应以温补脾肾为原则，重点药物黄芪，配伍利水之品。

风水泛滥

病案一　孙某，男，5岁6个月，1999年10月15日诊。患儿自1997年2月10日出现咽喉不利，红肿疼痛，尿量减少。2日后出现颜面浮肿，数日后阴囊及双下肢均出现水肿，经外院确诊为肾病综合征。用抗生素及正规服用泼尼松2个月，浮肿有所减轻，尿蛋白降为（++）。2年多来，病情多次反复。刻下症：全身浮肿，咽喉不利，声音嘶哑，纳差，大便可，小便量少，每日约100ml。查体：颜面肿胀，咽红，心肺（-），腹部膨隆，腹围66cm，移动性浊音（+），阴囊明显水肿，呈半透明状，双下肢见凹性水肿，舌质红，苔白腻，脉弦滑。实验室检查：尿蛋白（++++）。证属外邪久恋于肺，不能通调水道致水液泛滥而发水肿。治宜清咽泻肺，利水消肿。

处方：辛夷10g，苍耳子10g，玄参10g，板蓝根10g，猪苓10g，桑白皮10g，大腹皮10g，鱼腥草15g，车前草15g，益母草15g，倒扣草15g，山豆根5g，灯心草1g，生姜皮1g

服药3周后，浮肿消退，尿量正常。唯咽喉不利，声音嘶哑，汗出较多。查体：咽稍红，扁桃体不大，心肺（-），腹平软，腹围63cm，移动性浊音（-），舌红少津，苔薄，脉弦细。实验室检查：尿蛋白（-）。此为利尿后阴液受损，不能濡润咽喉。治当继用原方加减。为防进一步损伤阴液，上方去灯心草、大腹皮、生姜皮、猪苓。加蝉衣3g，凤凰衣、钩藤各10g，以增清利咽喉之力。

服药1月后，病情平稳，咽清音正，浮肿无反复，汗亦有所减少。查体：面色红润，咽（-），舌淡红，苔薄白，脉滑。尿蛋白（-），继用上方随症加减治之。服药2个月病情平稳，病情再无反复。

方药感悟

治疗肾病综合征，补脾肾者较多，而刘老认为小儿肾病属阳水者居多，这是其与成人不同之处，盖因小儿为“纯阳”之体，水液代谢异常，所生之水湿极易从阳化热，致湿热弥漫三焦。故治疗当清热利湿，只有病变日久出现脾肾虚方用调补之法，否则补反病甚。刘老认为有相当数量的肾病患儿其发病是由感受外邪引起，早期多伴有流涕、咳嗽、发热等肺系表现，往往伴有咽喉不利，咽红痛痒等症状。恢复期的患儿往往由于感受外邪而导致肾病的复发和加重。因此，刘老提出从肺论治小儿肾病综合征，从清肺祛邪入手，配合清热利湿，使湿热清、病灶除，则肾自固，尿浊、浮肿、血尿自除。常用方：辛夷10g、苍耳子10g、玄参10g、板蓝根10g、山豆根5g、益母草15g、鱼腥草15g、车前草15g、倒扣草30g、白茅根15g、半枝莲15g、灯心草1g。血尿者加女贞子15g、旱莲草15g；血压高、头晕者加钩藤10g、菊花10g。

病案二　王某，女，3岁5个月。眼睑浮肿3天。晨起眼胞浮肿，发热无汗，鼻流清涕，咳嗽不爽，小便不利，大便如常，舌红苔白，脉数。辨属水肿之风水证。治以宣肺发汗，分利小便，宗越婢汤合五皮饮加减。

处方：炙麻黄3g，生石膏25g（先煎），茯苓皮10g，桑白皮6g，生姜皮1.5g，大腹皮10g，橘皮5g，泽泻6g，防风5g，防己6g，炒川椒目2g，干浮萍2g

5剂，水煎服。

二诊　服药后目肿大消，身热已解，咳嗽轻微，小便趋利，苔白脉缓。此风水渐消，效不更方，继上方加减。

处方：炙麻黄3g，杏仁10g，桑白皮5g，茯苓皮10g，大腹皮6g，生姜皮1.5g，橘皮5g，泽泻6g，猪苓6g，旋覆花5g（包煎）

3剂，水煎服。

方药感悟

《幼幼集成·肿满证治》述“凡肿自上而起者，皆因于风，其治在肺，宜发散之……肿自下而起者，因于肾虚水泛，或因于脾气受湿，宜渗利之。”由于肺主通调水道，下输膀胱，脾主运化水湿，肾主水，所以肺脾肾三脏对全身水液代谢起着重要的调节作用，如果肺失通调，或脾失运化，或肾失主水，则致水液停滞，泛溢肌肤，发为水肿。故水肿证多为本虚标实，调肺、健脾、温肾为治其本，利水渗湿消肿为治其标。桑白皮归肺经，以通调水道利尿而消肿。如《幼幼集成·肿满证治》一书中，用“参苏饮合五皮汤”治疗“自上而起”的水肿，其中就使用了桑白皮来利尿消肿。刘老在临床上将桑白皮与茯苓、猪苓等利尿消肿药配伍，宗五皮饮之意，在辨证的基础上随证加减治疗小儿水肿证。

脾肾亏虚

卢某，男，10岁，初诊日期：1990年4月5日。患儿因反复浮肿3年，此次发作2天来诊。患儿自3年前始反复出现颜面及双下肢浮肿，曾在当地医院诊为肾病综合征，迭经肾上腺皮质激素和环磷酰胺治疗，可获缓解，但多次复发。2天前患儿因外感又出现眼睑及双下肢浮肿，尿少，疲乏，咽痛，欲求治于中医故来诊。现服用泼尼松20mg，每日3次。查体：双眼睑浮肿，双下肢可凹性水肿，咽充血，扁桃体Ⅱ°肿大，心肺（-），腹水征（-）。舌质红，苔白腻，脉象浮滑。尿常规检查：尿蛋白（++++），镜检（-）。血生化检查：血浆总蛋白44g/L，白蛋白18g/L，球蛋白26g/L，胆固醇13.2mol/L。

证属脾肾素虚，复感外邪，肺失清肃，脾失制化，风水泛溢，发为水肿。首以疏风宣肺，利水消肿急治其标。方以玄参板蓝根汤加减。

处方：玄参10g，板蓝根10g，连翘10g，山豆根5g，鱼腥草15g，车前草15g，益母草15g，倒扣草20g，灯心草1g，生姜皮1g，茯苓10g

7剂，水煎服。

二诊　药后咽痛除，尿量增多，浮肿明显减轻，舌质淡红，苔白微腻，脉滑。尿蛋白（++）。继予利水消肿。

处方：鱼腥草15g，车前草15g，益母草15g，倒扣草20g，灯心草1g，生姜皮1g，猪茯苓各10g，泽泻10g，川椒目3g

14剂，水煎服。

三诊　药后浮肿完全消失，唯疲乏，自汗懒言，舌淡红，苔白，脉沉细。尿蛋白阴转。观其病象，属邪气已尽，虚象显露，当予扶正固本为法，玉屏风散加减。

处方：黄芪15g，炒白术10g，防风6g，茯苓10g，薏仁15g，生龙牡各20g（先煎），熟地10g，山药10g，泽泻10g，车前草10g，倒扣草10g

14剂，水煎服。

四诊　浮肿无反复，精神好，体力增，自汗减，舌质淡红，脉细滑，尿检（-），血浆总蛋白60g/L，白蛋白36g/L，球蛋白24g/L，胆固醇5.5mol/L。继用上方增损治疗，泼尼松逐渐减量至停药，随访1年无复发。

方药感悟

小儿肾病综合征的发病与感受外邪有密切关系，本病早期往往伴有流涕、咳嗽、发热、咽喉不利等肺系症状，恢复期则以脾肾两虚症状较为明显。刘老认为小儿肾病综合征与肺脏关系极大，提出从肺论治。采用清肺利咽、清肺通窍等方法，清除肺中之邪气，截断邪气下传脾肾的通道，使脾肾不受邪侵，保持水液代谢功能的正常。特别强调清肺要彻底，而关键在于清利鼻咽，使肺之门户得清，不使邪气留恋。常用药物为板蓝根、玄参、鱼腥草、倒扣草等。

风水上犯

陈某，女，13岁。初诊时间1990年5月12日。患儿近1个月出现血尿，眼睑浮肿。查体：血压120/90mmHg，双眼睑浮肿，咽部充血，扁桃体Ⅲ°肿大，心肺（-），肾区叩痛（+），舌红，苔白水滑。实验室检查：末梢血象：白细胞21.0×10^{9}/L，中性粒细胞0.84，淋巴细胞0.16，血沉70mm/h；尿常规：蛋白（++），红细胞10～15个/HP，颗粒管型4～5个/HP。中医诊断：水肿（风水）；西医诊断：急性肾小球肾炎。辨证属邪毒下传，热灼膀胱，肾失气化。治以宣肺利咽，利湿消肿。

处方：玄参10g，板蓝根15g，山豆根5g，鱼腥草15g，倒扣草30g，益母草15g，白茅根15g，车前草15g，半枝莲15g，灯心草1g

14剂，水煎服。

药后诸症明显减轻，效不更方，继以上方化裁。治疗3个月痊愈，随访1年无复发。

方药感悟

刘老认为外感风热邪毒是小儿罹患肾系疾病的重要发病因素之一，也是导致病情反复或加重的重要因素。因此疏散风热、利咽解毒是治疗小儿肾病必须关注的环节。

肾虚水泛

李某，男，8岁。因1月来全身浮肿，尿少而入院。入院时全身高度浮肿，按之没指，小便短少，腹胀大，阴囊肿大，体倦乏力，胸闷纳呆，恶心，大便溏。查体：精神不振，颜面及眼睑浮肿，下肢指压痕明显，腹水征阳性，阴囊肿大，舌苔白腻，脉沉缓。西医理化检查：尿蛋白增高，血胆固醇增高，血浆白蛋白降低，确诊为肾病综合征。

处方：茯苓10g，猪苓10g，车前子10g，泽泻10g，炒白术6g，炒薏米10g，陈皮10g，甘草5g

7剂，水煎服。

二诊　尿量增多，颜面及眼睑浮肿减轻，下肢仍浮肿，腹水及阴囊未见明显消退。

处方：茯苓15g，猪苓15g，车前子10g，泽泻10g，炒白术6g，炒薏米10g，大腹皮15g，陈皮10g，甘草5g

7剂，水煎服。

三诊　药后全身浮肿明显消退，精神好转，食欲增进，大便正常，继以健脾利水固肾之法治疗。

方药感悟

猪苓和茯苓临床常相伍为用，尤其治疗小儿各类水肿最常用之。小儿脾常不足，肾常虚，脾肾不足，运化无力，水湿内停，就会产生全身浮肿。因脾虚湿胜，凝闭渗道，道不得通，故水湿之邪随气流注经络之中，则一身浮肿。《小儿药证直诀·虚实腹胀肿病黄疸》指出："脾胃虚而不能制肾，水反克土，脾随水行，脾主四肢，故流走而身面皆肿也。"《景岳全书·卷之二十二心集·杂证谟·肿胀·水肿论治》曰："凡水肿等证，乃肺脾肾三脏相干之病，盖水为至阴，故其本在肾；水化于气，故其标在肺；水惟畏土，故其制在脾，今肺虚则气不化精而化水，脾虚则土不制水而反克，肾虚则水无所主而妄行。"刘老宗古代医家之说，认为水湿内聚，脾为湿困，三焦决渎失司，膀胱气化失常，致使水湿日增而无出路，泛滥横溢肌肤，所以导致水肿。治疗水肿必先利之，给邪以出路，待水去肿消再行调理，以治其本，巩固疗效。

脾虚不固，气化失常

徐某，女，9岁。就诊日期：1995年4月12日。主诉：浮肿1年余。现症：浮肿不消，时轻时重，面色苍白，小便频数色清，大便溏薄不实，神疲乏力，舌淡苔薄白，胖大有齿痕，脉沉细。证属脾虚不固，气化失常，治当健脾益肾，利水消肿，实脾饮加减。

处方：草果5g，大腹皮10g，木瓜12g，茯苓10g，炒厚朴5g，干姜3g，制附子6g（先煎），炒白术10g，党参10g，益智仁3g，炙甘草10g

5剂，水煎服。

服上方5剂后，水肿基本消除，便溏亦解，继以健脾益肾善后。

方药感悟

阴水的形成和脾阳不运、肾阳虚衰有关，属寒属虚主要由于脾虚不能制水，肾虚不能化水，以致水积停留，外泛作肿，内停作胀。主要表现为遍身浮肿，大便溏泻，小便少，腹胀，无口渴心烦，舌淡苔白胖大，脉沉迟。治疗方药上应温补脾肾为主，若服温补之药无效验的，属虚中有痰，应攻补兼施。大腹皮辛温，利水消肿；但利水效果一般，需配合温脾健运的干姜、附子、草果，以及利湿行水的茯苓、木瓜，才能取得较好利水消肿效果。

湿热蕴结

李某，男，3岁。肾病综合征病史2月，刻下症：双眼睑浮肿，舌尖红，苔白腻，指纹滞。尿常规示：尿蛋白3g/L。辨证为湿热蕴结，治宜清热利湿解毒。

处方：辛夷10g，苍耳子5g，玄参10g，板蓝根10g，山豆根5g，鱼腥草15g，倒扣草30g，半枝莲15g，车前草15g，益母草15g，白茅根30g，生黄芪15g，灯心草1g

7剂，水煎服，日1剂。

方药感悟

水湿内停，气机受阻，致血行涩滞而成瘀，而湿热之邪黏滞重着，蕴于体内则易伤津液，使血液黏稠，运行缓慢，致使气机不畅也可形成瘀血，瘀血阻于三焦，水液运行受阻，引起或加重水肿。《血证论·阴阳水火气血论》："瘀血化水，亦发水肿，是血病而兼水也"，而益母草早在《本草拾遗》中就有记载："捣苗绞汁服，主浮肿下水，兼恶毒肿。"《本草求真·下血》载"消水行血，去瘀生新"，故刘老以之治疗肾炎肾病的水肿，并有消除尿血、尿蛋白作用，常配伍白茅根等，白茅根性寒，味苦，具凉血止血、清热利尿之功，《本草正义·草部·山草类下》云："白茅根，寒凉而味甚甘，能清血分之热，而不伤于燥，又不黏腻，故凉血而不虑其积瘀……又通利小水，泄热结之水肿，导瘀热之黄疸，皆甘寒通泄之实效。"故用于肾炎有热又伴有血尿者，效果颇佳。现代研究表明益母草的利水消肿作用，表现为能改善和增加肾脏血流量，使肾小球或肾小管的病变得到修复和再生，使肾脏纤维化逆转，以消除炎性病变和尿中蛋白。

脾肾两虚

刘某，女，4岁，2007年4月13日初诊。患儿2个月前感冒后出现面部眼睑浮肿，于当地医院就诊，诊断为"肾病综合征"，予住院治疗，浮肿消退，尿蛋白（++++）转为微量后出院。出院后门诊多次复查尿常规，尿蛋白（±）~（+），故就诊于刘老。刻下症见：面色白，精神差，乏力，尿少尿热，纳差，夜寐不安，盗汗，舌红少津，苔薄白，脉细。刘老辨证为脾肾两虚，兼有湿热；治疗以健脾补肾，清热利水为则。

处方：党参10g，生黄芪15g，鱼腥草15g，倒扣草30g，益母草15g，车前草15g，灯心草1g，白茅根30g，半枝莲15g，冬虫夏草1根，灵芝15g，焦三仙各10g，女贞子10g，旱莲草15g，生姜2片，大枣5枚

5剂，水煎服，日1剂。

二诊　尿热减轻，夜眠转佳，查尿蛋白（±），继服上方5剂。

后患儿以上方为基础，前后服药1月余，诸症消失，多次查尿蛋白转阴，痊愈。

方药感悟

对于肾病综合征后期、慢性肾炎，刘老常选用自拟五草汤（鱼腥草、倒扣草、益母草、车前草、灯心草）加灵芝、冬虫夏草、半枝莲等治疗，证属脾肾两虚者，加党参、黄芪、附子、茯苓等；气阴两虚者加黄精、女贞子、

白茅根；水肿兼有表证者，加麻黄、桂枝、杏仁、陈皮、茯苓皮、生姜皮，意即取上窍而利下窍，病在下而取之上。

肝肾阴虚

病案一 张某，男，7 岁，就诊时间：2007 年 3 月。患儿有肾病综合征病史 3 年，遇外感后易复发，目前用泼尼松及环磷酰胺治疗。现尿蛋白（+），轻度浮肿，头痛头晕，心烦躁扰，口干咽燥，手足心热，舌红苔少，脉细数。患儿目前为大剂量用激素及环磷酰胺治疗阶段，此类药物为阳刚之品，服用时间又长，故出现了一派阴虚火旺之象；虚火上扰清空，则头晕头痛，扰及心神，故心烦不宁；阴津不足，失其濡润，则口干咽燥。故治疗宜滋阴补肾，平肝潜阳。方用知柏地黄丸加减。

处方：熟地黄 10g，山药 10g，山茱萸 10g，丹皮 10g，茯苓 10g，泽泻 10g，知母 10g，黄柏 10g，女贞子 15g，旱莲草 10g，枸杞子 10g

加减治疗 1 个月，患儿上述症状基本消失，无浮肿，尿蛋白转阴，中西医结合治疗取得了较好的疗效。

方药感悟

肾主精生髓，为先天之本，脾肾不足，精血不充，则人体软弱无力。肝主筋，为“罢极之本”，肝阴血虚，则不能润宗筋，筋骨萎软。枸杞子能滋补肝肾，故可治疗重症肌无力、进行性肌营养不良、五迟五软等。常与熟地、山萸肉等配伍。对于肾病综合征用泼尼松及环磷酰胺治疗者，在治疗初期大剂量应用时，常常出现阴虚火旺的表现；为了减少激素的不良反应，提高疗效，可配合中药滋阴降火，选用旱莲草、女贞子、枸杞子、龟板等滋阴补肾降火。

病案二 王某，女，5 岁。患儿有肾病综合征病史，2 周前咳嗽、流涕，现小便泡沫多，尿常规示尿蛋白（+），舌淡红苔薄白，脉细。刘老认为本患儿病程较长，正气已虚，余邪未尽，又加之新近有外感，治疗应清解余邪，滋补肝肾。

处方：炙菰笋 10g，贯众 10g，鱼腥草 15g，倒扣草 15g，半枝莲 15g，益母草 10g，车前草 15g，白茅根 30g，生黄芪 15g，女贞子 10g，旱莲草 15g，焦三仙各 10g，灯心草 1g，

后上方加减治疗 2 周而愈。

方药感悟

女贞子为清补之剂，常与旱莲草相配而用，补而不恋邪。其在临床上常用于治疗肝肾阴虚所致的头昏目眩、腰膝痠软、须发早白。在儿科，刘老常用于治疗一些慢性病恢复期辨证属肝肾阴虚者。譬如急性肾炎、紫癜性肾炎恢复期，尿中红细胞较多，同时有舌红、苔黄、脉细尺弱，可用六味地黄丸加女贞子、旱莲草、茅根、连翘、棕榈炭以滋阴补肾清热。若是各型肾炎恢复期，蛋白尿顽固不消者，为脾肾两虚，可用补中益气汤加女贞子、旱莲草、金樱子、芡实来健脾补肾固涩，有较好疗效。

肝郁气滞

患者刘某，男，16 岁，2007 年 12 月 22 日就诊。患者腹胀有水，近 3 月来病情加重，纳食减少，消化功能差，便干，全身乏力，消瘦，手足心热，尿少色黄，脉沉缓无力。证属肝郁气滞，脾胃虚损。治以理气化瘀，利水消肿。

处方：炒苍术 10g，厚朴 10g，猪茯苓各 10g，泽泻 10g（包），六一散 15g（包煎），青陈皮各 10g，大腹皮 10g，干蟾皮 5g，鸡内金 10g，茵陈 20g，生牡蛎 30g（先煎），水红花子 6g，制大黄 10g，风化硝 3g（冲服），焦三仙各 10g

15 剂，水煎服。

二诊　诸症缓解，精神较佳，纳食见效，便干缓解，再拟一方调之，以茵陈五苓散加减治之。

处方：猪茯苓各 10g，泽泻 10g，炒白术 10g，桂枝 10g，茵陈 20g，黄柏 10g，白花蛇舌草 15g，半枝莲 15g，露蜂房 10g，蚤休 15g，水红花子 6g，焦三仙各 10g

15 剂，水煎服。

此方加减前后治疗 3 月余，腹水消失，精神好转，已能做一些家务劳动，嘱其注意不要劳累，加强营养，养肝护肝，调理脾胃，以善其后。

方药感悟

肝硬化是由于肝脏的慢性病变引起纤维组织增生，以致质地变硬而形成。主要病因有肝炎、血吸虫病、慢性肠道感染、长期饮酒、营养缺乏等。由于正常肝细胞破坏后，肝细胞新生和纤维组织增生，以致肝脏质地变硬，表面不规则，有大小不等的结节。早期症状不明显，可有腹痛、胃口不佳等，后期可有脾大、呕血、水肿、腹水、肝性昏迷等。

刘老认为肝硬化、腹水形成的原因比较复杂，主要病因可能与酒食不节，情志所伤，血吸虫感染以及其他疾病的转化而来等有关。由于肝脾肾三脏受病，气、血、水瘀积腹内，后期会出现肝脾大、腹水等症，用干蟾皮可以起到很好的清热解毒、利水消肿的作用。

脾虚水泛

李某，女，4 岁，初诊日期：1983 年 7 月 4 日。患儿本患肾炎已愈，近 3 月来，镜下血尿时轻时重，经用西药不效，1 星期前由于饮食不慎，又患腹泻，经服药基本告愈，但晨起眼胞光浮，面亦肿胀，小便量少，食欲不佳，苔光而滑，脉来细弱。患儿证属脾虚复感外邪，水湿不运，决渎无权，故面浮眼肿，治当温运扶脾，以化水湿，适度清热除湿则浮肿自消。

处方：党参 10g，怀山药 10g，茯苓 10g，炒苍白术各 10g，肉桂 3g，熟附块 3g（先煎），鱼腥草 20g，倒扣草 20g，大腹皮 10g，五加皮 5g，炒川椒目 2g，姜皮 2g

二诊　浮肿已消，小便亦利，纳食如常，验尿蛋白（－），苔白脉缓，脾虚之质，拟以丸方缓图。

丸方　白人参 30g，炙黄芪 30g，茯苓 30g，炒白术 30g，肉桂 10g，大附片 15g，怀山药 30g，五加皮 30g，大腹皮 30g，老木香 15g，砂仁米 6g，焦槟榔 30g

上药共为细末，炼蜜为丸，每重 6g，早晚各 1 丸，开水化服。服用 1 个月后痊愈。

方药感悟

脾阳不振：临床常见面色萎黄，神倦肢冷，少气懒言，身肿腰以下为甚，按之不易恢复，胸闷腹胀，纳减便溏，小便短少，舌质淡，苔白滑，脉沉缓。治疗以温阳利水为主，多选配实脾饮加减。

头　痛

风寒头痛

病案一　石某，男，8 岁，初诊日期：1994 年 6 月 20 日。头痛 2 日，恶寒身热，鼻流清涕，腹胀纳少，汗出不彻，苔白脉浮。头为诸阳之会，唯风可到，风邪客于阳位，袭入太阳之经，故头痛恶寒身热。治当解散风寒，则头痛自止。

处方：荆芥 5g，防风 5g，桂枝 3g，川芎 3g，香白芷 5g，藁本 5g，薄荷 3g（后下），橘皮 3g，焦三仙各 12g，葱头 3 个，生姜 2 片，钩藤 6g

二诊　药后周身得汗，寒热已解，头痛亦除。唯鼻涕尚流，纳食不甘，苔色薄白，脉象浮缓。风寒尚未尽解，治再疏表散邪，佐以健胃和中。

处方：荆芥 5g，防风 5g，枳壳 3g，淡豆豉 10g，香白芷 5g，茯苓 6g，薄荷 3g（后下），橘皮 3g，焦三仙各 12g，葱头 3 个，生姜 2 片，桔梗 3g，法半夏 3g

共进 5 剂而愈。

方药感悟

川芎、白芷均疏风止痛，防风疏散风邪。各药相合，共奏疏风止痛之功，用以治疗外感风邪头痛，颇有良效。

刘老指出，治偏正头痛，本品可与白芷共研末蜜丸服之，亦可收效。

病案二　朱某，男，12 岁。本患头晕，经治已瘥，近因气候靡常，冒受外邪，以致 3 日来头痛剧烈，痛在两太阳处，痛甚则两目出泪。自感恶风怕冷，鼻部微塞，苔白舌红，脉浮而数。证属风邪外束，清阳不得泄越，舞动上扰，故头痛如劈，风为阳邪。治当辛以散之，凉以清之，宗清空膏合川芎茶调散加减。

处方：羌活 5g，防风 5g，川芎 3g，荆芥 5g，香白芷 6g，钩藤 10g，僵蚕 10g，菊花 6g，川黄连 1.5g，黄芩 5g，整葱 1 支，细茶叶 1 撮

3 剂，水煎服。

二诊　药后头痛大减，仍有恶风之感，2 天来均于黎明之前阵作，移时即瘥。纳食尚可，小溲略黄，舌质红，苔薄白，脉浮缓。肝胆旺于黎明之时，

显为风热蕴遏少阳，治仍清泄风热。

处方：柴胡 3g，羌活 3g，防风 5g，桂枝 5g，明天麻 3g，川芎 3g，钩藤 10g，生龙牡各 10g（先煎），川黄连 1.5g，黄芩 6g，桔梗 3g，葱头 3 个，细茶叶 1 撮

再进 3 剂而愈。

方药感悟

羌活辛散而苦燥，能散风寒并燥湿，且能止痛，故外感风寒夹湿，症见恶寒发热、头痛、肢体疼痛者尤为适宜。防风与羌活均能祛风，外风证两者每同用。但防风的祛风作用较好，性温不燥，发散力较强。羌活性偏温燥，散寒燥湿作用较防风为强。

病案三　刘某，男，7 岁，初诊日期：1994 年 3 月 20 日。2 日来头痛身痛，恶寒身热，鼻流清涕，腹胀纳少，微有汗出，苔白脉浮。头为诸阳之会，唯风可到，风邪客于阳位，侵犯太阳之经，故头痛不已；风寒束表，则见恶寒身热。治当疏散风寒，解表止痛。

处方：荆芥 5g，防风 5g，羌活 5g，川芎 3g，香白芷 5g，藁本 5g，薄荷 3g（后下），橘皮 3g，焦三仙各 12g，葱头 3 个，生姜 2 片，钩藤 6g

3 剂，水煎服。

二诊　药后周身得汗，寒热已解，头痛亦消，唯鼻涕尚流，纳食不馨，苔色薄白，脉象浮缓，风寒尚未尽解。治再疏表散邪，佐以健胃和中。

处方：荆芥 5g，防风 5g，枳壳 3g，淡豆豉 10g，香白芷 5g，茯苓 6g，薄荷 3g（后下），橘皮 3g，焦三仙各 12g，葱头 3 个，生姜 2 片，桔梗 3g，法半夏 3g

再进 3 剂告愈。

方药感悟

刘老认为川芎善治少阳经头痛（头项两侧痛）；羌活善治太阳经头痛（后脑、前额痛）；白芷善治阳明经痛（眉棱、额骨痛）。诸药合用，共成疏风散寒止痛之剂，以治风寒所致的各个部位的头痛。亦可单用一味白芷研末蜜丸或煎汤服之；亦可研末撮鼻取效。

病案四　刘某，男，9 岁，北京人，2000 年 4 月 10 日就诊。近日外感头痛，恶风畏寒，不发热，头痛连及项痛，舌苔薄白，脉浮。

处方：桑叶 10g，菊花 10g，荆芥 10g，防风 10g，川芎 6g，羌活 10g，白芷 10g，细辛 2g，薄荷 3g（后下）炙甘草 3g，茶叶一撮

7 剂，水煎服，分 3 次服用。

二诊　服用上药后，外感头痛均告缓解，效不更方，再增减 5 剂后治愈。

方药感悟

小儿气血未充，卫表不固，脏腑柔嫩，极易遭受外邪侵袭。头为诸阳之会，五脏气血之华盖，六腑上升之清气，皆上注于头。若外感六淫，外邪留滞经络，壅塞气血，循经上扰，可导致头痛。风为百病之长，善行而数变，具有向上、向外的特性，故风邪袭入，先伤人体的肌表、头面。茶叶可以清头目，除烦，疗目昏，与川芎配伍行气活血止痛，通则不痛。茶叶还可清上而降下，以兼制风药过于温燥升散，共奏疏风散寒止痛之功效。

风热头痛

病案一　郝某，男，14 岁。头晕头痛 3 天，头痛剧烈，发热，自觉恶风，口渴欲饮，便干溲黄，舌质红，苔黄，脉浮数。证属风热头痛，治以疏风清热。

处方：川芎 5g，白芷 6g，菊花 10g，羌活 5g，生石膏 25g（先煎），蔓荆子 10g，薄荷 3g（后下），黄芩 10g，黄连 1.5g，钩藤 10g，僵蚕 10g，焦三仙各 10g

5 剂，水煎服。

方药感悟

《本草汇言·木部·灌木类》曰："蔓荆子，主头面诸风疾之药也。主通利九窍，活利关节，明目坚齿，祛除风寒风热之邪。其辛温轻散，浮而上行，故所主头面虚风诸证。推其通九窍，利关节而言，故后世治湿痹拘挛，寒疝脚气，入汤散中，屡用奏效，又不拘于头面上部也。"刘老指出，风为阳邪，为百病之长，六淫之首，若挟热邪，上犯清窍，清窍不利则头痛。蔓荆子辛能散风，微寒能清热，轻浮上行，有散头面之邪，祛风止痛之功效。

病案二　杨某，女，11 岁。近半年经常头痛，遇热明显，以前额为主，伴鼻塞，食欲不振。查体：鼻咽微红，舌红，舌苔黄，脉偏数。诊为风热头

痛，予疏风清热治疗。

处方：辛夷 10g，苍耳 10g，玄参 10g，板蓝根 10g，山豆根 5g，桑叶 10g，菊花 10g，川芎 10g，川牛膝 10g，赤芍 10g，蔓荆子 10g，鸡内金 10g，焦三仙各 10g，香稻芽 10g

7 剂，水煎服，日 1 剂。

方药感悟

刘老认为外感六淫之邪上扰清窍，可作头晕头痛，风为阳邪，百病之长，故治疗外感头痛，疏风为先，根据具体感邪的不同，灵活配伍应用。《本草衍义·第八卷》曰："头面风不可阙也"。均以川芎作君药，其疏风止痛作用最强，如风热为主，多表现为胀痛，夹热，应清泻风热，风散热清，配伍菊花、薄荷、生石膏、桑叶、蔓荆子等药疏风清热，热甚明显，可用黄芩、山栀、黄连等。风寒偏重，则痛时有紧束感，配伍细辛、白芷、羌活、藁本、荆芥、防风等疏散风寒。风湿外感者，清空为邪阻遏，头重如裹，配伍羌活、独活、防风、藁本、苍术等祛风胜湿，而川芎"去湿气在头"。

肝阳头痛

病案一　李某，女，8 岁。头痛阵作 1 月余，前额重，筋脉掣起连及眼珠，以致哭闹不安，性情急躁，食欲欠佳，便干溲黄，两眼轻度浮肿，苔白厚，脉弦滑。此患儿证属木郁化火，肝阳鼓动，夹以痰浊上冲巅顶，而为头痛，治当以平肝清热，佐以涤痰。

处方：生石决明 18g（先煎），钩藤 10g，杭菊花 6g，大白芍 10g，龙胆草 5g，黑山栀 5g，黄芩 6g，枳壳 5g，夏枯草 5g，半夏曲 10g，灯心草 1g

7 剂，水煎服。

方药感悟

《医学启源卷之下·药类法象·寒沉藏》曰："治黄目赤肿，睛胀，瘀肉高起，痛不可忍。以柴胡为主，龙胆为使，治眼中疾必用药也。"刘老指出，龙胆草大苦大寒，与芩连同功，苦寒沉降，专泻肝胆实火。

病案二　何某，男，11 岁。1998 年 2 月 19 日就诊。患儿头痛近 1 年，几乎每日发作，有时甚至一日数次，以前额及两侧疼痛为主。CT 未见异常，排除占位。平素性格急躁易怒，纳眠可。查舌红苔薄白，脉沉弦。西医诊断：神经性头痛。中医诊断：头痛。证属肝阳上亢，以清热平肝息风为治则。

以补肝肾。

处方：党参15g，黄芪15g，茯苓10g，炒白术芍各10g，当归10g，熟地10g，山茱萸10g，山药10g，川续断10g，牛膝10g，杜仲10g，蕲蛇肉10g，蜈蚣1条，制马钱子0.6g（冲服），焦三仙各10g，生姜2片，大枣5枚

5剂，水煎服，日1剂。

方药感悟

牛膝、杜仲、续断均有补肝肾、强筋骨之功，牛膝作用于血分，能引血下行，活血通脉；杜仲长于补益肾气，作用于气分；续断除补肝肾、强筋骨外，又能行血脉，其作用在于筋节气血之间，有补而不滞之优点。三药相须，气血共治，使补肝肾、强筋骨之功倍增。刘老善治进行性肌萎缩、重症肌无力等病证，如患者具有全身无力症状，必用此三药补肝肾、强筋骨；一些中枢神经系统疾病常会遗留肢体痿弱不用的后遗症，刘老用之则能活血通脉。如《医学衷中参西录·药物》：“牛膝，原为补益之品，而善引气血下注，是以用药欲其下行者，恒以之为引经。故善治肾虚腰疼腿疼，或膝疼不能屈伸，或腿痿不能任地。”《续名医类案》曰：“杜仲乃腰膝之专药。”由于牛膝引血下行，杜仲补肝肾，二药配伍还可用于治疗肝肾不足、肝阳上亢的头痛眩晕、肝风等证。

脾肾两虚

病案一　张某，女，5岁，河北衡水人。2005年12月8日就诊。眼睑下垂1年，加重伴行走困难6月余。患儿1年前出现双眼睑下垂，时轻时重，曾在河北沧州地区治疗，未见疗效。近半年来出现全身疲乏无力，尤以双下肢为重，行走困难。在北京儿童医院、北京协和医院等医院住院，确诊为全身型重症肌无力，经用溴吡斯的明、激素等治疗，无明显疗效，特来门诊求诊。现症：眼睑下垂，全身疲乏无力，行走困难，不能下蹲。舌质淡红，苔薄白，脉细。治以补脾益肾，升陷通络。方用升陷汤加味。

处方：黄芪15g，党参15g，柴胡10g，升麻5g，桔梗5g，灵芝15g，冬虫夏草1根，熟地10g，山萸肉10g，茯苓10g，杜仲10g，马钱子0.6g（冲），当归10g，鸡血藤15g

30剂，水煎服。

二诊　服药1月后，病情稳定，眼睑能够上提，纳食增加；但仍双下肢无力，行走较困难。继守上方加蜈蚣1条、蕲蛇肉10g，以增强疏通经络作用。

2007年6月8日复诊　患儿坚持每日服用刘老中药1年半，现眼睑无下

垂，行走可，可下蹲，但下蹲后站立稍困难。治以健脾补肾，活血通络；方用六味地黄丸加减。

处方：党参15g，黄芪15g，熟地10g，山茱萸10g，山药10g，茯苓10g，灵芝15g，冬虫夏草1根，马钱子0.6g（分冲），杜仲10g，牛膝10g，当归10g，鸡血藤15g，蜈蚣1条，蕲蛇肉10g

30剂，水煎服。

方药感悟

刘老根据重症肌无力“病在肌肉，症在无力”的特点，认为本病病机主要责之于脾虚。脾主肌肉四肢，为后天之本，气血生化之源，脾旺则诸脏得养，功能自强，肌肉受益从而健壮有力。常用升陷汤加减以益气升提，健脾通络。对于重症肌无力全身型、延髓型及肌无力危象，刘老善于运用马钱子，以通络生肌。马钱子有大毒，一般人不敢轻易内服用药。刘老观察马钱子除具有通络止痛生肌的作用外，还有祛邪清热之功。刘老认为马钱子副作用大，小儿难以耐受，必须炮制后方可入药，且小儿剂量不能超过0.6g。同时应用马钱子时应与大剂量的补益之品配伍，可以补偏救弊，相得益彰。如与党参、黄芪、灵芝、冬虫夏草等配伍，补脾益气，通络生肌，是治疗重症肌无力的有效方法。

病案二 周某，男，4岁5个月。1年前开始出现眼睑下垂，继而眼球内斜，曾在当地治疗，仍呈进行性加重。后出现全身疲乏无力，尤以下肢为重，懒于行走。于北京儿童医院做新斯的明试验呈阳性，诊断为全身型重症肌无力，经用新斯的明及吡啶斯的明、激素、维生素B类等药物治疗，未见好转，故来求治中医。现症：眼睑下垂，伴以斜视，全身倦怠，下午为重，苔白脉细。辨证属脾虚气弱，波及肝肾，治疗补脾益气佐以壮肾。

处方：生晒参10g，黄芪15g，茯苓10g，黄精15g，柴胡10g，升麻5g，葛根10g，杜仲10g，川断10g，制马钱子0.4g（冲服），生姜2片，大枣5枚

20剂，水煎服。

二诊 服药后病情稳定，眼睑能够上提，斜视症状消失，全身渐趋有力，纳食增加，后又进40剂愈。

方药感悟

《本草便读·山草类》：“黄精，……此药味甘如饴，性平质润，为补养脾阴之正品。”故黄精既补脾气，又补脾阴，为健脾胃常用药。如脾胃气虚而见

纳差、倦怠乏力，可配伍党参、茯苓、白术；如见食少、口干、大便干燥、舌红无苔则属脾胃阴虚，可配伍沙参、麦冬等。另外，刘老认为小儿重症肌无力的临床表现，大多属于脾气虚弱之症。因脾主肌肉，主运化水谷精微，肌肉赖水谷精微所化之气血的滋养，才能丰满强健有力，运动自如。若脾气虚弱，中气不足，水谷不化精微，气血无以上荣，则可导致眼胞无力，宽纵不收，严重时常可出现全身无力，甚至复视、斜视、眼球转动不灵活。辨属脾气虚弱，中气下陷，络脉失和，治疗用升陷汤加黄精。对肾病综合征、慢性肾炎后期，体质虚弱，脾肾两虚者，用金匮肾气丸合四君子汤加黄精以脾肾双补。

病案三　张某，女，7岁。患儿自幼站立不稳，扶桌扶墙后尚可站立，行走不利，家长扶持后行走呈鸭步，不能上楼，但智力正常，查脑CT小脑无萎缩。当地医院诊断为“脑瘫”，经多家医院诊治未见好转，故求诊于刘老。患儿面色白，精神不佳，纳差，眠可，证属肾虚。

处方：党参15g，生黄芪15g，茯苓15g，熟地15g，山茱萸10g，山药15g，丹皮10g，泽泻10g，川续断15g，牛膝15g，杜仲15g，蜈蚣1条，蕲蛇肉6g，制马钱子粉0.4g（冲），焦三仙各10g

15剂，水煎服，日1剂，嘱加强功能锻炼。

二诊　服药后可独自站立，但行走仍有不便，刘老改用散剂继续补肾通络。

处方：党参50g，黄芪50g，熟地50g，茯苓50g，山茱萸50g，山药50g，丹皮50g，泽泻30g，川续断50g，牛膝50g，杜仲50g，蜈蚣10条，蕲蛇肉30g，制马钱子8g，焦三仙各30g，野兔脑30个，麝香2g，鸡内金30g，香稻芽30g，鸡血藤50g，生姜10片，大枣30枚

每次5g，日2次，温开水冲服。

方药感悟

蜈蚣辛温，性善走窜，通达内外，息风通络止痉作用更强于全蝎。刘老临床常相须为用，治疗多种原因引起的痉挛抽搐，如脑瘫行走不利等，随证适当配伍，亦可用于急、慢惊风，破伤风等证。

胃 痛

虚寒型

张某，女，12 岁，初诊日期：2004 年 11 月 20 日。几日来脘痛牵引两胁，游走不定，或上或下，或左或右，痛则喜按，渴喜热饮，大便稀溏，一日两次，饱食则痛缓作胀，微饥则痛剧泛恶，苔白而滑，脉弦数无力。证属脾胃虚寒，中州不健，虚寒气滞则为痛，肝木来侮则为胀，且食后痛缓，亦为中虚之象。治当建中助运，以散虚寒，宗黄芪建中汤加减。

处方：炙黄芪 10g，桂枝 5g，大白芍 12g，炙甘草 6g，淡干姜 1.5g，老木香 3g，砂仁米 3g（后下），橘皮 5g，炒半夏 5g，大枣 5 枚，饴糖 30g

二诊　药后脘痛已瘥，食欲亦佳，二便如常，苔白脉细。法宗原意，毋需更方。

处方：炙黄芪 10g，白芍 12g，炙甘草 6g，淡干姜 2g，陈皮 5g，炒半夏 5g，大枣 5 枚，饴糖 30g，炒白术 10g，茯苓 10g，肉桂 3g

方药感悟

桂枝配黄芪、干姜、芍药，取黄芪建中汤意。桂枝汤外证得之，解肌和营卫；内证得之，化气调阴阳。今以桂枝汤加倍芍药加胶饴，更以黄芪补脾益气，即成建中实脾、调补气血之良方。

胃热气滞

孙某，女，5 岁，就诊日期：1996 年 2 月前来就诊。主诉：胃痛半天。现症：胃部胀痛，一阵缓一阵急，胸脘痞满，嗳气，口干欲饮，大便干，舌红，苔黄腻，脉滑数。平素食欲好，喜辛辣油炸之品。证属胃热食滞型胃脘病，治以清胃泄热，理气止痛。

处方：川黄连 5g，藿香 10g，元胡 6g，川楝子 9g，山栀 3g，制附片 1g（先煎），炒谷麦芽各 10g，焦槟榔 10g

3 剂，水煎服。

服上方 3 剂后，胃痛未再发作，嘱注意饮食调理。

方药感悟

小儿"脾常不足"，易为饮食所伤，同时喜爱辛辣炙煿之品，导致食滞化热，胃热亢盛，气机不畅，胃热食滞型胃脘痛。常表现为食欲旺盛，能食善饥，胃脘胀痛，嗳腐吞酸或呕吐不消化食物，苔厚腻，脉滑实。治疗宜清胃化滞、理气止痛为主。川楝子苦寒，理气止痛的作用强，配合清胃导滞之品治疗胃热气滞型胃脘痛较为理想。

消　渴

胃肾阴虚

胡某，男，3 岁，1989 年 10 月 26 日初诊。患儿素嗜食肥甘，1 月来忽小便频数，日十数行，且伴有纳呆、口渴欲饮、便秘、夜寐不安、盗汗等症，特来求诊。查体：舌质红，苔少，脉细数。证属胃阴不足。《素问·水热穴论》云："肾者，胃之关也。"小便频数与肾之气化功能密切相关。此患儿素喜肥甘，蕴生湿热，热扰肾关，则开阖失常。热郁日久，必伤阴津，且多尿、盗汗复又重伤其阴，而胃为阳腑，喜润恶燥，阴津伤则胃之纳化失常，故见纳呆、夜寐不安诸症，治疗故应清养胃阴。

处方：沙参 10g，麦冬 10g，生地 10g，怀山药 15g，石斛 10g，玉竹 10g，五味子 6g，川楝子 6g，生山楂 10g，生谷麦芽各 10g

3 剂，水煎服，每日 1 剂。

一月后，患儿因感冒再次来诊，询问其前方效果，家长述药后诸症消失，纳食大进。

方药感悟

山药性平兼涩，既补脾肺之气，又益肺肾之阴，与生地、玉竹、天花粉等同用可治疗阴虚内热、口渴多饮、小便频数等症及以此诸症为主要表现的消渴证。

肺 痈

痰热壅肺

病案一 患儿刘某，男，6岁，2007年6月8日就诊。咳嗽9天。病初高热，最高体温39.5℃，咳嗽，夜间尤甚，有痰，外院拍胸片诊为支气管肺炎。静脉滴注头孢曲松5天后，发热退，仍咳嗽，痰多，吐黄脓痰，咳甚胸痛，纳呆，二便可。查体：咽红，扁桃体无肿大，双肺呼吸音粗，两肺底可闻及中小水泡音，心（-），舌质红，苔黄腻，脉滑数。诊为肺炎喘嗽，痰热壅肺证。治以清热利湿，化痰止咳。方用苇茎汤加减。

处方：鲜芦根30g，薏苡仁15g，冬瓜子10g，桃仁10g，鱼腥草15g，杏仁10g，黄芩10g，枇杷叶10g，桑白皮10g，桔梗10g，丹参10g

7剂，水煎服。

服用7剂后，咳嗽、咳痰大减。继守上方，去鱼腥草、丹参，加焦三仙各10g，砂仁2g（后下），再进5剂后，咳嗽消失，食欲正常。

方药感悟

治疗肺痈的名方苇茎汤，出自《备急千金要方·卷第十七肺脏·肺痈第七》，由苇茎、生薏苡仁、瓜瓣（冬瓜子代）、桃仁四味药组成。《成方便读·卷四·外科之剂》曰："桃仁、甜瓜子皆润降之品，一则行其瘀，一则化其浊，苇茎退热而清上，苡仁除湿而下行，方虽平淡，其散结通瘀化痰除热之力，实无所遗。"临床上刘老常用芦根代替苇茎，并根据儿科特点，以苇茎汤治疗小儿肺炎痰多，证属痰热壅肺者。

病案二 李某，男，16岁。患肺部感染月余，经用抗生素治疗热退，但仍咳嗽痰多，痰中带血。纳差，睡眠差，双下肢微肿，舌红，苔腻，脉滑。治宜清肺逐瘀化痰。

处方：辛夷10g，苍耳10g，玄参10g，板蓝根10g，山豆根5g，芦根30g，桃薏仁各10g，冬瓜仁15g，枇杷叶10g，藕节10g，白茅根30g，车前子15g（包煎），茵陈15g，黄柏10g，山栀5g，神曲10g

7剂，水煎服，日1剂。

方药感悟

刘老认为外邪侵袭肺卫，常使肺气闭而不宣，郁而化热，热灼津液，炼液成痰，痰阻气道。肺为痰阻，宣降无权，故发生喘咳，气机不通，致血行不畅。故唐容川《血证论·喘息》云："内有痰血，气道阻塞，不得升降而喘。"刘老治疗痰热壅肺的咳嗽、痰多宗苇茎汤之意，惯用桃仁配伍薏仁、冬瓜仁以清肺化痰逐瘀；桃仁可泻血分热结，薏仁清肺热止咳，冬瓜仁清热化痰作用强，合用加强清热止咳功效。刘老常用之治疗支气管炎、肺炎。

热壅肺络

陈某，男，6岁。1周前发热，咳嗽，咳吐黄痰，自服红霉素多日未效，热势不退，且夜间热甚，咳嗽亦日渐加重，痰多且黏，渐成脓臭痰。伴胸痛，气短，烦躁，便秘。经西医检查，胸部X线检查，诊断为肺脓肿。患儿对多种抗生素过敏，求诊于中医。经中医四诊合参，辨证属热壅于肺，肺络被毒热所伤，化脓成痈。治疗采用清热解毒，托里排脓之法。

处方：薏苡仁15g，鱼腥草15g，金银花15g，败酱草10g，生石膏30g（先煎），杏仁10g，芦根15g，苇茎10g，甘草5g

7剂，水煎服。

二诊　服药后热势渐退，咳嗽减轻，咳痰减少，胸痛减轻，病情好转。上方去生石膏、金银花，加桃仁10g、瓜蒌12g、冬瓜仁10g，进一步清热排脓。

三诊　病情明显好转，胸部X线检查基本恢复正常。

方药感悟

肺脓肿在临床以发热、胸痛、咳吐脓血为主要证候，属中医学"肺痈"范畴。中医学认为，本病的发生是由于痰热壅滞于肺，蕴酿成痈，血败肉腐化脓所致。中医治疗本病一般以清热解毒，化痰排脓为主。刘老认为：肺痈之初期，多属毒热壅盛；治疗应以清热解毒，散结消肿之法，以削减其毒热。病势发展至中期，即脓成破溃期，肺络已被毒热所伤，血败肉腐，化脓成痈；治疗应在清热解毒的基础上，加强托里排脓。后期正虚邪实，余毒未尽，则应在益气养阴的基础上进一步祛除余邪。刘老对小儿肺脓肿的治疗皆以解毒排脓之法贯穿整个疗程，在各阶段治疗用药中均重用薏苡仁、鱼腥草之类。

腹　痛

寒凝肠结

患儿，女，22天，初诊日期：1964年3月17日。生后6～7天，腹痛多啼，延今未解，就诊时不时痛啼，啼则曲腰，两手挛急，大便如常，粪呈绿色，面色露青，舌苔白腻。证属胎寒内凝，外受寒邪，搏结小肠，气机失调，凝聚不宣，发为盘肠气痛。治以温中理气，散寒止痛。

处方：肉桂1g，炮姜1.2g，小茴香2.5g，木香1.5g，元胡3g，当归3g，白芍5g，丁香1.5g，乌药3g，川楝子6g，钩藤5g

3剂，水煎频服。药后痛止。

方药感悟

刘老认为小儿“脾常不足”，外感寒邪，搏结小肠，气机失调，易致凝聚不宣，发为盘肠气痛。治疗当先温通理气。

寒凝气滞

高某，男，5岁，初诊日期：1963年9月10日。1天前患儿出现绕脐腹痛，痛作绵绵，按之痛甚，胃纳不思，大便未行，面色黄滞，神疲不振，苔色薄白，脉象沉滑。证属中焦寒凝，气机施展不通则痛，治当温散寒邪，佐以理气止痛。

处方：乌药5g，木香3g，吴茱萸2.5g，香附10g，元胡6g，肉桂3g，炒川厚朴3g，青陈皮各3g

1剂，水煎频服。

二诊　昨进温中散寒，理气止痛之品，大便已通，腹痛告止，中焦寒凝得温已化。再拟温胃调中，以善其后。

处方：官桂3g，吴茱萸2.5g，山药10g，白术10g，木香3g，砂仁2.5g（后下），乌药5g，青陈皮各3g，炒半夏6g，焦三仙各10克，煨姜2片，小红枣3枚

3剂，水煎频服。

方药感悟

刘老认为小儿脾常不足，过食生冷或腹部受寒，腹痛绵作，拒按便秘，脉沉苔白考虑中焦寒凝。当用温中散寒，理气止痛之品，治疗用吴茱萸配乌药、木香、元胡等药。

中焦寒凝

高某，男，5岁，就诊日期：1995年7月24日。主诉：腹痛反复发作2年余。现症：脐周腹痛，痛作绵绵，按之痛甚，喜热饮，不思纳食，大便2日未行，面色黄滞，舌淡，苔薄白，脉沉滑。腹部查体未见异常。证属中焦寒凝，气机失展之腹痛，治当温散寒邪，理气止痛。

处方：天台乌6g，制香附10g，木香3g，吴茱萸2.5g，延胡索6g，官桂3g，川朴3g，青陈皮各3g

3剂，水煎服。

服上方3剂后，大便已行，腹痛止，继以温胃调中，以善其后。

方药感悟

小儿为少阳之体，喜食生冷，易伤脾阳。寒邪侵犯脾胃，中焦寒凝，气机失展，不通则痛。表现为脘腹胀痛，绵绵不休，甚则呕吐，胃部喜暖，纳食不佳，稍进凉食则上症加重等症状。治宜温脾散寒，行气宽中，降逆止痛。乌药辛温，具有散寒行气止痛功效，配合具有温中散寒行气消胀的良姜、香附，对于寒凝之腹痛确有良效。

热毒蕴结

张某，男，4岁，反复发作腹痛，平素易外感，纳差，面色黄，颈部淋巴结肿大，舌红苔薄白。刘老认为此为肠系膜淋巴结炎所致腹痛，辨证热毒蕴结，脾胃失和；治宜清热解毒，软坚散结，佐以和胃。

处方：辛夷10g，苍耳子5g，玄参10g，板蓝根10g，山豆根5g，生牡蛎15g（先煎），蒲公英10g，紫花地丁10g，穿山甲5g，山慈菇5g，川楝子10g，延胡索10g，焦三仙各10g，生姜2片，大枣5枚

7剂，水煎服，日1剂。

方药感悟

腹痛是儿科临床常见病证，常为阵发性发作，可自行缓解，有的在发热时发作明显，热甚痛甚，热退，腹痛也随之缓解。刘老认为此为肠系膜淋巴结炎所致腹痛，由于热毒蕴结，致气血不通，不通则痛，治当清热解毒，软坚散结，常以板蓝根、蒲公英、紫花地丁、蚤休等药清热解毒，穿山甲、山慈菇、海藻、昆布等药软坚散结，并加用元胡、川楝子行气活血止痛。《本草经疏·卷之九·草部中品之下》："延胡索，温则能和畅，和畅则气行；辛则能润而走散，走散则血活。"

腹 胀

湿热积滞

张某，女，12岁，就诊日期：1996年6月16日。主述：腹胀1月余。现症：脐腹作胀，以食后入暮为甚，纳食不香，口干作渴，午后潮热，小便不利，大便结，苔白腻，脉弦数。治以化积消胀。

处方：枳实6g，川厚朴3g，制大黄10g，香附10g，青陈皮各10g，藿佩梗各10g，焦三仙各10g，六一散10g（包煎）

3剂，水煎服。

服上方3剂后，大便泻利3次，所下甚畅，腹胀大减，潮热未作，纳食转香，示湿热积滞已化，继之调脾助运，以巩其效。

方药感悟

香附芳香辛散，有调气、舒肝的作用，若小儿积滞内停，郁而化热，阻于募原，气机失畅，以致脾失健运，胃失通降，出现食积腹胀。治当化积消胀，去其有形之积，则无形湿热同易解散。方药选用：枳实、香附、川朴、川大黄、焦三仙等。

脾胃虚弱

陈某，女，3岁。初诊日期：1996年1月10日。主诉：腹胀2天伴纳差。现症：肚腹胀大，食少便多，性情急躁，睡卧不安，面色苍白不华，舌淡苔白厚，脉滑实。证属脾胃虚弱，积滞不运，治当健脾消积，方用加味平胃散加减：

处方：炒苍术6g，炒厚朴3g，大腹皮6g，陈皮5g，黄连2g，莱菔子6g，山楂9g，炒麦芽9g，炒神曲9g

3剂，水煎服。

服上方3剂后，腹胀消失，夜卧稍安，继以调理脾胃善后。

方药感悟

刘老认为小儿腹胀多由过食厚味，或暴饮暴食，食积伤胃，停滞中脘，阻塞不痛而致。临床表现为形体壮实，腹部胀硬拒按，身有潮热，口渴心烦，大便不利，嗳腐吞酸等症。正如《内经·阴阳应象大论篇第五》所云："浊气在上，则生䐜胀。"腹胀多有虚实之分，此型多以实胀为主，治宜健脾消积。大腹皮具有行气宽中功效，配合健脾消积的苍术、厚朴、莱菔子，对轻症腹胀可起到消导化积、和中去胀功效。

湿滞脾胃

陈某，男，10岁，初诊日期：1999年6月12日。患儿近1周来脘腹胀满，食欲不振，时有恶心，倦怠乏力，大便溏，自服保和丸治疗，效果不好。查：舌苔白厚腻，脉缓。辨证属湿滞脾胃，治疗当燥湿运脾，行气和胃。方选平胃散加减。

处方：苍术10g，白术10g，茯苓10g，白芍10g，陈皮5g，法半夏5g，厚朴10g，生姜3片，大枣5枚

水煎服，每日1剂。7剂而愈。

方药感悟

苍术芳香燥烈，具有较强的燥湿健脾的作用。临证之时常配伍厚朴、陈皮等行气、健脾燥湿的药物，治疗湿阻中焦，脾胃运化功能失常所致脘腹胀满，食欲不振，恶心呕吐，倦怠乏力，舌苔浊腻之证。常用平胃散加减。

黄 疸

阴黄

患儿胡某，女，3岁。2个月前无明显诱因突然神疲乏力，时时困倦欲睡，不欲玩耍，食少纳呆，时时泛恶；继之面色发黄而灰暗，巩膜亦黄，日渐消瘦。经西医化验检查诊断为病毒性肝炎，给以多种保肝药治疗效果不显著，遂来求治于中医。来诊时查体：面黄而灰暗，小便颜色黄，大便溏，四肢发冷，舌淡红，苔白，脉沉迟无力。中医辨证属脾寒阴黄之证。脾虚失运，水谷之湿内生，湿从寒化，阳不运行，胆汁为湿所阻，浸淫肌肉，泛溢皮肤故身发黄疸。阴黄之证，缠绵之至，当以温中化湿为主，方选茵陈理中汤加减。

处方：茵陈15g，熟附片3g（先煎），淡干姜2g，白术6g，茯苓10g，薏苡仁10g，甘草3g

7剂，水煎服。

二诊　药后黄疸减轻，全身症状改善，食欲增进，大便成形。再拟原方加减，以巩固疗效。

处方：茵陈15g，淡干姜2g，炒白术6g，茯苓10g，山药10g，薏苡仁10g，青广皮各5g，甘草3g

7剂，水煎服。

方药感悟

刘老认为，阴黄的形成，多因寒湿伤人或素体脾胃虚寒，病后脾阳受伤，湿从寒化而成。阴黄之证临床上虽然皮肤发黄，但色幽暗枯瘁，口不作渴，神思倦怠，言语轻微，四肢发冷，腹痛泻利，小便清水，身不发热，苔白脉迟。治疗阴黄当以温中化湿为主，方选茵陈理中汤加减，温运脾阳则湿化，而黄疸自退。

肝郁湿滞

患儿贾某，男，3个月。出生后52天时始发现全身皮肤、眼目黄染，呈进行性加重。曾在北京某医院诊治，确诊为“先天性胆管闭锁”，并服中药治疗，未见明显效果，最后需要手术治疗，家长不愿手术，特来就诊。来诊时遍身面目黄染，色泽鲜明，两侧眼睑红赤，啼哭响亮，小便不利，呈深黄色，大便灰白而稀，1 日泄泻5～6次。查体：腹部膨胀，肝脏肿大在肋下 3cm，脾未扪及，心肺正常，舌苔色黄腻干焦，舌红，指纹颜色深红紫暗，并在气关。中医辨证：儿秉母气以生，感受湿热之气，阻遏中焦，滞于肝胆，疏泄失常，郁而为黄，形成黄疸之候。治以清热解毒，通利渗湿，使黄从里解。

处方：茵陈 15g，金钱草 10g，穿肠草 10g，黄柏 10g，山栀 1.5g，当归 10g，大腹皮 10g

5 剂，水煎频服。

二诊　药后黄疸明显减轻，目黄转淡，肤黄亦浅，全身症状改善，腹部平软，大便成形色转为淡黄，饮食增加，苔尚黄腻，小便仍黄，纹色紫红，肝肋下 2cm，脾未扪及。脾胃运化趋复，肝胆疏泄湿热功能已展，再拟原方加减，以希接效。

处方：茵陈 15g，金钱草 10g，穿肠草 10g，黄柏 10g，当归 10g，大腹皮 10g，生地黄 10g

3 剂，水煎频服。

三诊　全身面目黄染已消，眼睑红赤亦解，面色红润，精神转佳，活泼嬉笑，乳食正常，大便每日 1 次成形，颜色黄，小便正常，湿热郁阻已解，肝胆疏泄功能已复。

方药感悟

刘老认为先天性胆管闭锁在临床以遍身面目黄染，大便灰白为其主要证候，系由母体湿热传儿，感受以后，失于疏泄，致使胆汁不能循其常道排流，淤积不去，致浸渍蒸腾，迫溢肌肤而形成。因此本病属胎黄范畴，治疗应以清热利湿退黄为法，药用金钱草、茵陈、穿肠草之类。金钱草清热利湿，能够清热利胆，破瘀散结；茵陈苦平微寒，寒能清热，苦能燥湿，既能发汗使湿热从汗而发，又能利水使湿热从小便而去；穿肠草通利泻热，有穿肠之功。三药相合，气血兼顾，通利并施，则湿热自清，而黄疸也就迅速清退。

肝胆湿热

患儿李某，男，2 个月。生后 4 天出现黄疸，10 天后黄疸消退，3 周后黄疸复现，且日渐加重。面色发黄，黄色鲜明，巩膜亦黄，体重不增，腹胀，小便色黄，大便溏而灰白，舌红苔白，指纹紫。西医检查诊断为胆汁淤积综合征。中医辨证属肝胆湿热，疏泄不利，胆汁为湿所阻，泛溢皮肤所致。治疗采用清热利湿退黄之法。

处方：茵陈 15g，金钱草 10g，茯苓 6g，白术 6g，泽泻 5g，竹叶 3g，甘草 2g

5 剂，水煎服。

二诊　服药 3 剂黄疸即见减轻，服药 5 剂后黄疸消退，大便颜色转黄，病愈。

方药感悟

刘老认为湿热是黄疸的主要原因。清肝胆之热，利内蕴之湿是治疗黄疸的重要方法。金钱草能清热利胆，利湿退黄。治疗胆汁淤积综合征在中医辨证的基础上加用金钱草，常常可以收到推波助澜的良好效果。

湿热壅积

赵某，男，6 岁。患儿于 2 周前无明显原因发热，恶心呕吐，腹泻，不欲进食，经某医院诊为胃肠型感冒。经服用抗生素等药治疗无好转，1 周后面目出现黄疸，尿色如浓茶，腹痛腹胀，肝区痛，倦怠乏力。经西医化验检查，谷丙转氨酶及谷草转氨酶均增高，诊断为急性黄疸型肝炎。来诊时面目皆黄，尿色深黄，热势已退。查体见肝脏肿大伴压痛，舌红苔黄腻，脉弦滑有力。证属湿热毒邪壅积，采用清热解毒，利湿退黄之法。

处方：虎杖 10g，茵陈 10g，黄柏 6g，山栀子 10g，连翘 10g，赤芍 10g，竹叶 3g，酒军 6g，通草 5g，甘草 3g

7 剂，水煎服。

二诊　服药 3 剂，黄疸即减轻，服 7 剂后黄疸明显消退，尿色转清，仍有腹胀，厌食，便溏，肝区不适，采用健脾利湿法治之。

处方：茵陈 10g，茯苓 10g，猪苓 6g，苍术 10g，白术 6g，厚朴 10g，陈皮 10g，竹叶 5g，白芍 10g，甘草 5g

7 剂，水煎服。

三诊　服药 7 剂后黄疸完全消退，便实尿清，腹胀缓解，食欲增进，复查谷丙转氨酶及谷草转氨酶均恢复正常。

惊　风

阴虚风动

高某，男，2 岁半。3 月前曾患急惊风，证已治愈。但此后睡眠前发生惊惕悸动不安之状，愈来愈剧，身无热，饮食睡眠可。舌苔白，指纹淡。刘老强调，小儿肝常有余，邪郁化热，易动肝风。故小儿感邪之后，正邪相争，最易出现壮热惊搐等症。而急惊风迁延失治，或温热病后期，阴液亏耗，以致虚风内动，形成慢惊风。此患儿病惊风后，邪未清彻，阴液亏耗，治以息风定惊，养阴清热。

处方：钩藤 10g，天麻 3g，炙僵蚕 6g，菊花 6g，大白芍 10g，黑山栀 3g，天竺黄 6g，益元散 10g（包煎），细木通 5g，灯心草 1g

5 剂，水煎服。

方药感悟

《本草正义·草部·芳草类》曰："凡花皆主宣扬疏泄，独菊则摄纳下降，能平肝火，熄内风，抑木气之横逆。"刘老指出，菊花性寒入肝经，能清热平肝，故可用于治疗肝阳上亢、头痛眩晕，惊厥抽搐之肝风证。

热极生风

潘某，男，2 岁。1989 年 2 月 18 日初诊。患儿发热伴间断抽搐已有 4 天，发病次日曾于某医院就诊，服羚羊角粉、生地、玄参等清热镇惊药物，仍有发热，体温一直持续 38℃以上。查体：体温 38. 3℃，抽搐，二目斜视，手足厥冷，爪甲青紫，舌苔黄厚，指纹紫。中医诊断：惊风，证属感受温热之邪，治法以清热息风止痉为原则。

处方：桑叶 10g，薄荷 3g（后下），菖蒲 10g，天竺黄 10g，全蝎 3g，钩藤 10g，莲心 10g，苏梗 10g，淡豆豉 10g，板蓝根 10g，竹叶 10g

3 剂，水煎服，日 1 剂。

二诊　家长述一剂药后发热已解，后继服，抽搐未作，精神食欲已佳。

方药感悟

全蝎主入肝经，既平息肝风，又搜风通络，兼具息风止痉及搜风止痉之效，有良好的止痉抽作用，故可用治各种原因之痉挛抽搐。配伍羚羊角、钩藤等药，清热息风止痉。

热邪伤阴，筋脉失养

许某，男，2岁。因脑炎出现惊风昏迷1周，经抢救患儿生命无虞，但后遗肢体强而痉挛，不能伸直，身体倾斜不能自主，意识不能控制，二便自遗，经针药施治1年，意识较明，二便亦能控制，饮食正常，唯两手弯曲，未见改善，苔白脉濡。刘老认为此属惊风危证，高热劫津，耗伤气血，血不荣筋，气主煦之，血主濡之，经脉无以濡润，必见燥急之象，所谓"风淫末疾"是也，治当养血祛风为主，久服可望奏功。

处方：炙黄芪12g，当归6g，炒白芍15g，熟地黄10g，川芎3g，桂枝1g，炙僵蚕10g，红花1.5g，干地龙6g，海风藤10g

二诊　前方接服30剂后，手肢强屈较已，能够活动，局部且有热感，证已见效，再拟原意治之。

处方：炙黄芪12g，当归6g，炒白芍15g，熟地黄10g，川芎2g，桂枝1g，广陈皮3g，茯苓10g，干地龙6g，炒白术10g，人参5g

方药感悟

小儿为稚阴稚阳之体，往往不耐受邪气攻伐，如邪毒炽盛，常会耗损气血，出现一些筋惕肉瞤的变化，刘老认为此时邪已去大半，治疗可以补气养血为主。如为病后肌肉萎缩，刘老认为也属气血耗损，并考虑脾主肌肉，治当大补气血，健脾和中，除用四物汤补血外，另加强补脾药物的应用，如党参、黄芪、茯苓、白术，并注意活血通络药物的应用如红花、姜黄、鸡血藤等。

脾肾亏虚

李某，男，1岁。吐泻已历1月，日夜20余次。在某医院住院治疗，诊为消化不良，连用新霉素1周而不效，突然病情加重，昏睡不醒，闭目摇头，手足微有抽搐，肌肉消瘦，四肢厥逆，吐泻之物为不消化之乳白色块状物，饮后即吐，心烦躁动。苔干质赤，脉沉微弱。势属吐泻既久，津伤阴涸，脾气大伤，木亢风生。治当健胃回阳，佐以益肾护阴。

处方：补骨脂 6g，山萸肉 3g，人参 6g，黄芪 6g，附子 3g（先煎），酸枣仁 6g，生龙牡各 10g（先煎），大白芍 10g，乌梅 3g，钩藤 5g，五味子 3g

2 剂，水煎服。

二诊　药后神志清醒，闭目摇头抽搐均止，吐泻亦大显减少。前方既效，再拟原方增损治之，以希接效为佳。

处方：补骨脂 6g，山萸肉 3g，人参 6g，黄芪 6g，附子 3g（先煎），酸枣仁 6g，大白芍 5g，乌梅 3g，五味子 3g，炒白术 6g

5 剂，水煎服。

方药感悟

刘老认为，慢惊风多由于吐泻日久导致脾胃虚弱，脾阳不振，津液亏损，肝血不足，筋失濡养，而致虚风内动，甚至损及肾阳，元阳虚衰，寒败之象毕露，造成纯阴无阳的危候。或由于各种热性病或急惊风迁延日久，导致耗气伤津，气阴两伤，中气虚惫，筋失濡养，虚风内动，筋脉拘急所致。治疗慢惊风必须速培元气，温补脾肾，补土即所以敌木，治本即所以治标。

口　疮

心脾热积

患儿李某，女，2岁。自1岁时起反复发生口腔溃疡，每隔1～2个月即发一次，平素偏食，大便干燥，3～4天排便一次，手足心热，急躁易怒，经常感冒发热。本次发病口内溃疡较多，灼热疼痛，口臭流涎，拒食，心烦，哭闹不已，尿黄便干，舌质红，苔白且厚，指纹色紫。

处方：灯心草2g，黄连2g，生地5g，竹叶3g，甘草3g

3剂，水煎服。

二诊　服药3剂后大便通，口腔溃疡明显减轻，食欲明显增进，白厚舌苔已去，精神转佳。守方加减，巩固疗效。

处方：灯心草2g，竹叶3g

5剂，开水泡服。

1月后随访未再复发。

方药感悟

口疮是婴幼儿时期比较常见的一种口腔疾病。《诸病源候论·唇口病诸候》中云："脏腑热盛，热乘心脾，气冲于口与舌，故令口舌生疮也。"心经通于舌，脾气通于口，小儿口疮主要是因为心脾湿热熏蒸于上所致，或因阴虚火旺、虚火上炎所致。主要表现为口内两颊、舌面、上腭等处发生溃疡，局部疼痛，甚至遍及咽部，口生溃烂。除口腔症状外，还可见流涎拒食，心烦急躁，尿黄便干等热证。刘老根据小儿的生理特点，结合小儿口疮的证候辨证分析，认为小儿口疮以心脾积热居多；治疗应该清热泻火，导热下行，常用泻心导赤汤加减，尤其每选灯心草配黄连之类。刘老认为灯心草能清心火，又能利尿泄热，可以导心火下降；并且质轻味淡，不伤脾胃，适合小儿服用，配合黄连更能加强清热泻火之力。

胃肠积热

杨某，男，2岁。流口水，口臭，大便干，口疮，舌红，苔黄厚，指纹滞。诊为胃肠积热，治以清胃凉血。

处方：黄连1.5g，藿香10g，薄荷3g（后下），知母10g，生石膏25g（先煎），山栀1.5g，黄芩10g，通草1.5g，当归10g，赤芍10g，制大黄10g，焦三仙各10g

水煎服，日1剂。

方药感悟

口疮多为胃热循足阳明胃经上攻所致，胃为多气多血之府，胃热每易致血分有热。治以清胃热、散伏火外，佐当归、赤芍凉血活血。

淋　证

下焦湿热

患儿高某，女，2岁。1周来小便频数，不得畅解，每日排尿二三十次，甚至有时每二三分钟即要排尿一次，下行点滴，小便淋沥涩痛，溲时且有灼热之感。周身无浮肿，面黄神疲，经化验检查尿常规白细胞增高，未见红细胞。诊为泌尿系感染，服药后症状未见减轻。来诊时面色红，眼睑及下肢均无浮肿，舌苔薄白，脉弦数。中医辨证属湿热内蕴下焦，热结膀胱，治疗采用清利下焦湿热之法。

处方：车前子10g（包煎），滑石粉15g（包煎），川萆薢10g，瞿麦6g，茯苓10g，竹叶5g，甘草5g

5剂，水煎服。

二诊　药后小便淋沥涩痛症状消失，排尿灼热感消失，小便次数明显减少，但仍稍频，溲量增多。以上方继服5天，病愈。

方药感悟

热淋主要见于婴幼儿泌尿系感染，尤其多见于女婴。临床以小便频数短涩，淋沥涩痛，甚或小便癃闭，不尿自滴，点滴难下，欲尿不出或欲出未尽，小腹拘急引痛，尿道疼痛为主要症状。热淋的发生主要是由于感受湿热之邪，蕴结下焦，使膀胱气化功能失常所致，一般多见于泌尿系感染的急性期。刘老认为婴儿热淋多以湿邪为患，系湿邪郁而化热，湿热蕴结膀胱所致。治疗应以利湿清热为法，常用车前子之类。车前子甘寒滑利，性善降泄，能利湿清热，为治疗婴儿热淋的常用药。刘老在临床具体应用中常以车前子与滑石粉、瞿麦、萆薢、茯苓等药同用，效果甚佳。

热毒伤血

刘某，男，12岁。患儿平素体壮，突于就诊前2日出现不明原因尿血，伴尿频、尿急、尿痛，尤其尿后少腹疼痛。晨起眼睑稍紧，无发热，无腰痛。刻下：症见面色白，口唇干，舌红少津，苔薄白，脉数。尿常规：蛋白（+），红细胞满视野，血常规未见明显异常。证属毒热伤血，治疗以凉血通淋为原则。

处方：车前子 10g（包），金钱草 15g，瞿麦 10g，黄柏 10g，白花蛇舌草 15g，小蓟 15g，冬葵子 10g

4 剂，煎汤后冲服琥珀粉 3g。

二诊　药后尿色变淡，继服 4 剂，血尿消失，复进 4 剂以巩固疗效，后连续三次查尿常规均为阴性。

方药感悟

琥珀具有利尿通淋之功，故可用于淋证尿频、尿急及癃闭小便不利等证。刘老言琥珀可散瘀止血，更适宜于血淋，且单用一味即可收效，若治疗热淋、石淋可配伍金钱草、海金砂、木通等利尿通淋之品。

面　瘫

正虚邪乘

王某，女，14岁。汗出当风出现面瘫，查体：形体消瘦，面色不华，舌淡，苔白微腻，脉细。辨为气血不足，络脉空虚，外感风邪；治宜祛风解痉，活血通络。

处方：当归10g，生黄芪10g，防风10g，白附子5g，钩藤10g，全蝎5g，僵蚕10g，木瓜10g，鸡血藤15g，秦艽10g，茯苓10g，半夏10g，川牛膝10g

14剂，水煎服。

方药感悟

面瘫多因正气不足，络脉空虚感受风邪而致，治疗以养血祛风为主，即"治风先治血，血行风自灭"。如血虚为主，刘老常以四物汤为主方加鸡血藤、钩藤、丹参等舒筋活络之品；如初期常以牵正散为主方，佐以养血舒筋通络之品；病久加重虫类药物的应用，以入络搜风。由于鸡血藤除活血通络外，兼有温养作用，常为必用药物。正如张山雷所言"此物温通之力甚猛，活血是其专长。"故临床上，本品对气血不通之麻、木、挛、痛或风湿痹痛以及中风后遗症等病伴有的肢体痿弱不用等均可使用。鸡血藤刘老用量在15~30g。

气血亏虚，风痰阻络

卢某，男，12岁，患面瘫1月，经静点3周阿昔洛韦不愈，现舌质淡暗，脉沉细。刘老认为，患儿平素体虚，故因络脉空虚受风所致，治宜养血和血，祛风活络。

处方：川芎10g，牛膝10g，赤芍10g，当归10g，生地10g，丹参10g，枳壳10g，郁金10g，白附子5g，钩藤10g，鸡血藤15g，秦艽10g，神曲10g

14剂，水煎服。

二诊　药后嘴角歪斜及麻木减轻，继以养血祛风舒筋活络调治。

方药感悟

面瘫多由正气不足，络脉空虚，风寒风热之邪乘虚侵袭面部筋脉，致面部气血痹阻，肌肉弛缓不收而形成此症。周围性面瘫属祖国医学"口僻"范畴。如失治误治不愈者，多为风邪挟痰流窜经络，以致脉络痹阻，气血瘀滞，筋脉失养所致。刘老治疗本病多养血和营，兼以祛风通络。

脑性瘫痪

肝肾不足

病案一 马某，女，8岁。脑瘫患儿，慕名来诊。刻下症见：智力低下，说话不清，摇头，行走尚可，纳眠可，二便调，舌淡红，苔薄白，脉沉细。辨属肝肾不足，取方六君子汤合菖蒲郁金汤以健脾益气，化痰开窍，健后天之本以养先天不足。同时配合六味地黄丸、菖蒲郁金汤合四逆散，制成散剂以补益肝肾，化痰开窍治其本，以缓图功。

处方：党参15g，生黄芪15g，茯苓10g，炒白术芍各10g，炙甘草3g，陈皮5g，半夏5g，焦三仙各10g，鸡内金10g，香稻芽10g，丹参15g，菖蒲10g，远志10g，郁金10g

20剂，水煎服。

散剂：熟地30g，山药30g，山茱萸30g，茯苓30g，丹皮30g，泽泻30g，丹参30g，菖蒲30g，郁金30g，远志30g，青陈皮各30g，半夏30g，柴胡30g，枳壳30g，白芍30g，炙甘草10g，党参30g，生黄芪30g，野兔脑30个（焙干），麝香1g，天麻30g，钩藤30g，桑螵蛸30g，补骨脂30g，益智仁30g，黄精30g

1剂共研细末，早晚各5g，加糖少许，开水冲服。

嘱其加强语言训练。

方药感悟

山药平补气阴，配伍熟地、山茱萸等可共奏滋补肝肾之功，可用治肾精不足的脑瘫等病证。

病案二 王某，男，3岁，河北省石家庄人，1990年4月29日就诊，患儿主因智力低下，口不知言，行走呈剪刀步，反应迟钝，经多家医院诊为“脑性瘫痪”，曾多方治疗，效果不显，慕名前来求治。刻下症见：发育迟缓，面色苍白，舌质淡红，苔薄白，脉沉细。证属肝肾不足。治以滋补肝肾，健脑益智开窍。

处方：熟地10g，山茱萸10g，山药10g，茯苓10g，丹皮10g，泽泻10g，丹参10g，菖蒲10g，郁金10g，远志10g，当归10g，白术30g，白芍10g

30剂，水煎服，日1剂。

嘱其配合功能锻炼，加强语言训练，并让其准备野兔脑 30 个，焙干备用。

二诊　患儿反应迟钝较前稍有好转，能发简单的单字音，配健脑散及汤剂 30 剂，继续服用。

健脑散组成：党参 30g，黄芪 50g，茯苓 50g，白术、白芍各 30g，陈皮 30g，半夏 30g，丹参 30g，菖蒲 30g，郁金 30g，远志 30g，熟地 50g，山萸肉 30g，泽泻 30g，丹皮 30g，山药 30g，野兔脑 30g，焦三仙各 30g

上药共研细末，早晚各 3g，加糖少许，温开水送服，缓以图功。

方药感悟

脑性瘫痪是指发生在产前或围产期，由多种原因引起的非进行性的、中枢性的运动障碍，为小儿常见致残疾病之一。严重病例常伴有癫痫、智能迟缓或感觉、语言、性格、行为异常。本病属中医“五迟、五软”的范畴，刘老经过多年的临床研究，采用健脑散治疗小儿脑瘫，效果显著。

脾肾亏虚

郭某，女，4 岁，就诊日期：2007 年 11 月。家长代诉：说话不清，摇头、智力低下，足软不能行走，腰软不能坐，纳可，二便调。舌淡苔少，脉沉细无力。刘老分析病机为先天不足，后天失调以致生气受戕，发育不常，肾虚髓空，脾失健运。亟当双补脾肾，化痰开窍，调理气血。

处方：党参 15g，生黄芪 15g，茯苓 10g，炒白术 10g，炒白芍 10g，黄精 10g，炙甘草 3g，陈皮 5g，半夏 5g，丹参 15g，菖蒲 10g，远志 10g，郁金 10g，鸡内金 10g，香稻芽 10g

14 剂，水煎服。

另：六味地黄丸合菖蒲郁金汤合四逆散加减，加用黄精 30g 共研细末，早晚各 5g，加糖少许，开水冲服。

方药感悟

五迟、五软属小儿生长发育障碍，包括西医学之小儿生长发育迟缓、大脑发育不全、佝偻病、脑瘫等，刘老认为本病病因为先天禀赋不足，后天调养失宜，致脾肾不足，累及五脏所致。其病机可概括为正虚和邪实，正虚是五脏不足，气血虚弱，精髓不充，邪实为痰瘀阻滞心经脑络，心脑神明失主。治疗应健脾补肾，化痰开窍，调和气血。方用六味地黄丸合菖蒲郁金汤合四逆散，加用黄精，研为散剂，以图缓效，正如《本经逢原·山草部》所述“黄精，宽中益气，使五藏调和，肌肉充盛，骨髓坚强”。

尿 频

下焦湿热

患儿白某，女，3岁。5日来小便频数，不得畅解，每10余分钟即排尿一次，溲时且有灼热之感，经西医化验检查尿常规未发现异常，诊为神经性尿频，建议服中药治疗。来诊时查体：面黄神疲，无浮肿，舌苔薄白，脉弦数。中医辨证属湿热内蕴下焦，热结膀胱之象，治宜清导下焦湿热。

处方：滑石粉15g（包煎），川萆薢10g，茯苓10g，车前子10g（包煎），竹叶5g，甘草5g

5剂，水煎服。

二诊　药后尿频大减，溲时灼热感消失，溲量增多。以上方继服5天，病愈。

方药感悟

小儿尿频是临床常见的一个症状，多为感受湿邪或者湿热之邪，内蕴下焦所致。刘老认为，治疗此类疾病宜清导疏利，方能使下焦湿热得以清解。滑石利水湿，通淋滑窍，下通膀胱，配萆薢加强清解之力，更加健脾利水之品，治疗小儿湿热尿频切中病机。

肺失宣畅，液失疏布

患儿张某，女，4岁，2007年7月13日就诊。近1周患儿白天尿频短赤，尿臊味大，无尿急尿痛感，咳嗽，痰少，声音嘶哑。舌质偏红，苔薄白，脉数。

处方：麻黄6g，杏仁10g，石膏25g（先煎），黄芩10g，桑白皮10g，白前10g，炙杷叶15g，知母12g，黄柏12g，萆薢10g，瞿麦10g，萹蓄10g

7剂，水煎服，后愈。

方药感悟

刘老对于小便频数，兼有肺气不宣咳喘的患儿，常选用麻杏石甘汤加减，疗效显著。刘老言肺主通调水道，为水之上源，麻黄具有宣肺和利水的两大功能，此治法属下病治上。

哮　喘

痰热内壅

丁某，男，5岁，初诊日期：1988年2月5日。因咳喘反复发作1年，此次发作2天来诊。患儿自1年前起每因“感冒”诱发咳喘，曾在外院住院治疗，诊断为“支气管哮喘”。2天前外出受凉后又发咳喘，喉中辿鸣，不发热。双肺可闻哮鸣音，未及湿性啰音，舌质红，苔薄白，脉浮滑数。中医诊断：哮喘；西医诊断：支气管哮喘。辨证属内有宿痰，复感外邪，痰热内阻，气道不畅。治以疏解表邪、降逆平喘为法。

处方：银花10g，乌梅10g，紫菀10g，杏仁10g，钩藤10g，全蝎3g，浙贝母5g，蝉衣3g，莱菔子5g，炙杷叶10g

5剂，水煎服。

二诊　药后患儿咳喘减轻，仍有痰鸣，活动后明显，双肺偶闻哮鸣，舌质淡红，脉滑。效不更法，上方去全蝎、蝉衣，加黛蛤散10g（包煎）、五味子10g、紫石英10g，再用5剂。患儿咳止喘平痰净。

方药感悟

刘老认为，哮喘的成因很多，病情复杂。每因感触外邪而发，故疏散宣肺为常用之法，而喘发既久则肺气为之耗散，故又当配合酸收之品。因此在中医理论基础上结合现代药理研究成果，在本病治疗上独辟蹊径，临证常以疏散肺经郁热之银花配以宣肺止咳之紫菀、敛肺止咳之乌梅、敛肺滋肾之五味子、纳气平喘之紫石英，疗效甚著。

水寒射肺

李某，男，9岁，初诊日期：1964年12月6日。该患儿患哮喘，经多次割治未愈，每年入冬则反复发作不已。近因外感寒凉，过食生冷，出现恶寒发热，体温37.5℃，头晕欲呕，咳吐稀沫，喉间痰鸣，面色青灰，口唇淡白，舌苔薄白而滑，脉象弦细。故用小青龙汤散寒蠲饮。

处方：炙麻黄3g，桂枝3g，白芍10g，细辛1.5g，干姜2g，五味子3g，炙甘草3g，橘皮5g，杏仁10g，半夏5g，葱根3个，生姜2片

3剂，水煎服，每日2次。

二诊　寒热已解，咳喘亦定，眩晕泛吐未作；仍痰多微咳，苔白脉弦。表虽解，肺蕴寒痰未化，治宜温化以防哮喘复作。

处方：炙麻黄3g，杏仁10g，细辛1.5g，干姜2g，五味子3g，炙紫菀5g，莱菔子5g，旋覆花5g（包），橘皮5g，半夏5g，焦三仙各10g

5剂，水煎服，每日2次。痰尽，咳喘止。

方药感悟

刘老认为小儿肺常不足，外感寒凉，内食生冷，可致水寒射肺，出现恶寒微热，头晕作眩，愠愠欲吐，咳吐稀沫，喉间痰鸣漉漉，面色青灰，口唇淡白，舌苔薄白而滑，脉象弦细。小青龙汤证已具，应用干姜配麻黄、细辛、五味子散寒蠲饮。

痰浊闭肺

王某，男，1岁8个月。喘憋1天伴发热，咳嗽，气喘，痰鸣漉漉，时而烦躁，二便尚调。查体：体温38.1℃，咽红，充血，面色青灰，唇绀，目闭，双肺满布哮鸣音，舌淡苔白腻，指纹紫滞。证属外感风邪，痰浊闭肺。治以宣降肺气，化痰平喘，慎防内陷之变。

处方：苏叶6g，苏子3g，葶苈子5g，淡豆豉5g，前胡3g，杏仁5g，半夏5g，陈皮6g，茯苓9g，旋覆花6g（包煎），葱白3个

3剂，水煎服。

服上方3剂后，汗出，身热气喘渐平，咳声较低，唇口、指纹色紫转红，苔白转为淡黄，继以清肃肺气、化痰平喘收功。

方药感悟

小儿肺常不足，卫外不固，易生痰湿，外感风邪。外风引动伏痰，导致肺气不利而发生咳嗽，喘憋等症，临床常配合半夏、茯苓、苏子、莱菔子、旋覆花、前胡等同用，以宣肺降气、燥湿化痰、止咳平喘。

肾不纳气

赵某，男，5岁。发作哮喘2年，无明显季节性，感寒辄发，最近1个月每晚发作不已，喘息不能平卧，喘而声吼。此为喘久精伤，肾不纳气，治宜补肾纳气，方剂以七味都气丸加味，久服取效。

处方：熟地10g，山茱萸5g，茯苓10g，山药10g，丹皮5g，泽泻6g，五味子6g，紫石英10g（先煎），沉香片1.5g（后下），生龙牡各10g（先煎）

7剂，水煎服，日1剂。

另：河车大造丸10粒，早晚各1粒。

方药感悟

哮喘的发病近年呈上升趋势，刘老认为本病属于顽难痼疾，往往经年累月不愈，甚至成为终身疾患。《幼科发挥·喘嗽》："或有喘证，遇寒冷而发，发则连绵不已，发作如常，有时复发，此为痼疾不可除也。"其发病与肺脾肾三脏相关，喘咳日久，患儿肾虚均较为明显，卫外无权，藩篱失固，容易外感；肾主纳气，如肾失固摄，气化失常，纳气无权，虚痰上涌，喘而不已。叶天士《临证指南医案·喘》指出"喘病之因，在肺为实，在肾为虚……外感之喘，治肺，内伤之喘，治肾"。

痰热壅肺

黄某，男，5岁，2001年3月4日初诊。患儿自3岁起患哮喘，每年均发病数次。两天前哮喘再发，症见：喉中哮鸣有声，胸高喘促，痰黄稠，发热面赤，腹胀便秘，舌红，苔黄厚。查体：肋间隙增宽，双肺呼吸音增粗，满布哮鸣音。检查：胸片示肺气肿征；诊断为支气管哮喘。证属热哮之痰热证，治以清热化痰。

处方：黄芩10g，杏仁10g，栀子10g，桑白皮10g，瓜蒌仁10g，贝母6g，海浮石10g，冬花10g，化橘红10g，茯苓10g，桔梗6g，甘草6g

5剂，水煎服。

二诊　服药3天后，哮喘明显减轻，已能平卧。继加减之，服1周后，哮喘已停。

风寒束肺，痰郁化热

王某，女，10岁。反复咳喘6天，患儿6天前受凉后出现咳嗽、喘息，有痰，夜间咳喘较甚，伴鼻塞，流清涕，唇红，口干，纳尚可，夜眠差，大小便尚可，舌红、苔白根腻，脉数微滑。

处方：白果6g，五味子3g，水炙麻黄3g，款冬花5g，法半夏5g，桑白皮6g，黄芩5g，杏仁10g，炙杷叶6g，莱菔子5g，葱头3个，生姜2片

3剂，水煎服。

方药感悟

本病辨为哮喘，《幼科发挥·肺所生病》论"或有喘病，遇寒冷而发，发则连绵不已，发过如常，有时复发，此为宿疾"，故哮喘是一种反复发作的疾

病。由于小儿肺脾常不足，肾常虚，若肺脾肾三脏功能失调，水液聚为痰饮，留伏体内，则成为哮喘反复发作的夙根。在遇到外邪、发物或情志不遂、劳倦等诱因时，常促其发作。本例患儿即是如此，故辨属风寒外感，引动宿痰，痰郁化热之哮喘证。治以宣肺降气、祛痰清热平喘，宗定喘汤加减。定喘汤首载于《摄生众妙方》，为风寒外束、痰热内蕴之咳喘证所设。方中麻黄辛而宣散，白果涩而收敛；两药一收一散，开肺散邪而不耗伤肺气，敛肺平喘而无留邪之弊。同时配伍黄芩、桑白皮、半夏、款冬花、杏仁清热化痰降气平喘。在本病例中刘老随证加入莱菔子、炙杷叶以助消痰降气，葱头以通鼻窍，少佐五味子酸敛而防肺气耗散。诸药相合，使邪散、痰化、热清、气降，从而喘咳自平。此病案实为本虚标实之证，且以标实为急，故急者治其标，以散邪清化痰热为主；同时灵活运用了敛法，敛散相配，而无闭门留寇之嫌。不过敛法的应用要审慎，当有邪气留伏时，不可一味收敛而使邪无出路，加重患儿病情。

二诊　服药后喘定涕止咳减，脉缓，夜眠可，但仍有痰，纳欠佳，舌红苔白，辨属外邪已解，痰浊未净，继以六君子汤加减健脾化痰治本善后。

处方：党参 6g，土炒白术 10g，茯苓 10g，炙甘草 3g，炒半夏 5g，橘红 5g，神曲 10g，炒麦芽 10g，煨姜 2 片，小红枣 3 枚

7 剂，水煎服。

方药感悟

《幼幼集成·咳嗽证治》曰："有痰无声谓之嗽，脾湿动也。"《幼科发挥·肺所生病》亦述："皆饮食之所化，脾总司之也……虚则不能运化精悍之气以成荣卫，其糟粕之清者为饮，浊者为痰，留于胸中，滞于咽嗌，其气相搏，浮涩作痒，介作声，而发为咳嗽也。故治痰咳，先化其痰，欲化其痰者，先理其气。陈皮、枳壳以理肺中之气，半夏、茯苓以理脾中之痰。"也就是说，因痰而咳者，当健脾化痰以求其本。本患儿服前药后，外邪以解，病势渐缓，缓则治本，故健中焦以化痰湿。以六君子汤为主方健脾化痰，并加入神曲、炒麦芽健胃和中以助受纳。

小儿咳喘日久，邪气已去，肺气虚弱，为防肺气耗散，可加收敛之品。例如《幼幼集成·咳嗽证治》中论："咳而久不止，并无他证，乃肺虚也，只宜补脾为主，人参五味子汤。"因为虚者补其母，所以肺虚补脾，在此基础上加入五味子敛肺。同样刘老在论治咳嗽时提出治咳八法其中之一法即为敛法，是为小儿咳喘病后期邪去正虚咳喘而设，常选用白果、乌梅、五味子、诃子等敛肺。其中白果性涩而收，归肺经，具有敛肺定喘之功，此即《幼幼集成·咳嗽证治》所谓"收其耗散之金，得返清肃之令"。

风热夹痰

胡某，男，5 岁半。咳喘 3 天，既往有支气管哮喘病史。3 天前患儿受凉后出现咳嗽，喘憋故来诊。刻下症见：阵发性咳嗽，伴痰响，喘息，鼻塞，流黄涕，汗多，纳欠佳，无发热，二便尚调，舌红苔黄，脉浮滑。查体：咽充血，扁桃体Ⅱ°肿大，双肺呼吸音粗糙，可闻及哮鸣音及少许痰鸣音。西医诊断：支气管哮喘（发作期）；中医诊断：哮喘（发作期）。证属热哮，为风热夹痰。治以宣肺散邪，化痰平喘止咳，取方杏苏散合过敏煎加减。

处方：炙菰笋 10g，贯众 10g，前胡 10g，桔梗 5g，杏仁 10g，苏子 5g，银花 10g，乌梅 10g，紫菀 10g，五味子 10g，钩藤 10g，地龙 10g，紫石英 10g，秦皮 10g，茯苓 10g，焦三仙各 10g

7 剂，水煎服。

方药感悟

刘老认为，哮喘形成因素很多，往往寒热错杂，虚实并见，临床必须知常达变，才能切中病机，收以卓效。钩藤性味甘寒，有镇静止咳作用，既可祛外风，又可祛内风。地龙，甘寒，清解肺热，平喘通络，现代药理实验表明其有显著的舒张支气管的作用。两药相伍，搜风通络，可用于治疗哮喘久未治愈，久病入络者。

痰浊阻肺

患儿张某，男，4 岁半。因咳喘反复发作 3 年，加重 4 天来诊。患儿自 1 岁起每逢感冒均咳嗽喘促，每次发作必须服用定喘药物，经儿童医院诊断为支气管哮喘。本次发病因感冒所致，症见咳嗽喘促，咳声重浊，喉中痰鸣，鼻翼煽动，三凹征，双肺满布哮鸣音，无发热，面色苍白，舌质淡体胖，苔薄黄，脉滑数。

处方：乌梅 10g，五味子 10g，金银花 10g，紫石英 10g，紫菀 10g，钩藤 10g，地龙 10g，苏子 10g

7 剂，水煎服。

二诊　药后患儿咳喘、痰多诸证减轻，病情好转，继用 7 剂，病情缓解，出院后继续门诊治疗。

三诊　病情稳定，以补肾敛肺为法，以治其本。

处方：乌梅10g，五味子10g，金银花10g，紫菀10g，茯苓10g，钩藤10g，太子参10g

7剂，水煎服。

经以上中药治疗，患儿体质好转，脸色转红润，感冒次数减少，喘息未发作，继续服药6月，终获痊愈。

方药感悟

乌梅味酸而涩，善能生津液，止烦渴，清凉生津，其性收敛，入肺经能敛肺气，止咳喘。五味子五味具备，以酸为主，能益气生津，补肾养心，敛肺气归肾。乌梅与五味子相配合，上能收敛肺气而止咳喘，下能滋肾水以固下焦，共收敛肺滋肾之功。刘老积数十年临床经验，博采众方，独辟蹊径，采用乌梅、五味子相伍，配合宣肺清热止咳之品，既疏散肺中邪热，又使邪散而不损肺气，宣敛并行，治疗小儿哮喘，取得令人满意的疗效。

外邪束肺，痰热内蕴

患儿刘某，男，6岁，2007年2月23日就诊。患儿既往有哮喘史，3天前因受凉而致喷嚏，鼻塞，流清涕，咳嗽，昨夜咳嗽加重，喉间痰鸣，气促，尚能平卧，无发热，大便干，2~3日1行。查体：咽红，双肺可闻及哮鸣音，舌质红，苔薄白，脉滑数。治以清热宣肺，止咳定喘，方用麻杏石甘汤加减。

处方：麻黄6g，杏仁10g，生石膏25g（先煎），苏子10g，莱菔子10g，白芥子6g，射干10g，炙杷叶15g，桑白皮10g，黛蛤粉30g（包煎），胆南星6g，苍耳子10g，制大黄10g

7剂，水煎服。

二诊　服上方5剂后即咳止喘平，喉间无痰鸣。患儿平素汗多，易感冒，胃纳欠佳。舌正红，苔薄白。方用玉屏风散合二陈汤加减。

处方：黄芪10g，白术10g，防风5g，半夏5g，橘红10g，茯苓10g，炙紫菀10g，炙冬花10g，炙杷叶15g，焦三仙各10g

7剂，水煎服。

方药感悟

哮喘均为痰饮留伏，常因感受外邪引动伏痰而诱发。若外感风热，或风寒化热，而致痰热内伏，气机升降不利，喉间痰鸣哮吼。刘老治疗痰热哮喘证多选用麻杏石甘汤合三子养亲汤加减。

肺气闭郁

刘某，男，4 岁。患儿素无哮喘史，突于昨晚发生暴喘，鼻煽神闷，壮热痰壅，两胁煽动，陷下成坑，胸部上抬，呼吸气促，苔色中部淡黄，两脉浮滑而数。证为风邪外束，肺气闭郁，气逆上奔则为暴喘，形成马脾风证，治当宣肺开郁，清化痰热，宗五虎汤加味。

处方：水炙麻黄 2g，杏仁 10g，生石膏 18g（先煎），莱菔子 3g，苏子 3g，细茶叶 1 撮，法半夏 3g，浙贝母 5g，炙杷叶 5g，生甘草 3g

3 剂，水煎分服。

另：至圣宝元丹 2 粒，早晚各 1 粒。礞石滚痰丸早晚各服 3g

二诊　药后喘急大平，身热亦降，鼻煽动也不明显。唯咳嗽尚作，喉间痰鸣，大便已行，小便微黄，苔薄脉数，暴喘已定，痰热未清，当再清热化痰治之。

处方：水炙麻黄 2g，杏仁 10g，生石膏 18g（先煎）莱菔子 3g，葶苈子 3g（包煎），炒姜皮 3g，浙贝母 5g，炙杷叶 5g，焦三仙各 10g，陈皮 3g，绿茶 1 撮

7 剂，水煎分服。

另服太极丸 4 丸，早晚各 1 丸。

最终肺开热清，逆降痰化而愈。

方药感悟

小儿突然暴喘，俗称马脾风证，是痰喘证中最为危险的一种。致病原因，主要是由于寒邪客于肺俞，寒化为热，闭于肺经，使肺气不通，逆而上壅所致，初起时宜急用五虎汤以开肺闭，清邪热。痰涎壅盛者，则宜利下痰热治之，可加用一捻金，往往效如桴鼓。五虎汤中麻黄、杏仁、甘草发散风寒，止咳定喘；生石膏清泄里热，解除烦躁；细茶叶性味苦寒，清火降浊。风寒得散，痰火一除，则暴喘自定。

胁　痛

肝郁脾虚

徐某，女，9 岁半。患儿曾病咳嗽，已愈，刻下两胁作痛，胸闷神疲，食欲不振，二便如常，面色青黄，舌红苔白腻，脉弦无力。辨属肝郁脾虚，治以疏肝解郁，养血健脾。

处方：柴胡 10g，杭白芍 10g，茯苓 6g，炒白术 10g，当归 10g，枳壳 5g，川郁金 5g，青陈皮各 5g，半夏 5g，鸡内金 10g，焦三仙各 10g

5 剂，水煎服。

方药感悟

《本草正义·草部·山草类下》中提及："柴胡能疏泄外邪，则寒郁解而肝胆之气亦舒，木既畅茂，斯诸症自已。乃或又因此而谓柴胡能平肝胆之横，凡遇木火上凌，如头痛耳胀、眩晕呕逆、胁肋胀痛等症，不辨是郁非郁，概投柴胡，愈以助其鸱张，是为为虎傅翼，则又毫厘之差，千里之谬矣。"刘老指出，肝喜条达，恶抑郁，为藏血之脏，主疏泄，其经脉布胁肋。若情志不畅，木失条达，肝失疏泄，而致肝郁血虚。肝木为病，易于传脾，脾胃虚弱，故神疲食少。小儿形气未充，肝脏同样未曾充盛，功能未健。如若情志抑郁，肝失条达，横逆犯于脾胃，则会出现两胁作痛，口燥咽干，神疲食少，或往来寒热等证候。

泄　泻

中气不足

于某，男，2 岁。久泻不止 1 月余，大便清稀，量多溏薄，常伴脱肛，精神疲乏，胃纳欠佳，活动后常气短，舌苔薄白，指纹淡。辨属脾虚泻，方用补中益气汤加减。

处方：党参 10g，炙黄芪 10g，茯苓 6g，炒白术 10g，炙甘草 3g，当归 5g，升麻 3g，柴胡 5g，陈皮 3g，炒薏仁米 10g，益智仁 3g（打碎），煨姜 2 片，小红枣 3 枚，5 剂，水煎服。

方药感悟

刘老指出，婴幼儿脾常不足，易伤乳食，饮食不节或先天脾肾亏虚，均可致脾病湿盛而生泄泻。泄泻者，常先耗脾气，继伤脾阳，日久及肾，造成脾肾阳虚。阳气不足，气虚下陷，故易气短、脱肛。治宜升阳举陷，温补脾肾，固涩止泻。

湿热内蕴

病案一　石某，男，2 岁。腹泻已 5 日，日约 10 次，泻时腹痛肠鸣，大便色黄，夹不化之物，脘腹胀满，口唇干红，心烦少寐，口渴气粗，小便短赤，肛门灼热，舌红苔白，指纹紫滞。刘老指出，此患儿为湿热郁蒸，内蕴肠胃，传导失司，水趋大肠，形成热泻之证，故治当以清热利湿止泻。

处方：葛根 5g，黄芩 5g，川连 1.5g，益元散 10g（包煎），车前子 10g（包煎），泽泻 5g，广皮 3g，姜皮 1g，猪茯苓各 6g，煨木香 3g

5 剂，水煎服。

方药感悟

《本草正义·草部·蔓草类》曰："葛根，气味俱薄，最能升发脾胃清阳之气，……葛根黄芩黄连汤方，则主阳明协热下利。貌视之，颇似专为里有实热而设，故任用芩、连之苦寒，则葛根似亦为清里之品；抑知本条为太阳病桂枝证医反下之之变，邪热因误下而入里，里虽宜清，而利遂不止，即以脾胃清阳下陷之候，葛根只以升举陷下之气，并非为清里而设，此皆仲师选用葛根之真旨。”刘老指出，小儿脏腑娇嫩，易感外邪，而诸邪常与湿邪相合而致泻，盖因脾喜燥而恶湿，湿困脾阳，运化失职，湿盛则濡泻。长夏多湿，故小儿外感泄泻以夏秋多见，其中又以湿热泻最为常见。葛根清透邪热，升发清阳，有鼓舞脾胃清阳之气上升而奏止泻止痢之效，故可治疗表证未解，邪热入里之湿热泻痢证。

病案二 胡某，男，5岁。晨起腹泻，色黄黏腻，味腥秽，已经5次，泻时腹痛下坠，伴呕吐发热，汗出嗜睡，口渴欲饮，溲黄而短，心烦气粗，苔薄白，脉数。刘老指出，此患儿外邪夹滞，内陷阳明，治当以清化和中，佐以导滞。方用葛根芩连汤加减。

处方：葛根5g，马尾连5g，黄芩5g，槟榔3g，煨木香5g，炒川朴5g，薄荷3g（后下），生草3g，泽泻5g，猪茯苓各6g，焦三仙各10g

3剂，水煎服。

方药感悟

刘老指出，黄芩可与黄连共伍，如葛根芩连汤，治疗湿热下注之泄泻，方中黄芩、黄连共奏清热解毒止痢之功。

病案三 胡某，男，16岁。腹泻5天，腹痛阵作，暴泻不止，日10余行，泻下清水，肛门灼热，重坠不适。身热唇红，口干饮冷，胸闷脘胀，食欲不振，小便黄，苔白，脉滑。此患儿湿热夹滞内阻，脾胃运化失常，清浊混淆，以致热蒸于上，湿注于下，发为泄泻，治当以清利湿热。

处方：葛根10g，黄芩10g，黄连3g，藿香6g，陈皮6g，枳实6g，苦参6g，木香5g，泽泻10g，蝉衣3g，茯苓10g，炒川朴3g，焦三仙各10g

5剂，水煎服。

方药感悟

《神农本草经百种录·中品》曰：“苦参，专治心经之火，与黄连功用相近。但黄连似去心脏之火为多，苦参似去心府小肠之火为多，则以黄连之气味清，而苦参之气味浊也。”刘老指出，苦参性味苦寒，有清热燥湿之功效，故对于湿热蕴结肠胃，腹痛泄泻，下痢脓血；湿热便血，肠风便血；湿热蕴蒸，黄疸尿赤等湿热病证有良好的疗效。

脾肾虚寒

张某，男，6岁，初诊日期：1996年7月12日。患儿腹泻长达2个月余，饮食稍有不慎即泄泻，时轻时重。曾服思密达（八面体蒙脱石微粉）、金双歧等药治疗，效果不明显，今来求刘老诊治。刻下症见：患儿面色萎黄，神疲乏力，畏寒肢冷，脘腹胀满，食少纳呆，每日大便4~5次，多则7~8次，不成形，常有不消化的食物。舌质淡，苔薄白，脉沉细。证属脾肾虚寒，治疗当温补脾肾，涩肠止泻，方选四神丸合附子理中汤加减。

处方：补骨脂10g，吴茱萸5g，肉豆蔻10g，五味子5g，炮附子5g（先煎），太子参10g，白术10g，白芍10g，茯苓10g，干姜2g，炙甘草3g

7剂，水煎服。

二诊　服药后，大便次数减少，大便日2~3次，食欲已振，腹胀减轻，精神好转。再以上方增损治之。

处方：补骨脂10g，吴茱萸5g，肉豆蔻10g，五味子5g，太子参10g，白术10g，白芍10g，茯苓10g，炙甘草3g

7剂，水煎服。

三诊　服药后，大便已成形，日1~2次，精神转佳，食欲大增。予启脾丸2丸，日3次，服药2周，以巩固疗效。随访未复发。

食滞伤脾

李某，男，1岁，以腹泻5天来诊。患儿每天腹泻6~7次，大便呈喷射状，泻出之物皆如黄水，夹以消化不良之乳瓣，肠鸣漉漉，饮食不思，舌苔薄白，指纹隐约。分析其病因，由湿气过盛，伤于脾胃，以致清浊不分而成水泻之证。治当除湿利水，宗以茯苓、猪苓之类，以收化气利湿之效。

处方：茯苓10g，车前子6g（包煎），猪苓5g，炒白术6g，炒薏米6g，卷官桂3g

3剂，水煎服。

二诊　药后腹泻次数明显减少，2日2次，质已稠厚，小便趋利，食思略振，腹部不胀，肠鸣已止，苔白脉缓，此脾运趋复，水湿渐化之象，治再原方增易，以巩其效。

方药感悟

刘老十分重视小儿脾常不足的生理特点，善治小儿脾胃病，尤其强调运化脾胃，健脾利湿。刘老认为，小儿时期脾胃功能未全，运化功能未健，外易为湿邪侵袭，内易为湿所困，湿盛则濡泻，因此湿泻比较常见。婴儿湿泻的主要表现是腹泻次数多，量多，泻出之物如水。刘老认为，婴儿湿泻多系外感湿邪，湿盛困脾，使脾胃运化功能失常，治疗当以利水渗湿之法。《景岳全书·卷之二十四心集·杂证谟·泄泻·分利治法》指出："治泻不利小水，非其治也"。刘老在临床治疗婴儿湿泻多以茯苓之类利水之品，常收立竿见影之效。

脾虚泄泻

病案一 患儿王某，男，1 岁，来诊时证经 1 月，泄泻不已，水谷不分，小溲不利，每日泻下 6～7 次，泻下清水，腹痛肠鸣，肢足时厥，溲清不渴，舌苔淡白。此为寒滞内凝，脾阳被困，升降功能失常，湿浊下注大肠，治当温中利湿止泻之法。

处方：茯苓 10g，附子 2g（先煎），猪苓 6g，炮姜炭 3g，泽泻 5g，炒白术 5g

3 剂，水煎服。

二诊　药后泄泻次数明显减少，效不更方，继以上方 3 剂，以固疗效。

方药感悟

婴儿寒泻系脾阳被困，升降功能失常，不能腐熟水谷，湿浊下注大肠所致。临床主要表现为泻下清水，便中有泡沫或食物残渣，无明显臭气，且伴有腹痛肠鸣，四肢不温等症状。刘老治疗婴儿寒泻多采用温中利湿止泻之法，宗茯苓、附子之类。刘老认为，茯苓味甘而淡，药性平和，味甘益脾，能助脾运化水湿，配附子辛甘温煦，合之可使湿得以利，寒得以解，脾得以运。

病案二 牛某，女，8 个月。2 个月前患秋季腹泻，当时泻下如水，日便 10 余次，出现中度脱水。经静脉补液，口服思密达等治疗后腹泻减轻；但大便一直稀溏，日便 2～3 次，多于食后即泻，大便色淡，臭气不甚。伴食欲不振，消瘦，喜卧多眠，不爱活动。经继服思密达、妈咪爱（枯草杆菌、肠球菌二联活菌多维颗粒剂）、乐托尔（乳酸杆菌）等药物治疗不见好转，求诊于中医。查体见：舌淡红，苔白而腻，指纹淡红。分析其病因，患儿系暴泻伤脾，脾虚则健运失司，脾失健运则水谷并走于大肠，而致久泻不止。故针对其病因，采用健脾利湿之法。

处方：薏苡仁 15g，茯苓 10g，白术 5g，车前子 6g，白扁豆 6g，砂仁 3g（后下），山药 10g，甘草 3g

5 剂，水煎服。

二诊　服药后大便逐渐成形，每日排便 1～2 次，食欲增进，精神好转，面色转红润，腻苔减少。继用参苓白术散服用，以巩固疗效。

方药感悟

脾虚泄泻是小儿腹泻中很常见的一个证型，其发病主要是由于小儿在生理上具有“脾常不足”的特点。乳食调摄稍有不慎则易致饮食内停，水谷不能转化为精微；水反为湿，谷反为滞，水湿合污而下，并走于大肠则致成腹泻，故治疗小儿脾虚泄泻当以利湿助运为要。刘老十分赞同《景岳全书卷之二十四心集·杂证谟·泄泻·分利治法》“治泻不利小水，非其治也”的观点，治疗脾虚泄泻常以薏苡仁、茯苓、白术等健脾利湿之品，待湿去便实，再以健脾益气，升举清阳之法治之。

湿盛伤脾

病案一 黄某，男，6个月。患儿近3天腹泻，每天泻10余次，大便如清水，夹以消化不良之乳瓣，大便排出呈喷射状，肠鸣漉漉，尿量极少，饮食不思，精神不振。便常规检查未见红细胞及白细胞，仅见少量脂肪滴。查体见面白无华，皮肤干燥，舌淡红苔白，脉象沉细无力，指纹隐约。分析其病因，由湿盛伤脾，脾胃运化功能失常，以致清浊不分，并走大肠而成水泻之证。治以除湿利水之法。

处方：车前子6g（包煎），茯苓10g，泽泻5g，猪苓6g，炒薏米6g，竹叶3g

3剂，水煎服。

二诊 药后2剂腹泻次数即明显减少，大便水量减少，便质已稠，小便趋利，肠鸣已止，但仍不欲进食，苔白脉缓。此脾运趋复，水湿渐化之象，治疗以健脾利湿之法。

处方：车前子6g（包煎），茯苓10g，白术5g，苍术6g，炒薏米6g，陈皮5g，白扁豆10g

3剂，水煎服。

三诊 药后腹泻肠鸣均止，大便正常，食欲增进。

方药感悟

婴儿水泻多因感受湿邪，脾为湿邪困，湿盛则发为濡泻。外湿内侵，饮食内伤，水湿不化，脾运失司，水湿下流，偏走大肠，致成水湿泄泻。刘老认为，小儿时期的生理特点是脾常不足，消化功能未全，运化功能未健，外易为湿邪侵袭，脾易为湿邪所困，所以婴儿水泻在临床比较常见。治疗水泻当以宣化分利为大法。古人云："治湿不利小便非其治也。"若证见腹满肠鸣作泻，泻下量多如水，小便量少，舌苔白腻，脉象濡缓，此水湿内蕴所致。治当化气利水，方用五苓散加减。在临床应用中，常加以车前子一味入方中，此药利水而不伤阴，即利小便以实大便，临床用之，每每收效甚捷。

病案二 夏某，女，10 个月。腹泻 5 天，粪色深黄而臭，水分较多，每日腹泻 6～10 次，肠鸣腹痛，肛门灼热发红，哭闹烦躁，口渴，尿少而黄，舌质红苔黄。曾服胃苓汤加减未效而来就诊。

处方：车前子 10g（包煎），黄连 2g，黄芩 5g，茯苓 6g，滑石粉 5g（包煎），竹叶 3g，甘草 2g

3 剂，水煎服。

二诊 药后腹泻次数明显减少，继以车前子、黄连二药共煎，服药 3 天，泻止病愈。

方药感悟

刘老对小儿脾胃病的诊治有着丰富的临床经验，提出一整套小儿脾胃湿热病的病因病机、辨证论治的理论。认为"小儿每多湿热之证，脾胃为湿热之病变的中心"，并提出"脾虚湿停是湿热形成的关键"。小儿在生理上，素有五脏六腑成而未全，全而未壮，兼之"脾常不足"的生理特点，脾胃功能未臻完善，摄纳运化之力皆有限，同时小儿乳食不能自节，寒温不能自调，故容易造成脾胃损伤。对于脾胃湿热病之治疗，提出了"辛开苦降，分消走泄，乃治疗脾胃湿热之大法"，认为治疗小儿脾胃湿热的最终治疗目的在于调复脾胃功能，而辛开苦降法的最大特点在于调复脾胃的生理特性，分消走泄的意义在于给邪以出路。具体治疗方法包括化湿调气，淡渗利湿等法。化湿调气即所谓"气化湿亦化"；淡渗利湿则主要通过通利小便，助湿邪外出。湿热泄泻一般多见于夏秋之季，受暑热时邪而成。夏季气候炎热，湿与热合，影响脾胃之运化功能，以致脾失升清，胃失和降，清浊不分，下注大肠而为泄泻。其特点是泻下急迫，滞下不爽，便色青黄相兼，气味恶臭，肛门灼热，烦渴溲赤，治宜清肠泻热。车前子运化湿热，分消走泄，黄连清热祛湿，二药合用，可以帮助恢复脾胃升清降浊之功，达到湿祛泻止的目的。因此，不论是湿重于热，还是热重于湿之湿热泄泻证皆可用之。

暑湿夹滞

患儿姜某，女，9个月。病初始为发热，3天后开始腹泻，大便如水样，日泻20余次，其味酸臭，色黄，肛门周围灼热且赤，小便少而色黄，伴呕吐，不欲进食，烦躁不安，舌红苔黄，脉象濡滑，指纹紫滞。

处方：滑石粉10g（包煎），苍术5g，竹叶2g，麦冬5g，茯苓10g，马齿苋5g，焦山楂5g，甘草3g

3剂，水煎服。

二诊　服药3剂后热退，腹泻止。

方药感悟

夏秋季节，湿热炽盛，暑热湿困，暑热下迫，湿热内蕴；加之乳食不洁，或过食生冷，均易引起脾胃气机紊乱而致泄泻。其症状特点为大便暴注下迫，其味秽臭，大便色绿或黄，或如水样，肛门灼热且赤，小便少而色黄。刘老治疗暑湿所致小儿各种证候多用滑石粉配甘草，即六一散。刘老认为，滑石清热解暑，与甘草同用可加强其清热利湿之力，用于婴儿暑湿泄泻其效甚佳。

湿邪困脾

病案一　患儿李某，男，4个月。患儿头面湿疹已久，疹隐则泄作。腹泻开始时泻下稀薄，便中多水，日久则色青黏腻，日便5～6次，舌苔白腻。此系肌表之湿邪郁伏于内，脾失健运，湿滞相兼以至泄泻。治当清肠化湿，调理脾胃为法。

处方：车前子10g（包煎），马齿苋5g，炒白术3g，茯苓5g，川黄连2g，白鲜皮5g，炒薏仁5g，木香2g

5剂，水煎服。

二诊　服药5剂而泻止，唯大便略溏，原方继服5剂。

三诊　大便正常，湿疹亦未发作。

方药感悟

在婴幼儿腹泻中，湿疹性久泻的病例较为常见。小儿湿疹泄泻的特点是腹泻兼有湿疹，患儿头面湿疹反复发作，此起彼伏；往往多在头面湿疹干涸之后辄发腹泻，大便次数多，便质时而稀薄时而黏稠，腹胀，舌苔白腻。病虽缠绵，但精神如常，此种泄泻即为“湿疹泻”。刘老认为，此类患者属于脾虚兼有湿热，单用参、苓、术、草之益气健脾之类而不祛除湿热，往往无济于事，应加用清利湿热之品，使湿祛而泻止。因此，在治疗小儿湿疹泄泻时主要应该抓住一个“湿”字，在处方用药上常用地肤子配马齿苋。湿热明显者加淡茯苓、川连；奶癣作痒者加白鲜皮、蝉衣。方中地肤子既能清利湿热，又能清皮肤之湿热与风邪而止痒，为治本型泄泻必用之药。马齿苋味酸性寒，既能清热解毒，收敛止泻，又可治疗湿疹。

病案二 陈某，女，1岁，1994年8月18日就诊。患儿于3天前腹泻，每日大便十余次，为稀水样便，夹有不消化食物，无黏液及脓血，伴肠鸣腹痛、尿少、不欲进食。查体：精神稍弱，无发热，无明显脱水征。腹软，肠鸣音活跃。舌质淡，苔白厚，指纹淡紫。证因湿邪困脾所致。治以利湿止泻，方用五苓散加味。

处方：茯苓12g，猪苓6g，白术5g，泽泻10g，桂枝3g，苍术6g，车前子10g（包煎）

3剂，水煎服。

二诊 服药2剂腹泻次数即明显减少。继服3剂，大便性状恢复正常。

方药感悟

婴幼儿腹泻属中医学“泄泻”范畴。泄泻的病因比较复杂，但其病变皆存脾胃，均与湿邪有关，故有“无湿不成泻”之说。五苓散功擅利湿，湿邪去除则脾运自健，泄泻自止。此即“利小便而实大便”之意。

虚寒泄泻

病案一 平某，男，3岁，初诊日期：1963年5月10日。1天前突然大便泄泻，始则大便稀黏，继转便泄清水，肠鸣有声，夜间腹泻8次。晚上开始呕吐，呕吐物为食物残渣，精神不振，面色无神，灰白而青，两目有凹陷，四肢不温，苔白脉沉。证属吐泻导致虚脱下陷，当温阳救逆。

处方：炙甘草6g，干姜2g，制附片6g（先煎），吴茱萸2g，人参6g，炒白术6g，青陈皮各6g，炒半夏5g，猪茯苓各6g，煨木香3g，姜皮1g

1剂，水煎频服

二诊 进药后，入夜四肢厥象已回，吐泻渐止，唯面色仍灰滞，精神疲乏，苔白脉缓，上方加减继服。

处方：炙甘草6g，干姜1.2g，吴茱萸2g，人参6g，砂仁1.5g（后下），炒白术6g，青陈皮各3g，炒半夏5g，猪茯苓各6g，煨木香3g

2剂，水煎频服。

药后吐泻止，面色转佳。

方药感悟

刘老认为小儿脾常不足，外感风寒，内伤生冷，脾胃升降机能乖常，以致脾失升清则泄泻，胃失和降则吐逆。治疗当温阳救逆。

病案二 平某，男，3岁，初诊日期：1983年5月10日。昨日下午突然大便泄泻，始则大便稀黏，带有奶白色不化之物，继转便泄清水，肠鸣有声，夜间共泻8次。入晚复增呕吐，吐出物皆系食物残渣，精神不振，面色无神，灰白而青，两目有凹陷之势，四肢不温，苔白脉沉。审属风凉外受，内食生冷，脾胃升降机能失常，以致脾失升清则泄泻，胃失和降则吐逆。颇虑邪气杂揉交病之中，正不能堪，导致虚脱下陷，亟当温阳救逆治之，以免歧变。

处方：炙甘草6g，淡干姜2g，制附片6g（先煎），吴茱萸2g，人参6g，炒白术6g，青陈皮各6g，炒半夏5g，猪茯苓各6g，煨木香3g，生姜3片

另：针灸天枢，足三里，长强，内关。

二诊 进温阳救逆佐以针灸后，入夜四肢厥象已回，吐泻渐止。唯面色仍呈灰滞，精神殊感疲乏，苔白脉缓，证情已趋稳定。再拟原法进退治之，慎调为安。

处方：炙甘草6g，淡干姜1.2g，吴茱萸2g，人参6g，砂仁米1.5g（后下），炒白术6g，青陈皮各3g，炒半夏5g，猪茯苓各6g，煨木香3g

寒湿泄泻

郑某，男，9月。初诊日期：1964年11月5日。证经1月，泄泻不已，水谷不分，小溲不利，曾在儿童医院治疗未瘥，就诊时1日大便6~7次，泻下清水，腹痛肠鸣，肢足时蹙，溲清不渴，舌苔淡白。辨为寒滞内凝，脾阳被困，升降功能失常，湿浊下注大肠。当温中止泻，宗附子理中汤加味。

处方：附子3g（先煎），党参5g，炒白术5g，炮姜炭2g，炙甘草2g，官桂2g，猪茯苓各6g，泽泻5g，焦三仙各12g，炙粟壳5g

5剂，水煎频服。

二诊 药后泄泻已止，诸证均愈，但食纳未复，苔白。为久泻伤阳，脾运欠复之象，治再温中调脾。

处方：党参5g，炒白术6g，炮姜炭2g，炙甘草3g，炒谷麦芽各10g，怀山药10g，扁豆10g，炒薏仁10g，陈皮3g，炒半夏5g，砂仁2g（后下）

再服7剂而愈。

脾胃虚弱

李某，女，5岁，1996年7月18日初诊。患儿腹泻半月余，曾服用妈咪爱、思密达等药治疗，效果不显。后又服用数剂清热利湿之芩连之剂，大便次数反而明显增加，日行5~6次，故来诊。刻下症见：大便为稀水样便，无臭秽，不思饮食。查体：面色萎黄，肛门无红肿，舌质淡红，苔白，脉沉细。中医诊断：泄泻。证属脾胃虚弱，治疗宜以健脾止泻。

处方：太子参10g，白术10g，白芍10g，炙甘草3g，木香3g，藿香10g，葛根10g，茯苓10g，焦三仙各10g

7剂，水煎服，日1剂。

二诊　服药后，大便次数明显减少，日行3~4次，纳食增，舌质淡红，苔白，脉细。上方加鸡内金10g，7剂，药后诸症痊愈。

方药感悟

对于小儿泄泻的辨证，除遵循八纲、脏腑等辨证方法外，刘老非常注重局部与整体结合的辨证方法，重视肛门、大便的诊察，以决寒、热、虚、实。小儿脾常不足，调护失当则运化失常，出现泄泻；反则泄泻不愈，损伤气津，加重脾胃虚弱，严重者可出现伤阴、伤阳，甚至转成疳证，从而影响预后。太子参配伍白术、茯苓等健脾助运，辨证准确，每收奇功。

脾虚失运

王某，男，6岁5个月，北京市东城区人。1996年7月15日初诊。患儿反复腹泻近1月，大便稀溏，日行2~3次，为稀水样便，色淡，无脓血，中夹不消化食物。纳食差，腹胀腹痛，面色黄，前囟及眼窝轻度凹陷，体瘦，心肺（－），腹部平软无包块，无明显压痛，肝脾肋下未及，皮肤弹性可，舌淡，苔白，脉濡缓。实验室检查：粪常规、粪培养均未见异常。西医诊断：小儿消化不良；中医诊断：泄泻，证属脾气不足，运化失职，治疗宜以健脾益气，和胃渗湿。

处方：太子参15g，白术10g，茯苓10g，山药10g，莲子肉10g，薏苡仁10g，荷叶10g，扁豆6g，砂仁3g（后下），桔梗10g，炙甘草3g

7剂，水煎服，日1剂。

二诊　患儿腹泻好转，日1~2次，大便无不消化食物。遵原方再进7剂，泄泻止。

脾阳不振

高某，女，1岁。儿体素虚，因饮食不慎，便泄频作，稀水带有泡沫，肢凉不温，小溲尚利，口渴引饮，面色黄滞，身无大热，舌苔光滑，脉沉细。刘老分析病机为土虚脾阳不振，便泄胃阴受劫，阴伤则口渴欲饮。治当健脾调中，佐以益胃生津，宗钱氏七味白术散加味。

处方：党参6g，茯苓6g，炒白术12g，炙甘草3g，藿香5g，葛根5g，煨木香3g，金钗石斛10g，生谷麦芽各10g

7剂，水煎服。

二诊　服药后泄泻已愈，纳食正常，口不渴，继调脾和中善其后。

方药感悟

刘老认为热病之后、吐泻之后，胃之阴津受伤，此时可用甘寒清润之品益胃生津，如沙参、石斛、麦冬等；不能用厚重滋腻之品，以免留邪、碍胃。清热保津时常用鲜药，用鲜石斛配伍鲜生地、麦冬、天花粉等清热生津养阴；养胃阴时多与沙参、麦冬、玉竹等同用，以养胃育阴、生津止渴。

脾肾阳虚

病案一　高某，女，1岁。3个月前患秋季腹泻，当时便如稀水，洞泻如注，经口服思密达、妈咪爱等药物多日腹泻减轻。时隔2日，又出现稀水样便，如此反复，时泻时止，时轻时重，经久不愈。来诊时患儿面色苍白，形体消瘦，精神委靡，四肢不温，舌淡苔白，指纹色淡。分析其病因，系久泻伤于脾肾，导致脾肾阳虚，水谷不化所致。

处方：党参10g，白术5g，炮姜5g，茯苓10g，山药10g，五倍子6g，五味子6g，诃子5g，赤石脂10g，甘草5g

7剂，水煎服。

二诊　服药后腹泻次数明显减少，大便性状好转，继续服药5剂以巩固疗效。

方药感悟

刘老认为，小儿久泻主要是因为脾肾阳虚，脾土失于温煦，火不暖土，故使饮食不能化为精微，水谷不化，并走大肠，故致大便清稀，完谷不化，久泻不止。治疗应以温补脾肾之法以治其本，同时尚需佐以涩肠止泻之品，如五倍子、五味子、诃子、赤石脂之类，以增强涩肠之力。

病案二　吕某，男，4岁。大便溏泄，4~5次每日，完谷不化，腹胀胃膨不舒，纳谷不佳，背沉体怠，脉象沉细无力。辨证属脾胃虚弱，肾阳衰微，命火不足，火不生土而致。治以温中助运。

处方：附片5g（先煎），党参10g，炒白术10g，炮姜炭3g（打），炙甘草6g，破故纸10g，炒吴茱萸3g，肉豆蔻5g，五味子5g，木香10g，大枣5枚

7剂，水煎服。

另：附子理中丸，早晚各2丸。

二诊　服药7剂后，大便次数明显减少，仍不成形，纳食转佳。惟胃脘仍感胀满，后背酸沉，周身无力，苔薄白，脉沉细。辨属脾肾阳衰，水湿不运，留滞背络，气血不畅。治宗原法，佐加健脾利湿行气之品。

处方：附子10g（先煎），党参10g，炒白术10g，炮姜炭3g（打），炙甘草3g，茯苓10g，枳壳10g，生姜3片，大枣5枚，炒薏仁米15g，煨木香5g

5剂，水煎服。

方药感悟

飧泄又称水谷泄，以泄下物完谷不化为特征，伴有四肢厥冷，面色苍白，脉象沉细等症。刘老认为，这是脾的运化功能极其虚弱，清气下陷，内火不足，不能蒸腐消化水谷的表现。治当补养脾土，升提中气；若泄泻日久，形成滑脱不禁者，当温肾扶阳，补火生土。

湿热下注

王某，男，2岁5个月，北京人，初诊日期：1995年8月7日。患儿近2日来腹泻，泻势急迫，日行7~8次，为稀水样便，色黄而臭，无脓血；纳食差，腹胀腹痛，小便短少。查体：面色黄，唇红而干，心肺听诊未见异常，腹部平软，无包块，无明显压痛，肝脾胁下未及，皮肤弹性可，肛门红赤，舌质红，苔白腻，指纹紫滞至风关。证属湿热下注，治宜辛开苦降，清利湿热为法。方选香连化滞丸、茶叶加减。

处方：黄芩10g，黄连1.5g，木香3g，厚朴3g，陈皮5g，茯苓10g，泽泻10g，生姜皮1g，白术10g，白芍10g，神曲10g，鸡内金10g，细茶叶一撮

5剂，水煎服，每日1剂。

二诊（1995年8月12日），服上方5剂后，腹泻明显减少，大便溏，日行2~3次，腹胀症状已除，唯纳食仍较差，舌质红，苔白略腻。乃湿热余邪未净，脾运未健，上方去厚朴，加焦三仙各10g，5剂，服药后诸症悉除，病告痊愈。

方药感悟

泄泻是指大便稀溏，大便次数增多为主要临床表现。小儿泄泻，主要表现在大便的变化上，观察大便的性状、气味、色泽等，是辨证的主要依据之一。此外还要重视肛门的红肿寒热情况。

脾气虚弱，中气下陷

俞某，女，5岁，就诊日期：2007年1月。腹泻半月已渐愈，近日大便日行2次，量多溏薄，食青菜以后，泻次增多，大便后总觉肛门坠胀，似有解不尽之感，纳差神疲，活动后气短，舌淡苔薄白，脉缓细。刘老认为患儿为脾胃虚弱，健运无权，饮食入胃，不能化生精微，故形瘦神疲，脾虚者阳必陷，故气短，泄后肛坠。补中益气汤证已具，拟予补土建中法，使中气升举，清阳振奋，则脱肛可愈。

处方：党参10g，炙黄芪10g，炒白术10g，炙甘草3g，当归5g，大枣3枚，升麻2g，柴胡3g，炮姜炭1.5g，陈皮3g，茯苓6g，煨姜2片

二诊　服补中益气汤后，无肛坠感，气短减轻，入夜睡眠甚安，胃纳精神好，脉舌无异常，大便仍2次，前方已奏效，守方加减。

处方：党参10g，炙黄芪10g，炒白术10g，炙甘草3g，当归5g，大枣3枚，升麻2g，柴胡3g，炒薏米10g，陈皮3g，茯苓6g，益智仁3g，煨姜2片

方药感悟

中医学所说的气，包括元气、宗气、营气、卫气和五脏之气，气根本在肾，来源于肺脾，升发疏泄于肝。气具有推动、温煦、防御、固摄和气化作用，气的固摄作用，可表现在对脏器固有位置的固定。脾主升，脾气虚弱，固摄能力减弱，则出现脏器下垂、滑脱不禁等。

暑湿泄泻

李某，男，1岁半，初诊日期：1984年9月5日。本患喘咳，时愈时发，近因调护失周，过食生冷，夜袭寒凉，以致昨发身热，迄今未解，喘咳虽未举发，而大便泄泻稀溏，1日3次，夹以不消化物，面黄神疲，苔白脉缓。时值夏令，显属暑湿痰滞内蕴，脾胃升降机能失调所致。治当祛暑利湿，佐以芳香化浊，宗藿香正气散加减。

处方：藿香5g，苏叶2g，大腹皮6g，炒川朴2g，鸡苏散10g（包），青广皮各3g，泽泻6g，焦三仙各12g，姜皮1g，猪苓6g

二诊　昨进祛暑利湿，佐以芳香化浊之品，身热得汗而解，大便泄泻1

次，溏薄不稃，面黄欠华，精神尚感疲惫，食思不甘，苔白脉缓。此属余邪未尽，脾运未健之证，再从原法增易，自可豁然告愈。

处方：藿梗5g，佩兰梗5g，苏梗5g，炒苍术2g，茯苓6g，炒川朴2g，陈皮3g，炒半夏5g，煨木香3g，砂仁米2g（打碎后下），焦三仙各12g

方药感悟

藿香芳香化湿，和中止呕，并能发散风寒；紫苏辛香发散，助藿香外散风寒，兼可芳香化浊；厚朴、陈皮行气燥湿，和中消滞，诸药合用，共成解表化湿，理气和中之功。主治外感风寒，内伤湿滞，发热恶寒，头痛，胸膈满闷，脘腹疼痛，恶心呕吐，肠鸣泄泻，舌苔白腻等。

腹泻夹表

汤某，男，2月半，初诊日期：1989年7月6日。患儿腹泻已5天，日3~4次，利下之物，为不消化之奶瓣，及带有青绿色的黏脓。日来身有微热，腋下体温37.3℃，鼻塞喷嚏，纳乳较差，腹部稍胀，面色山根露青，小便不利，舌苔薄白，纹紫。大便化验：有大量脂肪球。证属乳滞内停，脾不健运，肠胃传导失司，不能分清泌浊，以致水谷黏垢，混杂而下。乳儿质薄，泄泻中虚，卫外无权，故冒受风邪，形成腹泻夹表之证。治当疏风解表，佐以理脾渗湿。

处方：荆芥5g，银花炭6g，猪茯苓各5g，炒白术5g，煨木香3g，炒川朴2g，宣木瓜5g，鸡苏散6g（包），焦三仙各12g，姜皮1g

二诊　药后身热已解，腋下体温36.5℃，腹泻1日2次，尚带不消化物。腹胀已宽，纳乳稍香，口角流出清涎，湿润衣襟，苔白脉缓，小溲尚利。此为脾虚失运，外邪虽解，中阳仍困，不能收摄津液，前哲云“脾寒则流涎”，治当温运和中，宗益黄散加味。

处方：青陈皮各5g，丁香1g，诃子肉5g，炙甘草3g，炮姜炭2g，炒白术5g，煨木香2g，砂仁1.5g（打碎后下），神曲10g

方药感悟

荆芥疏风解表，茯苓、白术健脾利湿，木香行气导滞，共奏解表利湿止泻之功，用于腹泻兼有表证者效果立显。

厌　食

脾虚夹积

沈某，男，5 岁，初诊日期：1988 年 1 月 8 日。患儿自幼纳少，常有口臭，便干，盗汗，烦躁。查见面黄，形瘦，腹胀气，舌红，苔白，脉细滑数。中医诊断：厌食（脾虚夹积）；西医诊断：厌食证。治以清热导滞法祛其积滞。

处方：藿香 10g，黄连 3g，生石膏 25g（先煎），知母 10g，制大黄 10g，山栀 3g，焦三仙各 10g，枳壳 5g，炙鸡内金 10g

7 剂，水煎服。

二诊（1988 年 1 月 18 日），患儿用药后食欲稍增，口臭、盗汗、烦躁依旧，便调。舌红，苔白，脉细滑。刘老认为患儿内有郁热，非石膏、黄连之类清热峻品可效，而当以轻清之药散郁除热，且病之本在于脾虚，故应辅以健脾助运之品。

处方：神曲 10g，生山楂 10g，茯苓 10g，陈皮 5g，连翘 10g，半夏 5g，莱菔子 10g，马尾连 3g，枳壳 10g，炙鸡内金 10g，炒白术 10g

7 剂，水煎服。

三诊（1988 年 1 月 26 日），药后患儿食欲显增，口臭消失，盗汗、烦躁减，舌淡红，脉细滑。以上方去马尾连再服 7 剂，诸症皆愈。

方药感悟

刘老在治疗小儿厌食、积滞等脾胃疾病时，对于具有脾胃积热征象的病例，在调理脾胃的基础上，常喜加用连翘，他认为连翘性凉气轻，可疏散郁热，正可用于食积生热。常谓：“保和丸中用连翘即为此义，连翘用于此处较黄连、石膏更优。”

脾虚肝亢

李某，女，4 岁，1989 年 11 月 6 日就诊。患儿近 3 个月来厌食拒食，若强与之则呕吐。平素性情执拗，急躁易怒，夜眠不安，嗜饮酸奶、可乐等，时有腹痛阵作，痛则大便溏泄。曾在某医院做木糖醇试验及尿淀粉酶、发锌、小肠吸收功能测定等，均低于正常儿童，诊断为小儿厌食证。经多方治疗，效果不佳。患儿现面色萎黄，舌质淡红，苔薄白，脉弦细。证属脾虚肝亢；治疗宜扶土抑木，平肝调胃。

处方：代赭石 10g（先煎），白芍 10g，焦山楂 10g，炒白术 10g，枳壳 6g，防风 5g，白芷 5g，青陈皮各 3g

5 剂，水煎服，日 1 剂。

二诊　服上药后，食欲增加，未再呕吐，夜眠安和，但仍有烦躁。上方去白芍，加钩藤 10g、香稻芽 10g，调理 2 周痊愈。

方药感悟

刘老认为小儿厌食与心、肝、脾、胃、肺等脏腑均有密切的关系，临证之时当明审其因，分施以不同的方法治疗。小儿脾常不足，肝常有余，若所欲不遂，肝失疏泄条达，则横逆乘脾犯胃，导致厌食。代赭石质重沉降，镇潜肝阳又清降肝火，配伍白术、白芍等药扶土抑木，每每收效显著。

脾胃虚弱

病案一　金某，男，3 岁，1998 年 3 月 9 日就诊。患儿 1 个月前感冒后至今纳差，大便干，经用消食导滞等中药治疗，均未奏效，今来就诊。查体：面色偏黄，无华，双眼下黯淡，舌质淡红苔薄白，脉细。证属脾胃虚弱，治疗宜以健脾助运为法。

处方：党参 10g，茯苓 10g，白术 10g，白芍 10g，枳壳 10g，木香 3g，砂仁 1g（后下），青陈皮各 5g，半夏 5g，焦三仙各 10g，香稻芽 10g，制大黄 10g

7 剂，水煎服，每日 1 剂。

二诊　服药后纳食基本正常，面色较前红润，二便正常，嘱其饮食调理。

方药感悟

大枣补中益气，配伍党参、白术可增强其健脾益气之疗效。刘老常言中医治病重在辨证，不论何病，证属脾胃虚弱者皆可用之。

病案二　张某，男，5 岁。主诉：近 1 月来患儿纳食不佳，形体渐瘦，面色萎黄不华，精神疲乏欠活泼，便次多，夹不消化之物，舌淡红苔白腻，脉细。刘老辨证为患儿因饮食不节，脾胃损伤，中焦健运失职，水谷不能化生精微以充养肌肤、营养四肢肌肉，故面色不华，精神疲惫；脾失健运，水反为湿，谷反为滞，合污而下，故大便溏薄。治疗当健运脾胃，脾健则化源充足，诸症自解。

处方：党参10g，黄芪6g，茯苓10g，炒白术10g，陈皮5g，半夏5g，砂仁2g（后下），焦三仙各18g，薏仁米10g，藿香5g

二诊　服前药后，胃纳增加，精神转振，大便基本正常，仍面黄肌瘦，再宗原意治之。

处方：党参10g，黄芪6g，茯苓10g，炒白术10g，陈皮5g，半夏5g，砂仁2g（后下），焦三仙各18g，怀山药10g，红枣3枚，煨姜2片

方药感悟

小儿“脾常不足”，若调养失宜，饮食不节，最易损伤脾胃，影响脾胃的运化功能，久则形成脾虚积滞。

病案三　陈某，男，1岁半。患儿自6个月起食纳渐差，经常腹泻，形瘦，发结如穗，夜卧不安，面色不华，舌淡苔白，脉弱。脾主运化，为后天之本，脾虚则健运失职，水谷不能化生精微，无以化生气血，不能充养肌肉、毛发，而有形瘦、发枯，中虚不振，故食欲呆滞，《经》云“胃不和则卧不安”，故夜寐不安，治疗当培补脾土，调脾和胃以治之。

处方：党参10g，茯苓10g，炒白术10g，陈皮5g，半夏曲5g，砂仁2g（后下），木香3g，焦三仙各18g，神曲10g，炙黄芪10g，炙甘草3g，生龙牡各10g（先煎），炒谷麦芽各10g

方药感悟

小儿脏腑娇嫩，形气未充，脾常不足，又乳食不知自节，如家长喂养不当，最易损伤脾胃；或患儿胎禀不足，脾胃薄弱，或其他疾病之后，伤及脾胃，都能造成脾气虚弱，表现为面色发黄，纳差乏力等。

夜　啼

热扰心神

病案一　赵某，男，1岁。2日来夜间啼哭，惊烦不安，睡则易醒，纳差，口渴，溲黄，便干，舌质红，苔薄白，指纹紫滞。刘老指出该患儿治当宁心镇惊。

处方：蝉衣3g，薄荷3g（后下），钩藤6g，天竺黄5g，麦冬5g，生牡蛎10g（先煎），生龙骨10g（先煎），益元散10g（包煎），灯心草1g

5剂，水煎服。

方药感悟

刘老指出小儿为纯阳之体，感受外邪之后，邪易入里化热，热极则生痰生风；食滞痰郁亦可化火，火盛炼液生痰，痰盛则发惊，惊盛生风，其病变主要是在心肝二经。蝉蜕甘寒，入肝经，既能祛外风，又能息内风、定惊解痉，对感冒夹惊、小儿惊风、夜啼出现惊痫不安，破伤风出现四肢抽搐等均有效。

病案二　患儿夏某，男，4个月，2006年5月23日就诊。近1周患儿夜间睡眠不安，间断啼哭，烦躁，汗多，乳食差，大便干结，小便短黄，舌尖红，苔薄白微黄，指纹青紫。刘老辨证为心经积热，治法清心导赤，泻火安神，选用黄连导赤散加减。

处方：生地8g，淡竹叶6g，川木通3g，黄连1.5g，栀子5g，知母8g，丹皮5g，蝉蜕5g，生牡蛎15g（先煎），灯心草3g，生麦芽10g

3剂，水煎服。

二诊　服3剂后，小儿未再夜啼，盗汗减少，二便调。继守原方3剂，调理而愈。

方药感悟

夜啼又称“惊啼”，是指小儿不明原因的入夜啼哭不安，而白天如常的一种病证，主要见于小婴儿。《幼科发挥·卷之二·心所生病·诸疮》曰：“心属火恶热，心热则烦，多夜啼。”小儿夜啼多为内有蕴热，积热上炎，扰于心神，出现烦啼。刘老治疗夜啼常用淡竹叶配黄连，加蝉蜕、生地、灯心草、栀子、生牡蛎等，清心泻火，安神除烦。

病案三 陈某，男，2个月。患儿白天一般状态良好，亦能安静入睡，入夜熄灯即哭闹不安已10余天，哭声响亮。面赤唇红，身腹俱暖，大便秘结，小便短赤。舌尖红，苔薄黄，指纹紫。详问病史，其母平素喜食香辣，患儿生后一直母乳喂养，系其母之火移热于儿，导致患儿热积于心，热扰神明。治疗以清心导赤，安神除烦。

处方：灯心草2g，竹叶3g，钩藤5g，蝉蜕2g，茯苓5g，甘草2g

5剂，水煎服。

二诊 服药后入夜哭闹明显减轻，便秘缓解。

处方：灯心草2g，竹叶3g

5剂，开水泡服。

三诊 经上述治疗后，患儿入夜哭闹症状基本停止，夜夜均能入睡安静，便畅尿清，1月后随访未再复发。

方药感悟

夜啼是指小儿白日如常，入夜啼哭不安，或每夜定时啼哭，甚则通宵达旦的一种疾病，主要见于初生婴儿。刘老认为，小儿夜啼发生的原因主要是因为孕母性情急躁，或嗜食香燥炙焯之物，火伏热郁，至胎儿出生后即内有蕴热；出生后又吮母乳，蕴热尤甚，热踞心经。或因重衣厚被，室内闷热，小儿受热，热积于心所致。心主火属阳，日属阳而夜属阴，至夜阴气盛而阳气衰，阳衰则无力与伏热相争，热扰神明，故入夜心烦而啼。灯心草甘淡微寒，性寒则能清热，且能入心清心火，故治疗小儿夜啼用之常可取效。

痰热扰神

病案一　王某，男，1岁2个月，2000年1月6日初诊。其母代诉，患儿夜间啼哭2月余。每夜定时啼哭，见灯亮则啼哭愈甚，家长训斥或哄睡无效。症见：形瘦，面色萎黄，烦躁，唇红，口秽，乳食不佳，喜食甜食，小便黄赤泔浊，大便2日1行，舌尖红起刺，舌苔黄腻，指纹青紫。证属痰热内结，心神被扰。

处方：黄连1.5g，朱茯苓10g，竹茹8g，胆南星3g，半夏8g，灯心草3g，夜交藤12g，酸枣仁8g，生甘草5g

3剂，水煎服。

二诊　家长告知，服药后患儿夜卧安静许多，啼哭好转，唯饮食不振。原方不更，加神曲、鸡内金各10g，再进3剂。

2月后随访，患儿面色红润，体重增加，神情活泼。

方药感悟

《张氏医通》曰：“夜啼者：曰脾寒，曰心热。若见灯愈啼者，心热也。心属火，见灯则烦热内生，两阳相搏，故仰身而啼。”若脾胃积热，滋痰生火，痰火相搏，上扰心神，可发此病。刘老认为此时可以黄连温胆汤治之。方中黄连性味苦寒清心除火；竹茹清热化痰除烦；胆南星、半夏化痰宣窍；朱茯苓、灯心草、夜交藤、酸枣仁宁心安神。诸药共奏清热除痰，安神宁心之功。

病案二　李某，男，2岁，自幼食欲不佳，夜间睡眠不安，常睡中突然哭闹，面色不华，大便干结如球，指纹紫滞。刘老谓之痰热内扰，脾胃不和，予柴芩温胆汤加减。

处方：柴胡10g，黄芩10g，陈皮5g，半夏5g，茯苓10g，炙甘草3g，枳壳10g，竹茹5g，制大黄6g，当归10g，焦三仙各10g，香稻芽10g

方药感悟

睡眠不安多伴见其他症状出现，临床常见于厌食患儿，表现为食欲不振，易于烦躁哭闹。刘老认为患儿多由于饮食不和，或由于脾气不足，水液运化不及，酿成痰湿，郁久生热，痰热内扰，致心神不安，出现烦躁，眠差。刘老常以柴芩温胆汤治之。

痰蒙神窍

杨某，男，2岁。患儿3天前受到惊吓后出现双目直视，心烦急躁，白天目触异物、耳闻异声后出现神志不安，甚至惊抖；入夜则啼哭，睡中作惊，易醒，紧偎母怀，见到明亮灯光后可缓解。面色时青时白，指纹紫滞。刘老言此为惊恐之后，治疗以镇惊安神为主，配以豁痰开窍，平肝息风。

处方：琥珀粉1.5g（冲服），远志10g，石菖蒲10g，胆南星10g，天竺黄10g，全蝎5g，钩藤10g，石决明10g（先煎）

3剂，水煎服。

二诊　患儿精神明显转佳，神志转清，继服3剂巩固疗效。

方药感悟

琥珀质重，有镇心定惊安神之功，可安五脏，定神魄。小儿心常有余、肝常有余的生理特点决定了临床易见心惊、肝风的病证。刘老认为小儿心神怯弱，肝气未盛，感受外邪后易从火化，从而导致火热伤心生惊、伤肝动风的证候，而脾常不足的特点又易使小儿出现脾运不足，生湿生痰，故临床常用琥珀配胆南星、天竺黄、全蝎治疗感冒挟惊、暴受惊吓、惊恐夜啼、热病之后等病，共奏镇惊安神，豁痰开窍，平肝息风之功。

心经积热

戚某，男，6个月。患儿入夜啼哭1周余。家长诉入睡难，睡中易惊醒，醒后又啼哭不止，烦躁不安，纳差。

处方：黄连 1g，淡竹叶 3g，山栀子 3g，灯心草 1.5g，钩藤 10g，石决明 10g（先煎），茯神 10g，夜交藤 10g，炒枣仁 10g

3 剂，水煎服，日 1 剂

二诊　服药后病情明显好转，守原方再服 3 剂痊愈。

方药感悟

刘老也常将夜交藤用于小儿夜啼，认为小儿夜啼系心火内炽，肝热熏蒸三焦，上扰清窍所致。故治疗应清心平肝，安神定惊，常配伍茯神、枣仁等安神之品。

肝胃不和

张某，男，9 个月。患儿近半个月来入夜啼哭，烦恼不安，日间精神尚好，纳差，大便干。查舌红苔白，指纹浮紫。证属肝胃有热，胃肠失和。

处方：钩藤 10g，蝉蜕 3g，薄荷 3g（后下），木香 3g，乌药 3g，槟榔 3g

3 剂，水煎服，日 1 剂。

二诊　母诉夜啼止，但仍时有烦躁，夜卧欠安，大便干。继服上方 3 剂，诸症痊愈。

方药感悟

刘老言小儿夜啼多有诱因，如病后、饮食不当、受惊后、缺钙等，而这些诱因的出现均与小儿“肝常有余、脾常不足”的生理特点有关，为小儿胃肠积滞、心火内盛之时。钩藤甘寒，配伍蝉蜕、薄荷清热平肝，再佐以调理肠胃之品，五脏安宁，夜啼自止。

遗　尿

肾虚不固

病案一　王某，男，8岁，山东菏泽人，1995年10月6日初诊。患儿主因遗尿4年就诊。4年前曾因惊吓后出现遗尿，夜间经常尿床，伴多梦，易惊，曾多次到几家医院检查均未发现器质性病变，经多方治疗效果不明显，故来诊。查体：面色青暗，舌质淡红，苔薄白，脉细而无力。证属肾虚不固，治疗宜以温补肾气，镇摄止遗为主。

处方：补骨脂10g，桑螵蛸10g，天台乌10g，益智仁10g，石菖蒲10g，熟地10g，山药10g，山茱萸10g，茯苓10g，泽泻10g，丹皮10g，煅龙牡各15g（先煎）

15剂，水煎服。

二诊　患儿面色略转红润，遗尿次数较前明显减少；唯纳食较前略差，仍多梦，易惊，舌脉同前。上方加炒枣仁10g、焦三仙各10g，15剂，水煎服。

三诊　患儿面色红润，纳食可，夜间多梦、易惊等明显好转；仅偶尔出现遗尿现象。上方加减配成丸药，服用2个月以巩固疗效。半年后，家长来函告知患儿已痊愈。

方药感悟

龙骨味涩，煅用有收敛固涩之功，刘老言凡遗精、滑精、遗尿、尿频、崩漏、带下、自汗、盗汗等多种正虚滑脱之证，皆可用之，随症配伍加减。

病案二　王某，男，6岁。自幼即睡时遗尿，轻时数日1次，重时每日必遗，或1夜数次遗尿，常睡眠较深，呼之不醒，呼醒后亦神志朦胧，不知排尿于何处。平时体力较弱，肢凉怕冷，神疲无力，尿清长而无味，量多次频，面白唇淡，舌淡红苔白，脉沉细无力。

处方：桑螵蛸15g，五味子10g，补骨脂10g，菟丝子10g，覆盆子10g，益智仁10g

7剂，水煎服。

二诊　服药7剂后遗尿次数减少，怕冷症状减轻。效不更方，继续服用上方7剂，遗尿基本停止。

方药感悟

肾主闭藏，司职二便，与膀胱为表里，膀胱储藏津液，通过肾阳的温养气化作用，使小便正常排泄。小儿肾气不足，下元虚寒，膀胱失于温养，制约无权，气化功能失调，闭藏失职，不能约制水道。夜主阴，卧则阳气内收，阴盛阳虚时，夜卧之时虚寒尤甚，而见睡中小便自遗。治疗小儿遗尿属下元虚寒者，应以温肾固涩为主。五味子甘温而涩，入肾，能补肾固涩，益肾化气以缩小便，达到止遗溺之功效。

病案三　郭某，男，5岁。患儿早产2月，自幼遗尿，甚则白天亦遗，尿频量少，时点滴而下。夜间难唤醒，每日均遗，尿清。当地医院检查未发现隐性脊柱裂。刻下见：面白少华，唇淡，精神不佳，乏力，喜靠物而站，平素易感冒，纳差，大便稀，日1~2次。舌淡苔白，脉沉。刘老辨证属肾气不足，认为此患儿系先天禀赋不足，肾虚不固，下焦虚寒，气化功能失调，开阖失司，不能约束水道而遗尿，正如《素问·宣明五气篇》说："膀胱……不约为遗尿"。治疗以温补肾阳，固涩小便为原则。

处方：党参15g，炙黄芪15g，桑螵蛸15g，补骨脂15g，天台乌10g，益智仁10g，山药15g，石菖蒲10g，五味子10g，菟丝子15g，鸡内金10g，银杏10g，焦三仙各10g，香稻芽10g，生姜2片，大枣5枚

10剂，水煎服。

散剂：党参30g，炙黄芪30g，桑螵蛸30g，补骨脂30g，益智仁30g，天台乌30g，山药30g，菟丝子30g，菖蒲30g，五味子30g，鸡肠30具，白果30g，焦三仙各30g，鸡内金30g，香稻芽30g

共研细末，早晚各5g，开水冲服。

并嘱家长既要严格要求，又不能打骂体罚患儿而造成紧张心理，勿使其白天玩耍过度，睡前少饮水，夜间按时唤醒排尿，希逐渐养成自控的排尿习惯。

二诊　家长诉白天尿次减少，但夜间较难唤醒，问之常不知其夜间排尿，纳食较前好转。刘老继上方加减治疗。

处方：桑螵蛸15g，补骨脂15g，党参10g，炙黄芪10g，天台乌10g，山药10g，益智仁10g，五味子10g，石菖蒲10g，郁金10g，菟丝子10g，鸡内金10g，白果10g

10剂，水煎服。

患儿前后治疗半年余，面色逐渐转红，夜间可自醒排尿，告愈。

脾肾两虚

病案一　孙某，男，10 岁，初诊日期：1996 年 12 月 19 日。患儿自幼遗尿，几乎每夜均有遗尿，甚至 1 夜数次，经多方治疗均未奏效。患儿平素体质较差，形体消瘦，面色苍白，食欲不振，时有阵发性腹痛，喜温喜按，每于清晨起床时，即欲大便，大便溏泄，舌质淡苔白，脉细弱无力。证属脾肾两虚，下元虚寒。治疗当温补脾肾，止遗缩尿。

处方：桑螵蛸 10g，补骨脂 10g，山药 10g，金樱子 10g，太子参 10g，茯苓 10g，白术 10g，天台乌药 5g，芡实 10g，益智仁 10g，山茱萸 10g，焦三仙各 10g

14 剂，水煎服。

二诊　服药后，遗尿次数减少，偶尔有 1 天不尿床，夜间有时自己能醒，食欲较前好转，大便基本成形。效不更方，再以前方加覆盆子 10g、鸡内金 10g。

三诊　服上方 1 个月后，家长非常高兴地电告遗尿已痊愈。

病案二　张某，女，6 岁，初诊：1987 年 9 月 28 日。患儿自幼纳少形瘦，小便淋沥但不痛，夜间常有遗尿，急躁易怒。症见面色黄，形体瘦弱，体重 17kg，舌淡，苔白，脉弦滑。证属脾肾素亏，纳化失畅，无以为长；水道失制，小便自遗。治宜健脾益肾。方用桑螵蛸散合补中益气汤加减。

处方：桑螵蛸 10g，补骨脂 10g，生黄芪 10g，怀山药 12g，五味子 10g，益智仁 10g，天台乌 10g，白果 10g，菖蒲 10g，炙鸡金 10g，神曲 10g

14 剂，水煎服。

二诊　药后纳食显增，急躁显减，遗尿次数减少，舌淡红，苔薄白，脉滑。效不更方，继用上方 14 剂。

三诊　服药期间遗尿未发，体重增加 1kg，面色显红润。嘱再用上方 14 剂巩固疗效。症告痊愈。

方药感悟

遗尿为小儿常见疾病。多由于肾阳不足，下元不固而发。刘老循此病机，采用温肾阳，助气化，固膀胱之法治疗本病，获得较好临床疗效。

心　悸

心肺不足

张某，男，5岁，初诊：1990年4月2日。患儿因反复发作心悸胸闷1年余来诊。病初曾在首都儿科研究所住院治疗，诊为病毒性心肌炎，经大剂量维生素C治疗后病情缓解出院。但每于感冒后发作心悸胸闷。此次又发3天，伴见低热，咳嗽，有痰，疲乏，自汗，面色白，纳差，便干。查体：咽充血，双扁桃体Ⅱ°肿大，心率92次/分，心音稍低钝，期前收缩每分钟5~6次，双肺呼吸音稍粗，未闻及干湿性啰音。舌边尖红，苔薄白，脉结。心电图示单源性室性期前收缩。心肌酶：除乳酸脱氢酶273U/L高于正常外，其余均在正常范围。诊断：小儿病毒性心肌炎（迁延期）。

辨证属素体心肺不足，复感风热邪毒，内袭于肺，扰动心神。治疗以疏散风热，解毒利咽法急去其标，方以银翘散加减。

处方：银花10g，连翘10g，板蓝根10g，丹参10g，苦参10g，蚤休10g，牛蒡子10g，杏仁10g，薄荷6g（后下），桔梗3g，前胡10g，生甘草3g，芦根15g，制大黄10g

7剂，水煎服。

二诊　药后热退，咳平，心悸胸闷减轻，精神转佳，大便顺畅，仍有自汗，早搏2~3次/分，舌质略红，苔薄白，脉结。表邪已大解，里热未全清，正气既虚。治宜扶正去邪并施，益肺养心，解毒复脉。方用玉屏风散加减。

处方：生黄芪15g，炒白术10g，炒白芍10g，防风6g，炙甘草5g，玄参10g，板蓝根10g，黄芩10g，万年青10g，紫丹参15g，苦参15g，全当归10g

7剂，水煎服。

三诊　药后自汗大减，心悸胸闷基本消失，神情活泼，嬉戏如常，心音有力，心率88次/分，偶闻期前收缩。继守前方，用药14剂。复查心电图及心肌酶正常。随访1年无复发。

方药感悟

病毒性心肌炎属中医“心悸”、“怔忡”、“胸痹”等范畴。刘老认为本病初起具有温病的特点，往往由外感风热或湿热邪毒，先犯肺胃，继而入里扰心；或因邪毒鸱张，逆传心包所致；内因责之于正气不足。临床以心悸、胸闷、胸痛、脉来无定数等为主要表现。本病早期多有外感症状，或在恢复期由于感受外邪每易复发和加重，致使病情迁延。故刘老主张治疗早期以驱邪为先，施以疏风清热、化湿解毒、护心安神之法；后期以扶正养心为主，辅以疏风散邪之品，截断邪毒入侵及传变之径。常用药为板蓝根、蚤休、苦参、万年青等。

邪毒内陷

王某，女，12岁。1990年3月4日因心悸2月余就诊。外院诊断为病毒性心肌炎。刻下症见：气短，乏力，动则汗出，咽痛，食欲不振，时轻时重。面色苍白，咽红，扁桃体Ⅲ°肿大，未见脓性分泌物。舌质淡红，苔白腻，脉代。心尖部位可闻及第一心音低钝，频发期前收缩，心率110次/分，心电图示：ST－T在Ⅱ导联上上移，T波在Ⅱ、aVF导联低平，Ⅲ导联倒置，频发室性期前收缩。周围血象：白细胞$12.5\times10^9/L$，中性粒细胞0.60，淋巴细胞0.40。血生化：谷草转氨酶48U/L，谷丙转氨酶37U/L，乳酸脱氢酶157U/L，肌酸激酶99U/L，γ－羟丁酸脱氢酶273U/L。证属邪毒内陷，心脉失养。治以清咽利喉，养血复脉。

处方：辛夷10g，苍耳子10g，玄参10g，板蓝根15g，山豆根5g，黄芪15g，麦冬10g，丹参15g，苦参15g，蚤休15g，阿胶10g（烊化），青果10g，锦灯笼10g，焦三仙各10g

7剂，水煎服。

二诊　服药后咽痛明显减轻，纳食增，心悸略减，仍动则汗出。上方去青果、锦灯笼，加生姜3片，大枣5枚，7剂，水煎服。

三诊　诸症明显减轻，效不更方，继以前方加减服用3个月而痊愈，随访未复发。

方药感悟

刘老认为：心肺相邻，肺卫受邪，邪气由肺侵心是小儿病毒性心肌炎的重要发病机制。“肺开窍于鼻”、“咽喉为肺之门户”，鼻咽部病灶不除是病毒性心肌炎缠绵难愈、病情反复及加重的主要因素。因此在治疗小儿病毒性心肌炎时特别注重清热疏风，解毒利咽，截断病邪内传之机。

心气不足

刘某，女，9岁，1991年7月20日就诊。3周前发热，咽痛，咳嗽；继而出现乏力，胸闷，憋气，长出气，面色苍白。在其他医院诊断为病毒性心肌炎。予青霉素、维生素C、二磷酸果糖治疗。刻下：无发热，仍觉咽喉不适，胸闷，憋气，长出气，倦息，活动后加重，面色无华，食欲不佳，二便正常。查体：咽红，扁桃体I°肿大，肺部听诊未闻干湿啰音，心率88次/分，心律不齐，心音稍弱，未闻及杂音，舌质红，苔薄黄。血常规：白细胞5.7×10^{9}/L，中性粒细胞47%，淋巴细胞40%，单核细胞13%。心肌酶：肌酸磷酸激酶同工酶（CPK－MB）45U/L。心电图：ST段下降，T波低平。证属热郁肺卫，心气受损。治以清热利咽，益气养心。方用玄参升麻汤和生脉汤加味。

处方：玄参10g，升麻5g，山豆根5g，牛蒡子10g，苦参10g，黄芪15g，麦冬10g，五味子10g，紫丹参10g，郁金10g，焦三仙各10g，阿胶10g（化服）

14剂，水煎服。

二诊　胸闷，憋气，倦息明显减轻，偶有长出气，纳食正常，面色好转，舌质淡红，苔薄白。心电图：ST段恢复正常，T波略低平。予调肺养心冲剂巩固治疗3个月后自觉症状完全消失，心电图和心肌酶均恢复正常。

方药感悟

由于小儿病毒性心肌炎多由感受外邪引起，先有发热、咽痛、咳嗽等肺卫症状，而后才出现心悸胸闷或隐痛倦怠乏力等症状。临床上许多患儿经常出现咽喉不利，红肿疼痛，鼻塞，流涕反复不愈，在发病初期或慢性阶段的病程中往往因外感致病或使病情加重或反复发作。刘老认为病毒性心肌炎病位虽在心，实应责之于肺卫。他从20世纪80年代提出从肺论治的观点，从肺卫着手进行灵活辨治，常能迅速获效，其中清热利咽为主要治法之一。咽喉为肺之通道，呼吸之门户，少阴经脉环绕咽喉，外邪侵袭或热郁心肺，每从咽喉部位反映出来。病毒性心肌炎患儿在病程的发生发展演变中，常出现急、慢性咽炎、扁桃体炎而加重心肌的损害，使病情辗转难愈。临床上患儿常感咽痛或咽喉不适，或咳或音哑或无自觉症状仅有咽红或肿。治疗以清热利咽为主，有利于阻止病邪内侵和传变，逐寇外出，实为针对病因而设。养血活血，扶正固本为辅，既病防变，实为病机而设。引证了“治心不专治心，调理他脏以治心”的原则。为此，刘老还专门创立了“调肺养心冲剂”。

调肺养心主要方药组成：玄参、板蓝根、山豆根、苦参、五味子、黄芪、丹参、阿胶。

心火亢盛

刘某，女，18岁。寒热交作，头晕头痛5日，经服解表剂不解，刻下：仍寒热往来，头晕，身热，体温38.5℃。全身骨节烦痛，心跳心慌不已，心率120次/分。面色苍白，心烦口干，呕吐苦水，小便色黄灼痛，大便3日未行，精神委顿，饮食不思，舌红无苔，脉象细结。证属寒邪陷入少阴，热化阴伤，津液耗灼，不能上济于心，心火亢盛，故心中烦热，里虚血少，心阳不振，故脉结心悸。治当养血清心，通阳复脉，宗仲景炙甘草汤合黄连阿胶汤化裁。

处方：炙甘草15g，桂枝5g，生黄芪10g，生地黄15g，麦冬10g，黄连5g，阿胶珠10g，当归10g，白芍15g，陈皮6g，柴胡3g

7剂，水煎服，日1剂。

二诊　药后热退身凉，心烦亦止，体温36.8℃，心率每分钟85次，精神转振，大便已解；唯感气弱无力，饮食不佳。心火亢盛已平，气血未趋恢复；治当原方增减，宗效不更方之旨。

处方：炙甘草15g，炙黄芪10g，生地黄10g，麦冬6g，黄连3g，阿胶珠10g，当归10g，白芍15g，陈皮6g

7剂，水煎服，日1剂。

方药感悟

生理状态下，心火需要下温肾水，而肾水需要上济心火，使心火不亢，如果肾阴不足，肾水不能上济心火，可使心火独亢，表现为心肾不交，水火失济。刘老认为阿胶性平味甘，入肾经，可以滋补肾阴，黄连味苦性寒，入心经，善清心火，二药相须，可以交通心肾。

痰热内阻

文某，女，12岁，1999年5月16日初诊。患儿鼻塞、流浊涕、发热、咳嗽、咳吐黄痰10天。校医室给予头孢类抗生素及退热药治疗后，热略降而余症如初，并出现胸闷心悸，气短无力，不思饮食而来院就诊。查体：体温37.5℃，咽充血，两肺无啰音，胸透未见异常，心率124次/分，心律不齐，频发期前收缩，每分钟10余次，未闻及明显杂音。舌苔黄腻，脉滑数时兼促脉。检查：心电图示频发室性期前收缩，心肌酶异常。诊断为病毒性心肌炎。证属痰热内阻，心神不宁。治宜清热化痰，利气宽胸，佐以护心调脉。

处方：瓜蒌仁12g，杏仁10g，黄芩10g，茯苓12g，枳壳10g，陈皮10g，胆南星9g，制半夏9g，葶苈子6g（包煎），蝉衣9g，苦参15g，焦三仙各10g

7剂，水煎服。

二诊　服药后热解，体温36.2℃，咳吐黄痰减少，心率110次/分，舌苔转薄黄。效则守方，继服7剂。

三诊　心悸胸闷较前减轻。复查心率100次/分，偶有期前收缩，心电图示偶发室性期前收缩。刘老指出，此痰热已清，鼻窍肺气宣通，现期前收缩仍存，治当扶正以祛邪，宁心调脉定悸。

处方：玄参10g，板蓝根10g，山豆根5g，黄芪15g，清阿胶10g（烊

化），焦三仙各10g，山栀3g，生姜2片，大枣5枚

每日水煎1剂，迭进70余剂，诸恙若失。心电图及心肌酶复查正常，继服刘老研制的调肺养心冲剂巩固疗效，随访一年半，屡罹感冒而未复发。

方药感悟

刘老认为，病毒性心肌炎相似于中医“心悸”、“怔忡”之证候，其发病多由体虚外感邪毒入侵鼻咽、肺卫使然。《素问·痹论》说：“脉痹不已，复感外邪，内舍于心。”叶桂亦云：“温邪上受，首先犯肺，逆传心包。”肺开窍于鼻，为五脏之华盖，主司呼吸而朝百脉，肺主一身之气，肺的生理功能正常与否直接影响心脾，因心主血脉，脾为气血之化源，故肺的功能失常不仅易患本病，而且病程中最易传变而碍及其他脏腑。刘老明确指出，幼儿娇肺易遭伤，故在病理上形成了肺为娇脏，难调易伤的特点；脾为后天之本，气血化生之源，脾主升而统血，脾不断产生血液而上注于心。又脾为心之子，子病及母，而影响心的功能，因此调理脾胃是提高本病疗效的又一途径。小儿久病中虚，脾气薄弱，使运化失健，阴血化源不足，极易导致心血虚弱，心失所养而出现心悸。纵观其病机，总属禀赋不足，正虚御病无力，外邪痰浊乘虚入侵，阻鼻袭肺，伤脾侵心，使心血阴阳受损，而心悸、怔忡由生。

刘老认为病毒性心肌炎急性期治疗旨在祛邪外出，因势利导，谨防病邪入侵传变。用于病邪初感或慢性阶段的复感期，病情多轻浅。故初期治疗首当肃肺祛邪，护心调脉。刘老特别强调指出：治愈此病后要经得起患几次感冒的考验，若不复发才算治愈。

心神涣散

王某，男，12岁，1996年5月8日初诊。患儿半个月前看恐怖片后出现心慌意乱，胸部满闷如塞，倦怠乏力，眠欠安，多梦，故来诊。查体：面色苍白，舌红苔薄，脉虚，时有结脉，心电图检查正常。证属心神涣散，治宜镇定安神。

处方：龙骨15g（先煎），珍珠母15g（先煎），远志10g，菖蒲10g，茯神10g，生地10g，当归10g，酸枣仁10g，柏子仁10g，五味子10g

3剂，水煎服，日1剂。

二诊　心慌胸闷减轻，夜卧可，结脉偶及，原方减五味子、生地，加麦门冬10g、丹参6g，5剂，水煎服。

三诊　诸症得安，心悸已定，结脉消失。继服3剂，巩固疗效。

方药感悟

刘老认为龙骨质重，有很好的镇惊安神之效，为重镇安神之要药，可用于治疗各种神志失常之患。将龙骨与朱砂、酸枣仁、柏子仁等安神之品配伍同用，共奏安神之效。

气阴两伤

梁某，男，11岁，山东曲阜人。2007年2月13日就诊。1年前患感冒后自觉心悸、汗多、气短、乏力，在当地医院住院，确诊为“病毒性心肌炎”，经营养心肌治疗后，症状缓解，出院后一直有心悸、胸闷不适症状，多次复查心电图示窦性心律不齐，T波低平，心肌酶检查CK－MB高于正常值。就诊时心悸，自汗多，夜寐不安，纳少，面色少华，神疲乏力，舌尖红，苔薄白，脉细。刘老认为患儿证属病久气虚，汗多阴伤，气阴两虚，血少虚羸。汗多不仅耗伤津液，而且也会耗散心气，导致气阴两伤。治当气阴两补，方用生脉散加灵芝、冬虫夏草以益气养阴，宁心安神。

处方：党参10g，黄芪10g，麦冬10g，五味子10g，灵芝15g，冬虫夏草1根，炙甘草6g，桂枝10g，赤白芍各10g，阿胶珠10g，夜交藤15g，焦三仙各10g

15剂，水煎服。

二诊　患儿精神转佳，心悸胸闷好转，汗出减少。继守原方加减治之，先后共进60余剂，临床症状消失，心肌酶正常，心电图大致正常，基本告愈。

方药感悟

刘老认为病毒性心肌炎临床常表现为心悸、乏力、胸闷或胸痛、多汗以及心电图异常。急性期常辨为热毒侵袭、痰热内壅和湿热上扰型；迁延期及慢性期常辨为气阴两虚、瘀血内阻、脾肾两亏型，并且慢性期以气阴两虚最为多见。以生脉散加灵芝、冬虫夏草益气养心。

气血不足

范某，男，7岁。患儿1个月前患肺炎，住院治疗后痊愈。出院后患儿出现胸闷心悸，喜长叹气，乏力，活动后出汗、乏力明显，纳眠尚可，故来诊。查体：面色黄，鼻腔略红肿，咽红，两肺无啰音，舌红苔白，脉数，时兼促脉。心电图示：T波倒置。西医诊断：心肌受损；中医诊断：心悸。证属气血不足，治宜补气养血，活血化瘀。

处方：生黄芪15g，麦冬10g，五味子10g，枳壳5g，郁金5g，茯神10g，当归10g，鸡血藤15g，丹苦参各15g，蚤休15g，阿胶珠10g，生姜2片，大枣5枚

7剂，水煎服。

前后服药1月余，诸恙消失，继服巩固疗效，屡罹感冒而未复发。

心阳欲脱

李某，男，5岁，1978年3月11日初诊。患儿患病已8日，初则发热，形寒肢冷，呼吸气粗，心烦泛恶，胸闷憋气，精神困惫，面色欠华，小便微黄，大便溏，活动后则心悸气短，经多方治疗未见好转，遂来就诊。刻下症见：面色苍白，咳嗽痰多，气逆作喘，汗出唇绀，肢端发凉，舌质淡，苔白腻，脉结代。心率160次/分，心律不规整，双肺可闻及湿啰音，肝肋下3cm，胸透示心界扩大，诊断为病毒性心肌炎合并心力衰竭，曾用毒毛花苷K每次0.008mg/kg，后改为中药治疗。中医辨证为邪毒正衰，心阳欲脱。治以温振心阳，益气固脱，方用参附龙牡救逆汤加减。

处方：炮附子10g（先煎），五加皮10g，五味子10g，白芍10g，生龙牡各15g（先煎），炙甘草6g，1剂，水煎服，另用红参15g，文火浓煎兑服。

二诊　服1剂后汗出，手足转温，面色略华，唯咳逆痰多，心悸胸闷，苔白，脉细无力。

处方：生龙牡各15g（先煎），炙甘草6g，五味子10g，桂枝10g，炮附子10g（先煎），茯苓10g，陈皮10g，五加皮10g，万年青10g

6剂，水煎服，日1剂。

三诊　服药后，患儿心衰已纠正，后予调肺养心冲剂治疗3个月，诸症消失，心电图已正常。

方药感悟

病毒性心肌炎属于中医学“心悸”、“怔忡”、“胸痹”等范畴，由于其具有温病的特点，刘老认为本病亦应属“温病”。病毒性心肌炎急性期以邪毒侵心为主要特征。邪毒侵犯人体，可由鼻咽或皮毛而入，袭肺损心；或从口而入，损伤脾胃，蕴湿郁热，上犯于心；或因外邪袭表，导致营卫不和，侵及血脉，先伤心体，继损心用。若病情危重，邪盛正虚，正气不支，心阳暴脱，甚至阴阳离决，出现猝死。治疗应急以温振心阳，救逆固脱为法，方选参附龙牡救逆汤加减。刘老强调药物不宜太多，煎煮时间宜长，必要时可采用鼻饲的方法给药。像独参汤、参附汤等方剂，一般都应用红参，且用量一定要足。

气阴不足

荣某，女，11 岁，初诊日期：2008 年 5 月 6 日。主诉 1 年来胸闷、憋气、有时胸口痛。查体：咽红，心电图示心律不齐，心率最低 40～50 次/分，舌尖红苔少，脉细。治宜清热益气养阴、理气活血通络，方用生脉散加减。

处方：贯众 10g，生黄芪 15g，麦冬 10g，五味子 10g，丹参 15g，菖蒲 10g，郁金 10g，元胡 10g，枳壳 15g，蚤休 15g

20 剂，水煎服。

二诊　服药后患儿无胸闷憋气，胸痛减轻，心率上升到 60 次/分。继守方加减。

处方：贯众 10g，生黄芪 15g，麦冬 10g，五味子 10g，丹参 15g，苦参 15g，蚤休 10g，枳壳 10g，郁金 10g，当归 10g，鸡血藤 10g，阿胶珠 10g，焦三仙各 10g，生姜 2 片，大枣 5 枚

20 剂，水煎服。

方药感悟

刘老认为患儿心悸多为气阴不足，心失所养，在临床中常用麦冬与他药配伍益气养阴，活血通脉，常取得满意的临床效果。

气血亏虚

龚某，男，10 岁，初诊日期：1963 年 11 月 13 日。患儿自幼患先天性心脏病，家长不愿做手术治疗，冀求中药治疗。现症：精神活泼，夜寐亦安，唯活动后心悸气短、自汗，面色苍白，舌白少苔，脉濡细。刘老认为患儿先天禀质薄弱，气血皆虚，血不养心，故心悸气短自汗。治当养血宁心，炙甘草汤加减。

处方：炙甘草 10g，人参 6g，麦冬 6g，炒阿胶 10g（烊化），熟地 10g，当归 6g，大白芍 10g，桂枝 3g，酸枣仁 10g，远志肉 6g，朱茯神 10g，煨姜 2 片，小红枣 3 枚

5 剂，水煎服。

二诊　服药后心悸气短自汗诸症显减，面仍苍白，苔脉如上，前方有效，仍宗原意加减治之。

方药感悟

方中麦冬配白芍、酸枣仁酸甘化阴，守阴以留阳，阳留汗自止。

心阳不振

林某，男，5 岁。1 周前发热形寒，咳嗽有痰，继之心烦泛恶，睡眠不安，心慌汗出，胸闷憋气，精神困惫，面色欠华，手足不温，大便溏薄。中医辨证属邪盛正衰，心阳欲脱，当温振心阳，益气定悸。宗参附龙牡救逆汤加减。

处方：党参 10g，附子 2g（先煎），煅龙骨 30g（先煎），煅牡蛎 20g（先煎），丹参 10g，炙甘草 5g

3 剂，水煎服。

二诊　药后手足转温，面色略华，精神转佳，心悸胸闷等证势略平，迭进安神定悸之品。

处方：党参 10g，麦冬 10g，五味子 10g，酸枣仁 10g，珍珠母 15g（先煎），生龙骨 20g（先煎），生牡蛎 20g（先煎），甘草 5g

7 剂，水煎服。

三诊　临床症状基本消失，证情稳定，继以生脉饮加味调之，以善其后。

方药感悟

病毒性心肌炎是由各种病毒引起的心肌急性或慢性炎症。本病发生的外因是感受风热或湿热邪毒，内因则为正气不足，尤以心肺气阴两虚为主。刘老认为小儿病毒性心肌炎在病邪深陷、正气内溃、出现面色苍白、汗出肢厥、脉象沉细等一派虚寒败象之时，治疗的重心不在邪之多少，关键在于挽救欲脱之元阳方能收到温振心阳、益气定悸之效。病毒性心肌炎患儿常因患病日久，心肺气阴不足，皮毛不固，出现自汗盗汗、心悸不宁，尤其是活动后心慌，汗出较甚等症状。如果迁延不愈，又易进一步损伤气阴。刘老治疗小儿病毒性心肌炎，从中医的整体观念出发，提出了“治心而不止于心，调理它脏以治心”的独特观点。认为汗为心液，血汗同源，汗多则卫虚，不仅易感外邪，而且耗损营阴，甚则引起心阳不振，形成气随之而脱的危重局面。因此治疗当益气养阴，宁心安神；同时要注意敛汗防脱，常用五味子等药护卫止汗，免伤心液。

气阴两虚

病案一　患儿陈某，女，10 岁，2006 年 10 月 6 日就诊。1 周前高热，咳嗽，流涕，按感冒治疗后高热虽降，但低热不退，持续在37.2～38℃之间，体倦乏力，心悸不宁，自汗出，食欲不振，偶有咳嗽，咯痰不爽，口干喜饮，尿赤便干。查体：咽红，双侧扁桃体Ⅰ°肿大，心率110次/分，心律不齐，各瓣膜听诊区未闻及病理性杂音，舌光红少苔，脉细数。辅助检查：心肌酶谱：肌酸激酶同工酶（CK－MB）100U/L。心电图：窦性心律，T波低平，Q—T间期延长。诊断为病毒性心肌炎。证属温热侵犯心肺，气阴两虚，治以清热解毒，益气养阴，方用竹叶石膏汤加减。

处方：竹叶10g，生石膏30g（先煎），半夏6g，麦冬10g，沙参10g，银花10g，连翘10g，板蓝根10g，丹参10g，牛蒡子10g，炙紫菀10g，炙枇杷叶10g

7剂，水煎服。

二诊　低热退，心悸心烦减轻，偶有咳嗽，咳痰不爽，大便调，小便尚黄，舌红脉缓。刘老认为此证属温热邪毒渐除，气阴两虚向平。以沙参麦冬汤加减养阴清热，以善其后。

处方：沙参10g，麦冬10g，玉竹10g，天花粉20g，扁豆10g，桑白皮10g，郁金10g，莱菔子10g，炙紫菀10g，炙枇杷叶10g

5剂，水煎服。

方药感悟

刘老治疗病毒性心肌炎多按急性期和慢性期进行分型论治。慢性期按“心悸”、“胸痹”、“虚劳”等病的范畴进行辨证论治，急性期属“温病”范畴，多从“温热”或“湿热”着眼，采用卫气营血辨证。《外感温热篇》云：“温邪上受，首先犯肺，逆传心包”。本病之初多见温热邪毒侵犯心肺之证，同时由于温热之邪，易耗气伤津，导致气阴两伤之证。故刘老通过长期的临床实践总结出，病毒性心肌炎患者急性期虽有发热、咳嗽、咽痛、胸闷、气短、心痛、心悸等邪毒侵犯心肺的症状，大多又有倦怠乏力、口干喜饮、大便干结、手足心热等气阴两伤之候。因此病毒性心肌炎急性期的病机为本虚标实，且以标实为主。竹叶石膏汤出自《伤寒论·辨阴阳易差后劳复病脉证并治》，用于治疗伤寒、温病、暑病余热未清、气津两伤证。本证与该方甚为合拍，故刘老常用竹叶石膏汤治疗急性期病毒性心肌炎，清热解毒，兼以益气养阴，多获佳效。

病案二　李某，男，11岁。就诊日期：2007年11月9日。1年前患感冒后自觉心悸汗多，气短神疲，睡后易惊，惊则汗出心慌，偶有胸闷、胸痛，曾做心电图检查示：窦性心律不齐，ST 段压低，诊为病毒性心肌炎，中医诊为“心悸”。经用维生素 C 及果糖治疗后好转，停药后心悸又作，来求中医治疗。刻下症：心悸，面色少华，气短乏力，自汗出，口渴咽干，舌黯苔白脉细，心率：100 次/分，心电图检查同前。刘老认为证属病久，心悸汗多，不仅耗伤津液阴伤，而且耗散心气，形成气阴两亏，血少虚羸，治当气阴双补，用生脉散加味。

处方：党参 10g，麦冬 10g，五味子 10g，黄芪 15g，炙甘草 6g，桂枝 10g，白芍 10g，阿胶 10g（烊化），生姜 2 片，大枣 5 枚

10 剂，水煎服。

二诊　药后精神转振，心悸气短好转，汗出减少，唯有胸闷，以原方减桂枝加当归 10g、鸡血藤 10g、丹苦参各 10g，先后加减共进 70 余剂，临床症状消失，心电图大致正常，基本告愈。

方药感悟

心悸或胸痹在儿科多属于病毒性心肌炎，刘老认为本病治疗急性期以祛邪为原则，治以清热解毒，邪去则正安；慢性期以扶正为主，祛邪为辅，活血理气贯穿始终。心主血脉，位于胸中，为人体血液运行的动力所在，病邪侵袭日久，既能引起血脉空虚，出现气阴两伤，也能使心络壅滞不通，出现瘀血内阻。血不养心则心悸，不能上荣于面则面白少华；心气虚弱，鼓动无力，气血不能正常运行，则气短神倦；气虚阴虚，则会出现自汗、盗汗，咽干口渴，舌红；气虚不运，瘀血阻于络脉，则胸闷、胸痛。治宜益气养阴，宗生脉散加减。

病案三　戴某，女，11 岁，1993 年 5 月 18 日初诊。患儿 2 个多月前患病毒性心肌炎在当地住院治疗，现仍有心悸，活动后尤甚，神疲乏力，少气懒言，心烦，夜卧不安，盗汗，查舌红少苔，脉细数。证属气阴两虚，治疗宜以益气养阴，养心复脉为原则。

处方：炙甘草 10g，太子参 10g，麦冬 10g，五味子 10g，生地 10g，阿胶 10g（烊化），桂枝 10g，白芍 10g，炒枣仁 10g，丹参 15g

5 剂，水煎服，日 1 剂。

二诊　心悸减轻，但活动后仍有加重，继服前方 5 剂，心悸明显好转。

方药感悟

刘老在长期临床研究中得出病毒性心肌炎为热毒犯心，先伤心体，继损心用，提出了从心论治、从脾论治、从肺论治的辨证观点。其中从心论治为

基本，直达病所，指出病毒性心肌炎前期治疗以清热解毒护心为主，日久耗气伤阴，导致气阴两虚，以炙甘草为主配伍人参、阿胶、桂枝等温通之品，补益心气。

邪毒袭肺传心

张某，男，6岁，1998年8月25日诊。1周前突发胸痛、身痛、咳嗽、发热。经某医院检查：期前收缩频率20～30次/分，心电图提示室性期前收缩，胸片报告心影丰满，左肺门有炎症。诊断：①病毒性心肌炎，②肺炎，经该院用激素与抗感染治疗后症状略有缓解，今转求刘老诊治。刻症：流涕、咳嗽、咽红，心音低纯，律不齐，心率100次/分，期前收缩频率15次/分，双肺呼吸音清，舌红苔薄，脉细数。证属邪毒袭肺，由肺传心。治宜清肺利咽，解毒调心。

处方：辛夷10g，苍耳子10g，玄参10g，板蓝根10g，连翘10g，牛蒡子10g，丹参15g，苦参15g，竹叶6g，荆芥6g，山豆根5g，芦根20g，桔梗3g，生甘草3g

二诊　服5剂后，咳嗽、流涕止，但有低热，盗汗，烦躁，纳呆，大便干；晚间期前收缩增加，10～20次/分。证属余热未清，邪郁咽喉。治宜清肺利咽，解毒复脉。方以玄参升麻汤加减。

处方：玄参10g，黄芩10g，挂金灯（酸浆）10g，制大黄10g，升麻3g，桔梗3g，甘草3g，丹参15g，苦参15g

三诊　服7剂后，低热已退；仍有盗汗，烦躁，眠差，纳呆。查：咽红，心率100次/分，期前收缩10次/分，证属余邪留恋而气阴已虚。治宜清热祛邪，养阴敛汗。方用当归六黄汤加减。

处方：当归10g，黄芩10g，黄柏10g，黄芪10g，生地10g，丹参10g，苦参10g，五味子10g，阿胶10g（烊化），浮小麦10g，煅龙骨10g（先煎），煅牡蛎10g（先煎），黄连2g，生甘草3g，

服上方2周后盗汗已止，期前收缩基本消失，改以生脉散合炙甘草汤益气养阴。半年后复诊，患儿诸症悉除，复查心电图、超声心动图、心肌酶谱均在正常范围。

方药感悟

刘老认为小儿病毒性心肌炎是由于小儿正气虚弱感受外邪所致。心主血，肺主气朝百脉，心肺相邻同居上焦，合主一身之气血。外邪侵袭，或借皮毛而入，或从口鼻上受，侵犯心脉，影响血行或扰动心神，出现心悸、胸闷、脉结代等。病程日久肺虚正弱，极易外感而加重病情，或使之迁延。外邪犯

肺后，由肺袭心而发生心脏病变。慢性阶段由于病程日久，肺气虚弱之象甚为明显，卫外功能进一步减弱；因而也更易感受外邪，形成恶性循环，导致病情反复或加重，迁延难愈。因此，在急性期从肺论治，一方面可以祛邪清肺，使邪去正复；另一方面切断了外部由肺传心的传变途径，使心不受邪侵而自安。在慢性期从肺论治，一方面继续清除余邪，使邪去正安；更主要的是补益肺气，增强机体抵抗外邪的能力，以利气血化生而养心复脉。常用方：辛夷 10g、苍耳子 10g、玄参 10g、板蓝根 10g、山豆根 5g、黄芪 15g、麦冬 15g、五味子 10g、丹参 15g、苦参 15g、蚤休 10g、阿胶 10g。本方宣肺通窍，畅气机，行气血，祛邪护肺，逐寇外出，清除原发病灶，切断病邪入侵及传变途径，配合益气养阴宁心之品，心神岂有不安之理。

新生儿黄疸

脾虚肝郁

患儿吴某，男，2个月。生后5天出现黄疸，1周后黄疸消退，3周后黄疸复现，且日渐加重。面色发黄，黄色不鲜明，巩膜亦黄，体重不增，腹胀，小便色黄，大便溏而灰白，舌淡红苔白。西医检查诊断为胆汁淤积综合征。中医辨证属脾虚失运，肝胆疏泄不利，胆汁为湿所阻，泛溢皮肤所致。治疗采用健脾利湿退黄之法，给湿邪以出路，使黄从水道而解，方选茵陈配五苓散。

处方：茵陈15g，茯苓10g，白术6g，泽泻5g，猪苓5g，甘草3g

7剂，水煎服。

二诊　服药3剂黄疸即见减轻，服药7剂后黄疸消退，大便成形且颜色转黄，病愈。

方药感悟

刘老认为黄疸的原因主要由于湿热和寒湿，临床上如表实无汗或少许发热脉浮者，宜宣发疏散，可以选用茵陈麻黄汤，或麻黄连翘赤小豆汤，使黄从汗解。如里实二便秘结腹满者，又宜清利兼佐通下治之，用药如茵陈蒿汤，使黄从里解。若无明显的表里之证，仅见小便不利者，可着重于利小便，用药如茵陈五苓散。诸病黄家，但利其小便，这是治疗黄疸的重要大法。茵陈为治黄疸的要药，既能发汗又能利小便，使内蕴之湿得以清泄。五苓散健脾利湿，与茵陈合之可利尿退黄，给湿邪以出路，使黄从水道而解。

湿热内蕴

张某，男，4个月，2006年12月26日就诊。新生儿黄疸至今未愈，感染EB病毒后肝脾大。现症见：面目皮肤发黄，颜色较深，腹部胀满，精神可，食纳一般。证属湿热内蕴，瘀积日久。治以化瘀消积，利胆退黄。

处方：山栀3g，茵陈15g，黄柏10g，柴胡10g，白芍10g，枳壳5g，丹参10g，炙鳖甲15g（先煎），干蟾皮3g，生龙牡各15g（先煎），鸡内金10g，

泽兰 15g，生山楂 15g

14 剂，水煎服。

此方加减运用 3 月之久，黄疸已退，肝脾大已消，精神、饮食俱佳。

方药感悟

干蟾皮配伍鳖甲软坚散结，化瘀消积，解毒退黄，利水消肿，终于达到较为满意的疗效。

刘老认为用干蟾皮治疗肝脾大，用量不可过大，一般 3～5g 即可。

脾虚湿盛

李某，男，28 天。1993 年 12 月 2 日就诊。患儿于生后第 2 天出现黄疸，7 天后逐渐加重，粪便稀溏，呈灰白色，尿色深黄，不欲吮乳。查体：身体瘦弱，腹胀，肝肋下 3.5cm，质Ⅱ°硬，脾未触及。全身皮肤及巩膜黄染，黄色晦暗。舌质淡红，苔白厚，指纹色淡。查血清总胆红素增高，肝功正常。根据患儿临床之表现，证属脾虚湿盛之胎黄。治以健脾利湿之法，选用五苓散加味。

处方：茯苓 10g，猪苓 5g，泽泻 5g，白术 3g，桂枝 2g，茵陈 10g，竹叶 3g

3 剂，水煎服。

二诊　服药 3 剂，黄疸减轻，尿量增多。继服 5 剂，黄疸消退，大便颜色正常，腹胀消失，食欲增进。复查血清总胆红素正常。

方药感悟

新生儿黄疸中医称“胎黄”。导致胎黄的原因很多，但多与湿邪有关。五苓散有健脾利湿之功，可使邪从小便而解。湿邪既去则胆汁疏泄正常，黄疸自退。且本方药味平和，无苦寒攻伐之品，用之无损伤脾胃之弊。

湿热蕴结，熏蒸肝胆

薛某，女，2 个月，初诊日期：1987 年 6 月 1 日。患儿自出生后即出现目黄、肤黄，缓慢加重，尿色深黄，大便呈陶土样。外院查乙型肝炎表面抗原（-），谷丙转氨酶 87.5U/L，胆红素 6.43mg/dl，直接胆红素 4.18mg/dl。诊为：黄疸原因待查：①胆道梗阻；②乳儿肝炎。刻下症见：身目皆黄，颜色鲜艳，尿如浓茶，便色白若陶土，纳少，时有吐奶，烦躁多啼，形体瘦小。查体：皮肤巩膜重度黄染，心肺正常，肝于右肋下 3cm 可触及，边缘钝，质中等，脾肋下未触及，舌红苔白厚腻。中医诊断：胎黄。辨证属秉受母体湿热邪毒，蕴结脾胃，熏蒸肝胆。治以清热利湿，解毒退黄。

处方：茵陈 10g，栀子 10g，黄柏 5g，板蓝根 10g，蒲公英 10g，土茯苓 10g，蚤休 5g，生地 10g，车前子 10g（包煎），泽泻 10g

7 剂，水煎服。

二诊　药后大便转为黄色或药色，全身黄染及烦躁减轻，纳稍增，仍时有吐奶，尿色深黄，舌红，苔略化。继用上方 7 剂。

三诊　药后黄染继续减轻，皮肤出现多量脱屑，尿色变浅，纳可，仍时有吐奶，舌红，苔白厚。再用前方 7 剂。

四诊　黄染较上诊无明显变化，纳减，吐奶次数增加，腹胀，尿色黄，大便调，舌红，苔白厚腻。治以辛开苦降，化湿和胃，兼疏利肝胆。

处方：茵陈 10g，栀子 3g，黄柏 3g，黄芩 5g，黄连 1g，半夏 3g，干姜 1g，陈皮 3g，莱菔子 3g，车前子 10g（包煎），灶心土 15g（先煎代水）

7 剂，水煎服。

五诊　药后全身黄染尽消，面色红润，纳佳便调，肝于右肋下 2cm 可触及，复查肝功能及血胆红素均已恢复正常。

方药感悟

黄疸是小儿肝胆疾病的主要症候，尤以湿热蕴阻肝胆，肝胆失于疏泄，胆汁外溢肌肤之阳黄居多。刘老认为脾胃湿热旁涉肝胆是阳黄的重要病机环节，因脾胃为湿热滋生之地，治疗中注重在清利肝胆湿热的同时配以辛开苦降，分消脾胃湿热以治其本，常用茵陈蒿汤与苦辛汤合方化裁。

眩　晕

气血亏虚

潘某，男，13岁。2年来晕厥5次，心电图示Ⅰ°房室传导阻滞，脑电图无异常，心率66次/分，心音无力。现症：乏力，头晕，舌苔黄腻，脉缓。西医诊断为病毒性心肌炎，中医辨证为心血不足。治宜宣肺通窍，养血活血。

处方：辛夷10g，苍耳子5g，玄参10g，板蓝根10g，山豆根5g，当归10g，生地10g，赤白芍各10g，丹参10g，菖蒲10g，郁金10g，阿胶珠10g，黄连3g，黄芩10g，淡竹叶10g，焦三仙各10g

7剂，水煎服，日1剂。

方药感悟

刘老善治小儿病毒性心肌炎，他认为病毒性心肌炎的发病有内因外因之分，外因责之于风热或湿热邪毒，内因责之于正气不足。由于心主血脉，为血液运行的动力所在；一旦有病，既能引起血脉空虚出现气阴两伤，也能心络壅滞不通出现瘀血内阻。故刘老治疗本病初期以清热解毒为主，使邪去正安，慢性期则注意益气养血，并将活血行气贯穿病程始终。《注解伤寒论·辨厥阴病脉证并治》："脉者血之府也，诸血者皆属心，通脉者，必先补心益血，苦先入于心，当归之苦以助心血。"《汤液本草·草部》："当归，入手少阴，以其心主血也。"而丹参养心安神作用强，阿胶补血，具滋阴养血功效，三药合用，共奏养血通脉作用。

肝阳上亢，夹有痰火

李某，男，16岁。患儿昨日晚餐后突然感到头晕，闭目也不能缓解，恶心欲吐，口干口苦，舌红苔黄腻，脉弦滑。中医诊断：眩晕，证属肝阳上亢，夹有痰火，治以平肝潜阳，清化痰热。

处方：天麻10g，钩藤10g，栀子10g，黄芩10g，杜仲10g，牛膝10g，半夏6g，橘红10g，天竺黄10g，石决明10g（先煎），磁石15g（先煎），代赭石15g（先煎）

3剂，水煎服，日1剂。

二诊　服药后眩晕大减，目可张，但仍有口干口苦，舌红苔黄腻，上方加柴胡10g，继服3剂，眩晕止。

方药感悟

天麻既息肝风，又平肝阳，为止眩晕之良药。刘老常配伍钩藤、石决明、牛膝平肝息风，用于治疗肝阳上亢所致的眩晕、头痛。

血证（过敏性紫癜）

热迫血行

张某，女，11 岁，初诊：1991 年 11 月 24 日。患儿半月前咽痛发热，3 天后双侧下肢及躯干部出现大小不等的点片状出血斑块，在某医院治疗未见缓解而转求中医治疗。查体：躯干及下肢均可见有针尖及黄豆大小的出血斑点，尤以两小腿内侧为多，压之不退色。咽红，舌红，苔黄腻，心肺（-），脉滑数，纳可，二便调。西医诊断：过敏性紫癜；中医诊断：紫癜。辨属湿热动血，迫血妄行，外发于肌肤。治宜解表清里，凉血止血。

处方：荆芥 10g，当归 10g，牛蒡子 10g，木通 10g，竹叶 10g，黄芩 10g，连翘 15g，赤芍 15g，生地 15g，生山楂 15g，蝉衣 3g，灯心草 1g，黄连 1.5g

7 剂，水煎服。

二诊（1991 年 12. 月 1 日），服 7 剂后未再发现新的出血斑点。查体：两小腿内侧见暗淡的点片状斑点，舌质红，苔薄白，脉滑。上方去黄芩、黄连，加白茅根 30g、藕节 10g。继服 1 周，斑点消退，观察 1 月未再复发。

气虚血瘀

胡某，女，15 岁，1996 年 8 月 12 日就诊。患儿双下肢紫癜反复发作 3 月余，当地医院住院治疗，效果欠佳，故今来诊。刻下症见：双下肢紫癜，对称分布，稍高出皮面，色暗红，压之不褪色。面色萎黄，体瘦，自汗，双膝关节时有疼痛，活动尚不受限，小便可见肉眼血尿，无腹痛，纳差，便溏，舌淡，舌边可见瘀点，脉细涩。实验室检查：血小板计数及出血时间、凝血时间均正常。西医诊断：过敏性紫癜（皮肤型、关节型、肾型）。中医诊断：血证，证属气虚血瘀，治以益气活血，化瘀通络。

处方：黄芪 15g，当归 10g，赤芍 10g，地龙 10g，丹参 10g，桃仁 10g，川芎 10g，川牛膝 10g，红花 10g，三七粉 1.5g（分冲）

3 剂，水煎服，日 1 剂。

二诊　紫癜较前减少，自汗好转，面色仍萎黄，纳差，上方加焦三仙各10g、香稻芽10g，继服7剂。

三诊　紫癜消退，嘱继服归脾丸以善其后。

方药感悟

黄芪补气以治虚，当归、红花、地龙行滞以治瘀，可用于气虚血滞不行的痹痛、麻木、半身不遂及各种瘀血。刘老临床辨证论治，不循常道，恰当应用，每获良效。

血热妄行

郝某，女，8岁。身发紫癜月余，诊为过敏性紫癜，曾于某医院住院治疗，出院后紫癜未完全消退，现双下肢仍可见紫褐色斑点，高出于皮面，面色微黄，时有潮红，自觉口渴，头痛，心中作热，舌苔薄白，脉微数。刘老认为患儿素蕴痰热，内灼营血，血得热妄行，外发肌腠，而成紫斑之证，由于血热生风，风热上扰，故头痛，颜面不时潮红，治当清热凉血。

处方：鲜生地10g，赤芍10g，当归6g，丹皮6g，菊花10g，川芎3g，侧柏炭10g，仙鹤草6g，黑山栀5g，玄参10g

另：十灰散每次1.5g，每日2次，开水调服。

二诊药后下肢紫褐色成片斑点消退，头痛亦解，纳食增加，大便如常，小溲微黄，口渴饮凉，苔白脉数，血分郁热未清，仍宜清热凉血。

处方：鲜生地10g，赤芍10g，当归3g，丹皮6g，川芎2g，黄芩5g，川连2g，黑山栀3g，侧柏叶10g，玄参10g

方药感悟

过敏性紫癜的成因，多由于感受外邪，热毒内蕴，损伤血络；或气虚失统，血不归经；或瘀血阻络，血液不循常道而溢出脉外。本病中，血瘀是发病的关键。如瘀血不除，血不循经又可导致多部位反复出血；而瘀血阻络，血运受阻，不通则痛，致关节肿胀疼痛；闭阻肾络，致使肾封藏失职，开合失司，精微漏泄，出现血尿、蛋白尿。故刘老认为治疗本病当以活血化瘀为原则，使瘀血去，新血生。

邪热入血，迫血妄行

张某，女，11岁。患儿于1992年1月25日发热，次日出现皮疹就诊。1月26日以“过敏性紫癜”收入院。刻下症：发热，咽痛，皮肤出血点，纳差，便调。查体：体温37.5℃，面色潮红，咽红，扁桃体Ⅱ°肿大，舌红，苔黄腻，心肺（-），腹平软，无压痛，肝脾肋下未及，臀部以下尤以小腿内侧见有密集的红色出血斑点，脉滑数。证属湿热入血，迫血妄行。治以清热燥湿以宁血止血，佐以养血和血，三黄四物汤加减。方中三黄清热祛湿，四物养血和血，佐白茅根以增凉血止血，加牛膝引药下行。

处方：黄连2g，黄芩10g，黄柏10g，当归10g，生地10g，赤芍10g，川芎5g，牛膝10g，白茅根30g

二诊（1992年2月10日）　服上方后体温正常，皮肤出血点明显减少，面色红润，舌红苔白腻，皮肤出血点转为暗红色，脉弦滑。湿热未尽，心脾主血统血功能未复，上方加藕节10g、鸡血藤10g、阿胶10g以增止血祛瘀之功。

继服一周，未出新皮疹，其陈旧出血点已消退而痊愈出院。随访1年未复发。

方药感悟

过敏性紫癜是一种以广泛小血管炎为基础的系统性血管炎病变，中医学属“葡萄疫”、“肌衄”、“紫癜”范畴。临床以皮肤紫癜、消化道黏膜出血、关节肿痛和肾炎症状为主要表现。临床类型较多，以皮肤紫癜最常见。对于皮肤紫癜早期，皮肤出现明显鲜红色皮疹，中医辨证属阳斑者，刘老认为其多为温热或湿热所致。热邪犯于血分，迫血妄行，溢于肌肤则发紫癜。血液外溢，必将导致血液亏损。刘老根据祛邪以安正，扶正以驱邪的原则，创立了三黄四物汤。方中重用黄连、黄芩、黄柏以清热祛邪、宁血止血，伍用四物汤养血和血以补其虚，相反相成，相得益彰，奇妙无穷。

易　感

外邪伏遏，肺脾两虚

郝某，女，5 岁。家长诉患儿极易感冒，基本每月 1 次上呼吸道感染，严重时发展为支气管炎。炎热夏季时亦不能进食凉品，食则呕吐，平素纳差，面色不华，舌淡苔白，脉弦细。刘老分析患儿为阳虚、脾虚体质，正如以上所述，为正虚邪伏、遇感则发，目前无新感之时，当缓则治其本，治以温阳健脾，透邪解郁。

处方：柴胡 6g，枳壳 5g，白芍 5g，炙甘草 3g，黄芪 10g，桂枝 5g，吴茱萸 3g，党参 10g，茯苓 10g，白术 10g，大枣 5 枚

5 剂而愈。

方药感悟

小儿反复呼吸道感染多因正气不足，卫外不固，外邪侵袭之后，正气虚弱，邪毒往往不能廓清，留伏于里，一旦受凉或疲劳后，新感易受，留邪内发，或虽无新感，旧病复燃，诸证又起。

脾虚湿热

肖某，男，3 岁。自幼易感，感邪后易患支气管炎，纳食不佳，大便调，舌淡，苔黄腻。刘老从痰热辨证，予柴芩温胆汤加减。

处方：辛夷 10g，苍耳 10g，玄参 10g，板蓝根 10g，山豆根 5g，柴胡 10g，黄芩 10g，陈皮 5g，半夏 5g，茯苓 10g，甘草 3g，枳壳 10g，竹茹 5g，焦三仙各 10g

7 剂，水煎服。

二诊　药后患儿食欲较前增加，苔黄腻较前好转，效不更方，继以前方迭进 7 剂。

三诊　患儿饮食可，舌苔黄腻不显，痰热症状基本消失，改为六君子汤健脾益气。

处方：太子参 10g，茯苓 10g，炒白术芍各 10g，炙甘草 3g，陈皮 3g，半夏 3g，枳壳 10g，郁金 10g，竹茹 10g，焦三仙各 10g

上方加减调治近 2 月，患儿呼吸道感染次数明显减少，且感邪后较前易于恢复。

方药感悟

小儿由于脏腑娇嫩，形气未充，常易发生反复呼吸道感染。刘老认为这些易感儿反复感邪，久之愈使肺脾功能不足，出现生痰之变，进而化热，而成痰热之证。故治疗反复呼吸道感染，补益肺脾固然重要，清化痰热也不可少，否则也难取效。

脏　躁

肝郁脾虚

李某，女，13岁。近2个月默默不欲言，入睡困难，心烦易哭，胸脘胀闷，食少纳呆，形体消瘦，月经涩少不畅，色暗有块，舌尖红苔白，脉弦涩。

刘老分析病机为：患儿所愿不遂，思虑太过，肝郁化火，伤阴耗液，损及五脏。脾失健运，故见胸满胀闷，食少纳呆。水谷精微无以化生，不能长肌肉、生气血，则月经量少；心失所养，神不守舍，则精神恍惚，睡眠不安。肺损则善悲欲哭；肝不敷和，精血暗耗，气血瘀滞，冲任不调，则月经涩滞不畅，色暗有块。治疗宜疏肝健脾、清心安神。方用甘麦大枣汤合逍遥丸加百合地黄汤。

处方：甘草9g，浮小麦30g，大枣10枚，柴胡10g，茯苓10g，白术10g，百合20g，生地15g，当归10g，赤芍10g，薄荷3g，陈皮5g，郁金10g

服5剂后诸症缓解，随证加减续服20剂而愈。

方药感悟

百合具有清心安神功效，用于热病余热未清，或情志不遂所致的虚烦惊悸，失眠多梦，精神恍惚等。用时煎服10～30g。清心宜生用，润肺蜜炙用。

肢体麻木

气血失荣

张某，女，4岁，就诊日期：1963年11月。经常手足麻木，面色黄而不华，便溏1日3行，食纳异常不振，舌苔薄白，脉缓无力。刘老分析：《经》云："荣气虚则不仁，卫气虚则不用。"根据证情，属卫气行阴，不能统运于外，达于四末，是以肢麻不用。治当补中益气，营运通阳。

处方：黄芪6g，党参6g，炒白术10g，茯苓10g，当归6g，炙甘草3g，升麻2g，柴胡3g，大白芍10g，嫩桑枝15g，陈皮3g，桂枝3g，黄酒少许

二诊　服上药后症状大见减轻，日来已未见麻木，胃纳精神俱佳，治疗有效，再宗原方治之。

方药感悟

营气运行于脉中，内注五脏六腑，外营四肢，卫气运行于脉外，固护肌表，营卫之气皆由水谷之气化生。脾胃受伤，则无以化生水谷精微，营卫不足，四肢失荣，故有麻木之感。

自　汗

卫外不固

病案一　余某，女，4岁。患儿自幼易感冒，自汗，常于活动后加重，形体消瘦，精神稍差，纳眠尚可。查体：面色萎黄，爪甲色泽淡白，舌淡红，苔薄白。证属气血两虚，卫外不固，治以益气健脾，固表敛汗。

处方：煅牡蛎15g（先煎），麻黄根10g，黄芪10g，白术10g，防风10g，丹参15g，当归10g，陈皮10g，甘草3g，浮小麦10g

5剂，水煎服，日1剂。

二诊　服药后，诸症减轻，舌脉基本同前，上方继服5剂。

三诊　精神转佳，继服3剂巩固疗效。

方药感悟

牡蛎味涩，煅用有收敛固涩作用，故刘老常将其用于遗尿、尿频、自汗、盗汗等多种正虚不固、滑脱之证，随证配伍补虚及收涩药物。

病案二　杨某，男，7岁。患儿自幼喜汗出，以头背部明显，活动后加重，汗后易受风感冒，服中药汤剂多剂后效果不佳，现慕名就诊于刘老。刻下见：神疲乏力，面色少华，纳差，大便稀溏。舌质淡，苔薄白，脉细弱。刘老言患儿为肺气虚弱，卫表不固，腠理开阖失职，则汗液外泄，汗出不止。治疗应益气固表，宗玉屏风散治疗。

处方：生黄芪15g，白术10g，防风10g，牡蛎15g（先煎），浮小麦10g，麻黄根5g，山药10g，砂仁1.5g（后下）

5剂，水煎服。

二诊　家长诉汗出明显好转，纳增。效不更方，原方加焦三仙各10g，香稻芽10g，继服，后愈。

病案三 李某，女，3 岁。患儿系早产出生，自幼体质一直较弱，经常感冒，咳嗽，自汗频作，食欲不振，大便溏薄，曾用过多种免疫增强剂及多种中成药，均未见明显效果。查体：形体消瘦，面色无华，舌苔薄白，脉象沉细，指纹隐约。

处方：黄芪 10g，炒白术 5g，防风 6g，浮小麦 10g，茯苓 10g，炒薏米 6g，山药 10g，甘草 5g

7 剂，水煎服。

二诊 服药后自汗减轻，大便溏明显改善，继服上方 7 剂诸症状均明显好转，随访 3 个月未见复发。

气虚自汗

李某，男，2 岁。近半年反复感冒．自汗频作，汗出以头颈、肩背明显，动则益甚，汗后乏力，畏寒恶风，面色萎黄，手足不温，倦怠懒动，不喜玩耍，舌质淡苔薄白，脉象细弱。指纹色淡。

处方：浮小麦 15g，黄芪 6g，煅牡蛎 20g（先煎），党参 10g，炒白术 6g，麻黄根 5g

7 剂，水煎服。

二诊 自汗症状明显改善，继续服用上方 7 剂。半年后随访患儿家长，患儿体力逐渐增强，自汗未复发。

方药感悟

朱丹溪云：“盖汗乃心之液，而自汗之证，未有不由心、肾两虚而致之者”。小儿脏腑娇嫩，形气未充，若先天不足或后天失调，卫外阳气不足，则腠理失固，以致营卫不和，营为阴，卫为阳，阳虚阴必凑之，故卫弱营强者，则卫外阳气不足，腠理不密，心液外越则自汗频频。刘老常用浮小麦配黄芪、牡蛎，治疗小儿各种原因导致的自汗。刘老认为，浮小麦能实腠理，固皮毛，固表止汗，且药性平和；黄芪益气固表，牡蛎敛阴止汗，相合治诸虚自汗相得益彰。

方药感悟

反复呼吸道感染是近年来小儿很常见的问题。临床主要表现为经常发热、咳嗽、鼻塞流涕、自汗不已等。刘老认为，小儿反复呼吸道感染多与肺气不足，卫气不固有密切关系。《景岳全书·汗证》云："自汗者属阳虚，腠理不固，卫气之所司也，人以卫气固其表，卫气不固，则表虚自汗，而津液为之发泄也。"小儿腠理不密，卫外功能不固，加之肺气娇嫩，往往表气虚弱，肺失所卫而易感外邪。治疗小儿反复呼吸道感染应该扶助正气，固其腠理，常用玉屏风散加浮小麦等固表止汗之品。玉屏风散是治表虚自汗的主方，方中重用黄芪益气固表；配白术健脾益气，少佐防风走表，以助黄芪御风，是补中寓散之剂；浮小麦养心敛汗，相合则加强益气固表之力。

中气不足

张某，女，11 岁，就诊日期：2007 年 4 月。今春以来，身体常自汗出，往往头面汗出如雨，伴心悸气短，四肢疲乏少力，形寒畏冷，纳谷不香，二便尚调，舌苔薄白，脉象虚缓。刘老分析病机为患儿中气不足，则心悸气短，腠理不固，卫外无权，故常自汗出而憎寒，治当益气实腠，宗补中益气汤合玉屏风散。

处方：黄芪 30g，当归 10g，防风 5g，陈皮 10g，党参 10g，炒白术芍各 15g，柴胡 3g，桂枝 3g，生姜 3 片，炙粉草 5g，升麻 3g，大枣 5 枚

二诊　药后自汗大减，诸恙亦轻，唯近二日来自感头晕目眩，苔白稍干，脉仍缓滑，此为中气渐进，体表腠理已固，又有肝气横逆，治仍益气调中，佐以和解少阳为法。

处方：黄芪 10g，当归 10g，防风 5g，陈皮 10g，党参 10g，炒白术 15g，柴胡 3g，黄芩 10g，生姜 3 片，炙粉草 5g，升麻 3g，大枣 5 枚，五味子 3g

斑 秃

心脾两虚

何某，女，15岁，就诊日期：2007年3月。病史：发现右枕部2分钱币大小脱发2月，伴有心悸失眠，眩晕健忘，面色不华，神倦乏力，食欲欠佳，腹胀便溏，月经量少色淡，舌淡苔白，脉细弱。追问患者平素体质较弱，最近学习紧张。刘老分析病机为“发为血之余”，毛发的润泽与茂密与气血的充足密切相关，而脾为气血生化之源，脾虚则水谷不能化生精微，气血虚亏。患儿学习紧张，思虑太过，易伤及心脾；心脾两虚，气血亏损，毛发失养，则出现脱发以及心悸失眠、腹胀纳差等症。治宜养心健脾，益气补血而生发；宗归脾汤加减。

处方：党参15g，生芪15g，生白术10g，茯苓15g，黄精15g，龙眼肉10g，桑椹子10g，何首乌15g，酸枣仁15g，全当归15g，川芎10g，合欢皮10g

方药感悟

方中党参、白术、茯苓、黄精益气健脾，龙眼肉、桑椹子、何首乌、全当归养血填精生发，酸枣仁、合欢皮养心安神，川芎引药上行，且可活血通络。

桑椹色黑入肾，能补肝肾之阴，又能补血，是治疗肝肾阴精亏虚及血虚的要药。用于治疗阴亏血虚之眩晕、耳鸣、须发早白、脱发等。常与女贞子、旱莲草、黑芝麻、何首乌等配伍。

风动血燥

严某，男，10岁。3年前春季理发后发现头枕部有5分钱币状圆形脱发，脱发处光亮，至秋冬时头发渐生。此后每逢春夏则现脱发，秋冬自生，多方治疗，效果不显。伴性急，纳眠可，二便如常，舌尖红，苔白厚，脉象细数。刘老分析病情：头为诸阳之首，高巅之处，唯风可到，而发为血之余，营血不足，风邪乘虚而客，风动血燥，致使头发春脱秋长，拟以养血祛风，缓缓奏功。

处方：生熟地各10g，何首乌6g，紫丹参10g，天麻2.5g，杭白芍10g，桑叶10g，黑芝麻10g，丹皮5g，川芎5g，黑荆芥5g

方药感悟

“发为血之余”，故脱发、白发多责之于血，精血不足可引起须发早白，头晕耳鸣，黑芝麻能补益精血，可以单用、蒸熟或炒香研末服，或与蜂蜜为丸服。本品常与桑椹、女贞子、旱莲草、桑叶等配伍治疗须发早白，也可治疗脱发。

过敏性皮炎

湿热蕴毒

孟某，男，4 岁，2000 年 4 月 9 日就诊。家长代诉：2 周前接触花粉过敏，第 2 天全身开始有瘙痒感，面部红肿，不发烧，大便干结，2 ~ 3 天一解，口干尿黄，饮食可，疹色红，躯干及四肢均见红色斑丘疹，成片，表面有少许细碎鳞屑，舌苔薄黄，根腻，舌质红，脉浮数。证属湿热蕴毒，毒邪伤阴。治以清热凉血，解毒除湿。

处方：荆芥 10g，连翘 10g，生地 15g，知母 10g，薏苡仁 15g，黄连 3g，白蒺藜 15g，赤芍 10g，露蜂房 10g，蚤休 15g，刺猬皮 10g，生山楂 15g，当归 10g，制军 10g，白鲜皮 10g

7 剂，水煎服。

二诊　服上药后，面部肿消，痒感减轻，皮肤颜色已转。上方去生地、刺猬皮，加车前子、泽泻以加强清热利湿的作用，再服 7 剂，全身红色丘斑疹基本褪尽，善后调理又服 5 剂，临床治愈。

方药感悟

过敏性皮炎大多由于某些刺激性的物质接触或外用某种药物，皮肤产生过敏或不能耐受而发生的皮肤急性炎症反应，也包括接触性皮炎在内，其临床表现多与药疹类似，为毒热盛旺之现象，但有时往往不如过敏性药疹面积广泛，治疗以清热凉血，解毒利湿为主要法则。

风　疹

邪郁肺卫

王某，男，8岁。发热2天，皮疹1天。有风疹接触史。2天前患儿出现发热，体温最高达38.8℃，自服“美林”后体温可降至正常，但反复。1天前出现皮疹，故来诊。刻下症见：低热，周身淡红色细小皮疹，伴瘙痒，耳后及枕部淋巴结肿大，唇红，咽红，纳可，二便可。舌红苔薄黄，脉浮数。辨属风痧之风热证，治以疏风清热透疹。取方荆翘散加减。

处方：芥穗5g，连翘10g，白蒺藜10g，防风10g，蝉衣5g，牛蒡子10g，竹叶10g，芦根15g，甘草3g

3剂，水煎服。

并嘱患儿多饮水，清淡饮食，在家休息。

方药感悟

白蒺藜辛散，有祛风止痒之功，与防风、荆芥同用可治疗瘙痒性、出疹性疾病，如风疹、湿疹、荨麻疹等。刘老言此类疾病均是由风热邪毒从口鼻而入，郁于肺卫，蕴于肌腠，与气血相搏，发于肌肤而成。治疗宜疏风清热，解表透疹。

邪郁肺胃

张某，男，3岁，初诊日期：1994年5月18日。发热3日，时作时退。昨日身发细颗粒样的小疹，无痒感，头面胸背皆齐，肢足尚未透达。刻：身热已微，鼻流清涕，微咳不爽，口干咽红，苔白质赤，脉数。查体：口腔内侧黏膜光滑无斑点。证属时邪外受，郁而不达，蕴于肺胃，肺主皮毛，邪从毛窍外出，故发为风痧之证。治当疏达，以希透齐而免隐伏生变。

处方：荆芥5g，防风5g，连翘6g，葛根5g，川芎5g，蝉衣3g，细木通5g，赤芍5g，炒白蒺藜5g，橘皮3g，炒谷麦芽各10g，灯心草1.5g，炙僵蚕10g

2剂，水煎服。

二诊　药后胸背红疹已隐，头面仍见，涕泪频流，咳而痰多，声音嘶哑，身热不甚，咽红且痛，大便干秘，小溲色浑，脉象小数，苔色薄白。此为肺胃痰热壅遏，清肃失司所致，治当肃肺清解，而免喘变。

处方：生石膏25g（先煎），黄芩3g，白前5g，甘草3g，桔梗3g，川贝母5g，板蓝根6g，净蛤粉10g（包煎），海浮石10g（先煎），炙杷叶5g

服3剂而愈。

方药感悟

风疹，古称“风痧”，是外感风热时邪而引发的一种发热出疹性疾病，多见于5岁以内的小儿。临床以发热、全身出现玫瑰色皮疹伴枕后淋巴结肿大为特点。

风疹虫扰

邹某，男，8岁半，初诊日期：1983年12月23日。风疹连续发出不已，皮肤刺痒异常，历经2旬而不愈，咳嗽胸闷不展，脐腹疼痛阵作，面色时赤时白，痛剧则自汗频出，苔色薄白，脉象弦数，大便化验蛔虫卵（+++）。证属湿热内蕴，化生虫聚，本非一日，又兼风邪郁入血分，以致疹发不已。治当凉血祛风，佐以渗湿杀虫，应效乃吉。

处方：防风6g，钩藤10g，苦参10g，炙僵蚕6g，蝉衣3g，粉丹皮5g，赤白芍各10g，乌梅5g，川连2g，黄柏10g，川楝子10g，雷丸10g（分冲），鹤虱10g

方药感悟

荆、防除在表之风邪，苦参清热燥湿。三药配用，有祛风清热，燥湿胜湿之能，以治疗风疹、湿疹所致的皮肤瘙痒等症。凡皮肤瘙痒，多为风邪所致，即“痒自风来，止痒则要祛风”，祛风则能止痒，故防风是治疗各种皮肤病的常用药。

邪侵气营

张某，男，10岁。经常外发风疹，屡治不愈，疹点遍布全身，颗粒成片，高出皮肤，瘙痒异常，不能安寐，表皮有灼热感，纳可，二便调，舌质红，苔微腻，脉微数。刘老指出该患儿湿热内蕴，风邪外搏，邪郁化火，内入营血，外达肌腠，故发风疹。治当祛风凉血，清热渗湿。

处方：苦参10g，防风5g，赤芍10g，当归5g，生地黄10g，丹皮6g，蝉衣3g，僵蚕10g，车前子10g（包煎），赤猪苓各10g

7剂，水煎服。

方药感悟

刘老认为，蝉蜕具有疏散风热，宣散透疹，祛风止痒的功效，故对于风热外束，麻疹不透，以及风湿热相搏所致风疹湿疹，皮肤瘙痒等症有良好的疗效，如透疹汤、消风散。

邪犯肺卫

崔某，女，8岁半，初诊：1994年3月24日。近来风疹流行，患儿昨起发热，无流涕，咳嗽，纳可，二便调。今晨起周身出现红色小丘疹。查体：周身见有玫瑰色高粱米粒大小的丘疹，稍突出于皮肤，触之碍手，尤以颜面、胸背部皮疹较多。舌质红，苔薄白，咽红，心肺（-），耳后及枕后淋巴结肿大如蚕豆，活动度较差，明显压痛，局部皮温不高。脉浮数。诊断：风疹。证属风热邪毒，侵犯肺卫而发皮疹。治宜疏风清热，解表透疹。

处方：荆芥10g，连翘10g，牛蒡子10g，白蒺藜10g，竹叶10g，蝉衣3g，薄荷3g（后下），赤芍15g，芦根30g，灯心草1g

3剂，水煎服。

二诊（1994年3月26日），服2剂后热退，3剂后皮疹消退。唯有轻微咳嗽。查体：咽红，舌略红，苔薄白。心（-），双肺呼吸音略粗糙。耳后及枕后可触及黄豆大小的淋巴结，活动度良好，无压痛。脉滑。此为邪气已退，肺热未清。治宜清泻肺热，利咽止咳。方用泻白散加减，以善其后。

方药感悟

小儿出疹性疾病初期多由于风热邪毒侵犯肺卫，后期则多属风热或风湿热邪气蕴郁血分，刘老在小儿出疹性疾病的早期多以疏风清热，解表透疹为主旨，以连翘配合荆芥、牛蒡子、白蒺藜、蝉衣等疏风清热；后期则以连翘配合荆芥、赤芍、当归等疏风凉血，疗效甚佳。

湿　疮

风热上扰

孙某，女，2 岁，初诊日期：1992 年 8 月 6 日。素本湿热内盛，耳轮右侧发生癣样性的浸淫湿疮，迄今半载不愈。日来又增眼睑浮肿，大便秘结，鼻流清涕，苔白。审属风热上干所致，治当清散。

处方：荆芥 5g，防风 5g，薄荷 3g（后下），苦参 6g，连翘 6g，蝉衣 2.5g，黄连 1.5g，黄柏 6g，赤芍 6g，灯心草 1.5g

另：黄柏末 3g，炉甘石粉 6g，青黛末 6g，冰片 6g，研匀，植物油调敷患处。

湿性湿热

李某，女，8 岁。双下肢对称性湿疹 2 月余，瘙痒，纳食可，舌淡，苔薄黄。刘老对此患儿治以疏风清热，活血化湿止痒。

处方：苦参 10g，防风 10g，黄连 3g，蝉蜕 5g，当归 10g，赤芍 10g，露蜂房 10g，蚤休 15g，半枝莲 15g，刺猬皮 10g，蛇床子 10g，甘草 3g

7 剂，水煎服。

风热内蕴

病案一　王某，女，8 岁，初诊：1993 年 2 月 17 日。患儿自 1991 年 2 月起周身出现米粒状红色丘疹，剧烈瘙痒，遍用中西内服和外用之药，均未效。每于入冬则稍有缓解，尚可忍受。立春之后复又加剧，夏、秋尤甚。纳可，小便黄，大便调。查体：周身皮肤满布粟粒状红色丘疹，顶部见有白尖，皮疹融合成片，满布搔痕及血痂。舌质红，苔黄腻，脉滑数。西医诊断：顽固性湿疹。证属风热内蕴、外发肌肤。治宜解表清里，祛风止痒。

处方：荆芥 10g，连翘 10g，僵蚕 10g，白蒺藜 10g，葛根 10g，刺猬皮 10g，当归 10g，竹叶 10g，木通 10g，蝉衣 3g，露蜂房 6g，赤芍 15g，灯心草 1g，黄连 1.5g

3 剂，水煎服。

二诊（1993 年 2 月 24 日）　3 剂后，瘙痒已止，皮疹减轻，颜色转淡。查体：皮肤见有暗淡的粟粒状丘疹及痂疹，未见搔痕，舌质红，苔薄白，脉滑。风热渐退，余邪未尽。上方去黄连、葛根、刺猬皮、露蜂房，加生地、生山楂各 15g，钩藤 10g。水煎服，每日 1 剂。

三诊（1993 年 3 月 16 日）　服上方半月，皮疹全部消退，皮肤正常；二便调，舌脉平和。为防止复发，原方加减继进半月以固疗效。追访 2 个月，未再复发。

病案二　王某，男，13 岁。反复发作皮疹 3 年，屡治不愈，每次发作，疹点遍布上下，可融合成片，高出于皮肤，瘙痒异常，局部灼热。舌苔中根微腻，脉微数。考虑为湿热内蕴，风邪外搏，内扰则入营入血，外达则搏击肌腠，故皮疹屡发不已，久延不愈。治当祛风凉血，以渗湿邪。

处方：苦参 10g，防风 5g，当归 5g，赤芍 10g，生地黄 10g，丹皮 6g，蛇蜕 5g，僵蚕 10g，蝉衣 2g，车前子 10g（包），赤猪苓各 10g

水煎服，日 1 剂。

方药感悟

小儿常见一些出疹、发斑等温热疾病，按卫气营血进行辨证，如热已入营血阶段，此时需要凉血透疹，当归、赤芍入血分，具有凉血和营作用。小儿肺常不足，腠理不密，易感外邪，邪以风邪为先导，夹湿夹热，如邪郁肌腠，可表现为皮肤瘙痒、丘疹等症状。考虑风胜则痒，除祛风外，常用当归、赤芍凉血活血，乃“治风先治血，血行风自灭”之意。

病案三　赵某，男，8 个月，北京人，1998 年 8 月 18 日就诊。患儿为人工喂养奶粉，自生后 2 个月开始出现耳后细小红丘疹，散在分布，继而形成水疱、渗液，糜烂，后结成淡黄色薄痂。皮肤瘙痒难忍，患儿烦躁，夜卧不宁，大便干燥。经多方治疗，疗效不佳，今慕名前来求治。查体：舌质红，苔黄腻，指纹紫滞风关。证属湿热内蕴，复感风热邪毒而发于肌肤。治宜以清热解毒，活血利湿，祛风止痒为法，方选自拟之荆翘散加减。

处方：荆芥穗5g，连翘10g，露蜂房10g，苦参10g，刺猬皮10g，白蒺藜10g，防风10g，半枝莲15g，蝉衣5g，当归10g，泽泻10g，制大黄15g

7剂，水煎服。

二诊　患儿皮肤瘙痒减轻，夜眠较前明显好转，大便已调。耳后皮损呈黄白色鳞屑，仍有瘙痒，局部有抓痕，舌质仍偏红，苔白，脉细数，湿热已清，病久血虚生风。治疗宜以养血祛风，佐以清泻余热，方选三黄四物汤加减。

处方：黄连1.5g，黄芩10g，黄柏5g，当归10g，生地10g，赤白芍各10g，川芎5g，荆芥穗5g，连翘10g，防风10g，蝉衣5g，白蒺藜10g，刺猬皮10g，露蜂房10g

7剂，水煎服。

服上药后，耳后皮损已愈，皮肤瘙痒已除，纳食可，二便调，眠好，家长来电告知痊愈。

方药感悟

婴儿湿疹是一种好发于婴儿头面部的瘙痒性皮疹，多在出生后1~2个月起病。初起多自面颊部出现细沙样小红丘疹，散在或密集分布，随后融合成片，逐渐波及到整个头部，甚至遍布全身。有的皮疹表面附着白色鳞屑，有的形成水疱、渗液、糜烂，最后结成淡黄色薄痂。皮肤瘙痒难忍，患儿哭闹不宁，常反复发作，缠绵难愈。由于本病多发于1岁以内的哺乳儿，故中医称之为“奶癣”。刘老认为，本病的病因病机，为素禀胎热胎毒，复被风邪所侵，风热相引，发于皮肤而致。

瘾疹

邪热怫郁

许某，男，9岁，初诊日期：1994年3月7日。证经2日，胸腹发生疹块，弥漫成片，大如云头突起，有下趋肢足之势。刺痒不已，难以入寐，自用烧酒外擦，痒患始得暂缓片刻。昨日曾一度发热，刻已消退，体温正常，面黄不华，大便稀薄，1日3~4次，苔白脉数。湿胜则泻，风胜则痒，显属风湿之邪，怫郁血分。治当祛风胜湿，宗以消风散加减。

处方：羌活3g，防风5g，荆芥5g，炙僵蚕10g，蝉蜕3g，灯心草2g，炒川朴2g，茯苓10g，橘皮3g，六一散10g（包煎），钩藤10g，赤芍6g，细木通6g

服药2剂即愈。

风热怫郁

病案一 刘某，男，6岁，初诊：1994年4月5日。患儿皮肤反复出现斑片状丘疹2个月，瘙痒难耐，虽经多方求治，遍服中西药物而未效。查体：全身布满斑片状丘疹及抓痕。舌质红，苔黄腻，咽稍红，心肺（-），脉滑数。西医诊断：顽固性荨麻疹。证属风热怫郁，外发肌表。治宜疏风清热，凉血止痒。

处方：荆芥10g，白蒺藜10g，当归10g，牛蒡子10g，生地10g，木通10g，僵蚕10g，钩藤10g，连翘15g，赤芍15g，生山楂15g，蝉衣3g

2剂，水煎服。

二诊（1994年4月12日），2剂后，皮疹完全消退，且无其他任何不适，舌脉平和。上方加减继进7剂以固疗效，追访1月未再复发。

病案二 梁某，女，8岁，北京人，1990年4月28日就诊。患儿皮肤反复出现红色斑丘疹3个月，瘙痒难耐，曾多方求治，效果不明显，今请刘老诊治。查体：全身散在红色斑片状丘疹，或呈风团样，或有抓痕，舌质红，苔薄黄，脉浮数。西医诊断：荨麻疹。中医诊断：瘾疹。证属风热怫郁，外发肌表。治疗以疏风清热，凉血止痒为法，方选用荆翘散加减治之。

处方：荆芥穗 5g，连翘 10g，刺猬皮 10g，露蜂房 10g，蝉衣 5g，生地 10g，赤白芍各 10g，半枝莲 10g，白蒺藜 10g，竹叶 10g

7 剂，水煎服。

二诊　服上药后，皮疹基本消失，唯仍感皮肤夜间瘙痒，纳食稍差，舌质红，苔薄白，脉细数。上方加当归 10g、生山楂 10g，5 剂继续服用。一周后家人欣然电告患儿痊愈。

方药感悟

荨麻疹为风热邪毒外袭，发于肌表所致，根据皮疹的形态，治疗宜以疏风清热，凉血止痒为法。刘老经常用“治风先治血，血行风自灭”这句名言告诫我们。常用赤芍、生地等凉血止痒，并加解毒活血之品，如刺猬皮、露蜂房、半枝莲等，后期乃血虚生风，故加用当归配伍生地、白芍以养血活血祛风；加生山楂以活血、消食健胃。值得注意的是要用生山楂，不可用炒山楂，因后者偏燥。生山楂可一药两用，即可活血又可健胃消食。

血虚生风

秦某，男，8 岁，2006 年 10 月 15 日就诊。皮肤反复痒疹 1 年，加重 2 天。近 1 年来患儿反复出现皮疹，瘙痒明显，夜间尤甚，服用抗组胺药可缓解。近 2 天全身出现红色风团疹，形状大小不一，瘙痒甚，小便短黄，舌质淡，苔薄白，脉细数。刘老认为此证属血虚生风，风邪犯络，气血怫郁，蕴于肌表，发为瘾疹。宗“治风先治血，血行风自灭”之旨，治当养血祛风，方用四物汤加味。

处方：生地 10g，当归 10g，赤芍 10g，川芎 5g，荆芥穗 10g，防风 6g，夜交藤 15g，钩藤 10g，蝉蜕 3g，羌活 5g，独活 5g，白鲜皮 10g，地肤子 10g

7 剂，水煎服。

二诊　药后患儿皮疹消失，二便正常。上方去羌活、独活，加灯心草 1g、焦三仙各 10g，7 剂，水煎服。

方药感悟

夜交藤除具有养心安神，治疗失眠的功效外，还有养血活血，祛风止痒之功。《本草纲目·草部七》记载夜交藤主治“风疮疥癣作痒，煎汤洗浴，甚效”。刘老在临床上以夜交藤100g、艾叶50g煎汤外洗，治疗荨麻疹、过敏性皮炎等，并可配合中药内服，常用荆芥穗、防风、钩藤、白鲜皮、地肤子等。

血虚风燥

唐某，女，17岁。患儿全身反复出现红色风团3年。3年前患儿食大量海鲜后开始出现全身散在红色风团，自服抗过敏药物如扑尔敏即可消失。但病情逐渐加重，后稍食鱼肉及辛辣后均可导致病情复发。刻下症：全身散在红色风团，有的融合成片，瘙痒，夜间为甚。心烦，口干口苦，时有头晕心悸，舌质红，苔薄黄，脉弦细。西医诊断：慢性荨麻疹。中医诊断：瘾疹。证属阴液亏耗，肝阳亢盛；治以滋阴平肝，镇心安神。

处方：生地10g，何首乌10g，生龙骨15g（先煎），珍珠母15g（先煎），赤芍10g，白芍10g，柏子仁10g，牡丹皮10g，茯苓10g，合欢皮10g，蝉蜕6g，紫苏10g，鸡内金10g

7剂，水煎服，日1剂。

二诊　风团明显减少，瘙痒大减，夜间能安睡。前后继服1月余，风团全部消失，再服3剂巩固疗效。

方药感悟

珍珠母平肝潜阳，质重，入心经，还有镇心安神的作用；生地清热凉血生津；何首乌入通于肝，为阴中之阳药，可益血祛风。刘老三药合用治疗阴液亏虚，心肝火旺，化风内动而导致的风团、瘙痒等症，共奏滋阴平肝、镇心安神之效。

婴儿湿疹

湿热内蕴

病案一 患儿田某，女，5个月。生后2个月皮肤出现细粒红疹，开始仅于面部，逐渐遍及全身，红疹糜烂，渗出较重，瘙痒难忍，伴有反复腹泻。舌淡红，苔白厚，指纹紫。中医辨证属湿热内蕴，外发肌肤所致，治宜清热利湿之法。

处方：滑石粉10g（包煎），苍术5g，地肤子6g，白鲜皮10g，茯苓10g，白术5g，甘草3g

5剂，水煎服。

二诊　服药5剂后，红疹糜烂减轻，渗出减少，腹泻止，守方加减。

处方：滑石粉10g（包煎），苍术5g，茯苓10g，地肤子6g，白鲜皮10g，竹叶3g，甘草3g

5剂，水煎服。

三诊　皮疹逐渐消退，以六一散继服5天，巩固疗效。

方药感悟

婴儿湿疹在临床的主要特征是皮肤表面出现细粒红疹，奇痒流水，反复发作，蔓延迅速，任何部位都可发生，小儿湿疹以面部为多。本病发生的原因，多由禀受胎毒及外感湿邪所致。小儿湿疹发病多在出生后1~3月，大多为肥胖婴儿，临床分湿性湿疹和燥热湿疹。湿性湿疹，多有水液及脓性渗出，皮肤起粟，瘙痒难忍，黄水侵淫，重者可融合成片，延及全身；治宜清热解毒化湿。燥热湿疹，皮肤干燥甲错；治宜养血疏风，清热利湿，佐以祛毒止痒。

病案二 林某，男，7个月。生后3个月即面部及全身湿疹，面部湿疹密集，胸背皮疹亦较多，严重时皮疹融合成片，有水液渗出，作痒心烦，夜眠不安。舌质红，苔薄黄，指纹紫。经用多种外用西药，用时症状减轻，停用即湿疹复现，且日渐加重。中医辨证属血分湿热蕴结，外发肌肤所致的湿性湿疹，治疗采用清热利湿，凉血解毒之法。

处方：地肤子10g，白鲜皮10g，车前子6g（包煎），连翘5g，滑石粉5g（包煎），甘草3g

7剂，水煎服。

二诊　服上方3剂后症状减轻，服药7剂全身湿疹消退。停药4日后湿疹复起，症状基本如前。考虑为血分湿热不净，照原方再服药7剂。

三诊　疹退病愈，随访1个月未见复发。

脾虚湿盛

孙某，女，6个月，1994年4月21日就诊。患儿于2个月前头面部皮肤出现粟粒状红色丘疹，以后逐渐增多，遍及全身，皮疹糜烂面有浆性渗出，剧烈瘙痒，哭闹不安，伴有反复腹泻。查体：全身皮肤红色粟粒状皮疹，头面部为甚，皮疹表面糜烂有渗出。舌质淡红，苔白厚，指纹淡紫。根据患儿皮疹特点，属素体湿盛所致。故用健脾利湿之法，方用五苓散加减。

处方：茯苓10g，猪苓6g，泽泻6g，白术5g，地肤子6g，白鲜皮6g，蝉蜕5g

5剂，水煎服。

二诊　服药5剂，皮疹明显减少，渗出消失，继服5剂，湿疹痊愈。

方药感悟

婴儿湿疹中医称“奶癣”。本病多发于素体湿盛之儿。五苓散擅利水湿，加地肤子、白鲜皮、蝉蜕等祛风止痒之品，内湿既除，外湿自去，湿去则疹自消退。

瘰　疬

痰热郁结

陈某，男，7岁，2000年5月12日初诊。颈部多发淋巴结肿大2年余，1月前在某院就诊，诊断为肺门淋巴结结核，今来我院要求中药治疗。病史：颈部两侧多发肿块2年余，伴盗汗严重，食欲不佳，平时易感冒及咳嗽。查体：体温37.2℃，形体消瘦，面色萎黄，颈部两侧多发性淋巴结肿大，质软，无压痛，心肺听诊无异常。舌淡苔薄，脉浮细。诊为瘰疬，治以化痰软坚散结，处以海藻玉壶汤加减。

处方：海藻6g，昆布6g，夏枯草6g，法半夏5g，陈皮5g，连翘5g，浙贝5g，独活5g，生牡蛎10g（先煎），浮小麦10g，土茯苓10g，川芎3g

10剂，水煎服。

二诊　患儿颈部淋巴结肿缩小，盗汗明显减轻，食欲增加。再以上方更进20剂，患儿颈部肿块基本消失（米粒大小），随访2年，未见复发，体质健壮，复查胸片示肺门淋巴结结核已全部钙化。

方药感悟

海藻玉壶汤为《医宗金鉴》之名方，有化痰软坚，消散瘿瘤之功效。瘰疬成因亦为肝气郁结，脾失健运，而致痰热内生，痰火凝结，结聚成核为病。刘老认为可选用海藻玉壶汤清热化痰，软坚散结治之，并配夏枯草、牡蛎散郁结，土茯苓清热，药证相符，用之合拍。

热毒蕴结

刘某，男，2岁8月，2007年1月12日就诊。上呼吸道感染1周，咳嗽、鼻塞、流涕、咽红痛、无热、口干，遇冷或食物偏凉后，咳嗽会加重，颈部淋巴结肿大，不痛，舌苔薄黄，脉浮数。证属外感热毒蕴结，治以清热解毒，散结消肿。

处方：银花 10g，连翘 10g，玄参 10g，生牡蛎 15g（先煎），蒲公英 10g，地丁 10g，穿山甲 10g，山慈菇 5g，海藻 15g，昆布 10g，土贝母 10g，猫爪草 10g，黛蛤散 15g（包煎），土茯苓 10g，杏仁 10g

7 剂，水煎服。

服药 7 剂后，诸症减轻，淋巴结肿大消失，效不更方，继续调整加减治疗，前后月余左右，告愈。

方药感悟

刘老从长期的临床观察中发现，许多年幼儿由于经常感冒发烧，均有慢性上呼吸道感染的症状，如鼻塞流涕、咽红咽痛乃至有颈部淋巴结肿大等症，这些与饮食结构、环境污染、自身抵抗力不足等等均有关联，所以积极治疗上呼吸道病变，防止向下传变具有非常重要的意义。

乳 疬

肝脾不和，痰瘀凝结

张某，女，7岁，2001年8月3日初诊。因乳房肿块伴疼痛1月，外院诊断为：乳房发育异常症。为求中医治疗，经人介绍求诊刘老。刻症：两侧乳房肿块，伴纳呆、乏力。查体：左乳晕后方可触及一个1cm×1cm扁圆形肿块，质韧硬，边界清楚，与皮肤及深部组织不粘连，压痛（+）。右侧乳晕后方可触及一1.5cm×1.5cm扁圆形肿块，质韧硬，边界清楚，与皮肤及深部组织不粘连；压痛（+）。舌质淡红，苔薄黄，脉弦细。中医诊断：乳疬，以化痰祛瘀为治则。

处方：浙贝6g，生山楂6g，全瓜蒌8g，海藻8g，昆布8g，延胡索8g，穿山甲8g，王不留行8g，炒麦芽8g，鸡内金8g，三棱5g，莪术5g，怀山药12g

5剂，水煎服。

二诊　服药后乳房肿块缩小，质软，疼痛减轻，纳食稍增，继服5剂。

三诊　乳房肿块缩小，质软，神佳纳增，再进5剂，后乳房肿块消失，诸症退，告愈。

方药感悟

乳房发育异常症是单纯性乳房早发育病证，属部份性（不完全性）性早熟，主要表现为乳房肿块、疼痛或乳房增大，乳晕增大或色素沉着，不伴其他性征发育，也不出现生长加速。刘老认为该病属中医乳疬范畴，主要因肝、脾、肾失调，痰瘀凝结所致。治疗上采用化痰祛瘀，结合临床表现配以疏肝、健脾、补肾或清热泻火等法，另注意合理饮食，避免过于滋补，控制营养过剩，增强体育活动，保证正常睡眠及健康的娱乐生活有利于该病的治疗和预防。

肝脾不调，气血瘀阻

吴某，女，6岁，2001年8月12日初诊。乳房肿块伴疼痛15天，精神烦躁，时感乏力，食欲欠佳，大便干燥。查体：右侧乳晕处可触及一枚2cm×2cm肿块，压痛（+）。舌质淡红，苔薄黄，脉弦。胸片、血象均正常。中医诊断为乳疬。治宜疏肝理脾，活血散结。

处方：木香5g，荔枝核7g，佛手6g，柴胡5g，夏枯草10g，炒枳壳5g，海藻10g，昆布10g，生牡蛎10g（先煎），丹参6g，赤芍9g，白芍9g，瓜蒌皮7g，瓜蒌仁7g

5剂，水煎服。

二诊　服药5剂后，乳房肿块缩小，疼痛减轻，大便通畅，精神好转，但胃纳仍不佳，继服5剂。

三诊　乳房肿块消失，余症均好转，为巩固疗效，续服5剂，后随访已愈。

方药感悟

小儿乳房异常发育症是儿童性早熟表现之一，性早熟是指女孩在8岁前出现第二性征的病变。小儿乳房异常发育症属中医学乳疬范畴，是因肝脾不调，气血瘀阻所致。刘老自拟疏肝理脾汤治疗小儿乳房异常发育症，方中木香、佛手、荔枝核调理肝脾，通畅气机；柴胡、炒枳壳、夏枯草、生牡蛎、海藻疏肝经之气滞，软坚散结；丹参、赤芍、白芍疏通肝经之血络以止痛；瓜蒌皮、瓜蒌仁利气宽胸润燥，是治疗乳疾之要药。诸药相合，共奏疏肝理脾，活血散结之功。

脱　肛

中气下陷

石某，男，5 岁半。腹泻 1 月余，大便清稀，量多溏薄，偶伴脱肛，精神疲乏，体形消瘦，胃纳食差，苔薄白，脉缓细。刘老指出，此患儿素体脾虚，久泻及阳，造成脾阳虚，气虚下陷，故引发脱肛。治以温脾止泻，升阳举陷。

处方：党参 10g，炙黄芪 10g，茯苓 6g，炒白术 10g，炙甘草 3g，升麻 3g，柴胡 5g，陈皮 3g，炒薏仁米 10g，当归 5g，益智仁 3g（打碎），煨姜 2 片，大枣 3 枚

7 剂，水煎服。

方药感悟

《本草正义·草部·山草类下》曰："升麻，其性质颇与柴胡相近，金、元以来，亦恒与柴胡相辅并行，但柴胡宣发寒邪郁窒之少阳，而疏达肝胆之抑遏；升麻宣发肌肉腠理之阳明，而升举脾胃之滞气，其用甚近，而其主不同，最宜注意。故脾胃虚馁，清气下陷诸证，如久泄久痢，遗浊崩带，肠风淋露，久痔脱肛之类，苟非湿热阻结，即当提举清阳，非升麻不可，而柴胡犹为升麻之辅佐，东垣益气升阳诸方，亦即此旨，并非以升、柴并辔而驰也。"刘老指出，升麻入脾胃经，善引清阳之气上升，而为升阳举陷之要药，故可用治久泻脱肛。

疮疡

火毒内蕴

王某，男，1 岁，初诊日期：1978 年 4 月 12 日。日来小儿右臂生一疮疡，大如铜钱，破溃流脓，啼哭不已，发热。审属火毒内蕴外发疮疡，治当活血解毒，以希速解。

处方：当归 3g，白芷 5g，赤芍 5g，银花 6g，连翘 6g，黄芩 5g，生地黄 6g，淡竹叶 3g，炮山甲 5g，皂刺 3g，炙黄芪 6g，灯心草 1.5g

另：九一丹 1g、陶丹 2g、赤石脂 1g、冰片 2g、血竭 1g，共研极细末，搽于患处。用药 1 周即愈。

方药感悟

银花清热解毒，善治热毒疮疡；当归活血，散瘀止痛；穿山甲既透经络，又溃坚排脓，穿山甲、白芷相伍，其排脓之力更胜；白芷消肿排脓，为外科常用药品。诸药合用，可使热清毒解、血畅肿消而痛止。以治疮疡肿毒，不论已溃未溃者，均可使用。临床常用的善消痈肿的外用方“如意金黄散”中就有白芷。

气血怫郁，凝结不散

刘某，女，3 岁。右耳后连颈部红肿，形如桃核，按之痛甚。壮热形寒，有汗不解，口干心烦，小便黄涩，苔薄白，指纹紫。刘老指出，此患儿少阳胆火内炽，风邪外袭，气血怫郁，凝结不散。治以清热解毒，以消痈肿。

处方：荆芥 5g，防风 5g，柴胡 10g，川芎 3g，黄芩 5g，连翘 6g，银花 6g，赤芍 5g，山栀 3g，甘草 2g，龙胆草 5g

5 剂，水煎服。

方药感悟

刘老指出，痈肿疮毒多为火毒内炽，黄芩有较强的泻火解毒之力，故可用于治疗火毒炽盛的疮痈肿毒、咽喉肿痛。

疖　疮

湿毒蕴结

郝某，男，5 岁。患儿自 2 岁开始，夏季疖疮发作，反反复复，常于医院静脉滴注抗生素稍有好转，但随后又发，至交秋乃愈，故来诊。刻下症见：满头疖疮，体形中等，面黄不华，唇淡，舌胖嫩，苔白，脉细，证属正虚邪存，治以扶正祛邪。

处方：黄芪 10g，皂角刺 10g，野菊花 10g，浙贝母 10g，银花 10g，蒲公英 10g，陈皮 5g，白术 5g，甘草 6g，茯苓 10g

5 剂，水煎服，日 1 剂。

二诊　患儿疖疮未再起。嘱家长带其多加锻炼，明年春季可服中药扶正预防。

方药感悟

刘老言治疗疮疡烂肉，黄芪也是一味重要药物，方中重用以达内托之功。小儿疖疮，逢夏则发，此起彼伏，黄芪用之可见奇效。

水 疝

水湿下注

病案一 患儿张某，男，1岁。阴囊胀大，状如晶球，光亮明润，微有疼痛，在某医院检查，诊断为鞘膜积液。患儿素体肥胖，多湿多痰，时常喉中痰鸣，经常腹泻。此为脾虚健运失常，水湿停聚，下焦气化不利，水湿下流阴囊，故囊肿若晶球，治当行水利湿。

处方：猪苓10g，茯苓6g，泽泻6g，荔枝核10g，甘草3g

10剂，水煎服。

服上方5天，阴囊水肿大减，药尽后愈。

方药感悟

睾丸鞘膜积液一般属婴儿水疝范畴，本病是指睾丸或精索的鞘膜腔内积存液体，临床以阴囊胀大光亮为特点。刘老认为，本病是因为先天不足，肾气不固，水液下注所致，治当行水利湿之法。猪苓利水作用较强，能导水下行。荔枝核主入肝经，有行气散结之功，为治疝之要药。二者配合使用，共奏行气利水之功效。

病案二 陈某，男，11岁，就诊日期：1994年10月20日。主诉：右睾丸肿胀8年余。现症：右睾丸肿胀，劳累后下坠为甚，面黄消瘦，纳差，苔白，脉缓滑。证属：肝脾失和，湿热下注，膀胱宣化失司，治当清肝健脾，散结消肿。

处方：党参6g，白术9g，黄芪6g，炒薏仁12g，扁豆10g，橘核3g，荔枝核6g，炒吴茱萸2g，黄柏10g，萆薢6g

10剂，水煎服。

服上方10剂，纳食好转，右睾丸肿胀明显消退，余症同前。效不更方，继服10余剂，偏坠已瘥，拟成方巩固。

方药感悟

荔枝核入足厥阴肝之脉，缩阴器而络睾丸，与橘核等配伍，最常用于治疗疝气疼痛，睾丸坠胀疼痛等症。

小儿疝气肿胀乃是先天不足，肝失疏泄，脾失健运，湿热下注，膀胱气化失司，因而形成疝气、睾丸坠胀等证。治当疏肝健脾、散结止痛。

肾气不化，水湿下注

秦某，男，8个月，1990年5月20日就诊。患儿于4个月时发现阴囊肿大，且逐渐加重，伴尿频而清、大便溏薄。曾用中药熏洗月余，未见好转。查体：阴囊内有光滑的囊性肿物，扪之不痛，透光试验阳性。舌质淡，苔白，指纹淡红。证属肾气不化，水湿下注所致。故治以温肾化气，利水消肿之法，遂以五苓散加味治之。

处方：茯苓10g，猪苓10g，泽泻6g，白术5g，桂枝5g，小茴香3g

7剂，水煎服。

二诊　服药7剂，阴囊内水液明显减少，继服7剂积液消失而愈。随访1年未见复发。

方药感悟

睾丸鞘膜积液中医称“水疝”。其发生主要由于先天不足，肾的气化不利导致水液下注。五苓散中桂枝能温阳化气，茯苓、猪苓、泽泻利湿消肿，白术能健脾燥湿，加用小茴香可加强温化之力，肾气得以温化则水湿自可消利。

血　瘤

毒热内结

李某，男，10岁，初诊日期：1987年8月28日。患儿1岁时发现舌根左侧肿物，5岁时发现右颊部黏膜肿物，在外院诊断为“海绵状血管瘤”，建议手术治疗，家长拒绝，前来寻求中药治疗。刻下症见：舌根部左侧约1.5cm×1.5cm，右侧颊黏膜近齿龈处约0.6cm×0.6cm大小肿物，色青紫，口渴思饮，纳可，便调。舌尖红，苔薄白，脉弦略数。西医诊断：海绵状血管瘤。中医辨证属毒热内结，阻滞气血。治以清热解毒，理气活血为法。

处方：当归10g，川芎5g，赤白芍各10g，生地10g，半枝莲15g，白花蛇舌草15g，露蜂房10g，红花10g，五灵脂10g，水蛭15g（分冲），瓜蒌10g

30剂，水煎服。

二诊　1987年9月28日。患儿用药后血管瘤颜色变浅，并有所缩小，但服药期间间断出现鼻衄，量少，自行填塞可止。舌淡红，苔白，脉弦滑细。继以上法治之，酌减活血化瘀之峻品。

处方：半枝莲15g，白花蛇舌草15g，露蜂房10g，蚤休10g，当归10g，赤白芍各10g，白茅根30g，穿山甲10g，山慈菇5g，水蛭5g（分冲）

30剂，水煎服。

三诊　1987年11月13日。药后未再鼻衄，血管瘤有所缩小，颜色变淡，舌根部左侧血管瘤约1.1cm×1.2cm，右侧颊黏膜近齿龈处血管瘤约0.4cm×0.3cm大小，色淡紫。舌淡红，苔薄白，脉弦滑细。继以上法治之。

处方：半枝莲15g，白花蛇舌草15g，露蜂房10g，蚤休10g，当归10g，冰片0.4g（冲服），白茅根30g，穿山甲10g，山慈菇5g，水蛭5g（分冲），红花10g，生牡蛎15g（先煎）

30剂水煎服。患儿病情好转，未再复诊。

方药感悟

血管瘤属小儿难治性疾病，临床多采用手术方法治疗。但对于有些前来寻求保守治疗的患儿，刘老采用清热解毒，化瘀散结法也取得了一定疗效。

便　血

热迫血行

徐某，女，12 岁。素来便秘，近几日，大便干燥带血，面色黄滞无华，纳食尚可，舌红，苔黄，脉数。刘老指出，此患儿湿郁化热入营，迫血妄行，血渗大肠，故大便带血，治以清热凉血止血。

处方：黄柏 5g，黄连 1.5g，木贼 6g，当归 6g，赤芍 6g，生地黄 10g，地榆炭 6g，槐花炭 6g，侧柏炭 6g，血余炭 6g

5 剂，水煎服。

方药感悟

《本草求真·卷四·平散》曰："木贼……是以疝痛脱肛，肠风痔漏，赤痢崩带，诸血等证，审其果因风热而成者，得此则痛止肛收，肠固血止，而无不治之证矣。"刘老指出木贼甘苦，具有止血凉血之功效，故可治疗肠风下血、痔血、血痢等症。

湿热下注

于某，女，5 岁，1992 年 5 月 9 日就诊。近半个月来大便表面有鲜血，有时便后滴流鲜血，有一蚕豆大小的肿块凸出。平素大便干结，2～3 日 1 行，无腹痛，食欲佳，喜食肉类食品，厌食蔬菜。舌红，苔黄腻。此为过食油腻肥甘之品，日久湿郁内蕴化热，下注大肠，搏于血分，肠有瘀浊，形成痔疮。治当清热通便，凉血散瘀。

处方：生地黄 10g，制大黄 10g，风化硝 10g（冲），当归 6g，粉丹皮 6g，赤芍 10g，槐花 6g，川连 1.5g，黄柏 6g，地榆炭 6g

10 剂，水煎服。

服 5 剂后大便调畅，出血停止，10 剂后大便时痔核未再脱出。

方药感悟

刘老善于应用丹皮、赤芍所具清热凉血之功效，治疗各种血热所致的出血证。主要用于鼻出血，齿龈出血，便血，紫癜等。刘老认为幼儿之体，稚阴不充，阳气为之偏盛；火为阳，火性炎上，迫血妄行，上溢清道，而为鼻出血，法当清营止血。常组方：生地黄10g，粉丹皮5g，赤白芍各6g，白茅根30g，藕节炭10g，黑山栀5g，玳瑁末1.5g（冲），茜草根5g，侧柏炭10g。齿龈红肿出血多属胃火上炎，治当清胃降火。常组方：升麻1g，川黄连1.5g，生石膏25g（先煎），山栀5g，当归5g，生地黄10g，粉丹皮5g，赤芍5g，生粉草3g，灯心草1g。对于便血，尤其是兼痔疮的便血，丹皮赤芍既可清热凉血又可活血散瘀，消肿止痛。常组方：槐花5g，地榆炭6g，当归5g，生地黄10g，粉丹皮5g，赤芍5g，川连1.5g，秦皮5g，黄柏6g。无论是血热妄行还是瘀血阻滞所致的紫癜，刘老都会用丹皮、赤芍。刘老说："丹皮、赤芍不仅清热凉血，而且活血散血，能取得止血而不留瘀的效果，是治疗紫癜的必备良药。"血热性紫癜的常组方：犀角粉1.5g（冲），可用水牛角15g代替，鲜生地10g，粉丹皮6g，赤芍10g，黑山栀5g，仙鹤草10g，茜草根5g。血瘀紫癜的常组方：当归尾6g，桃仁10g，红花3g，川芎5g，粉丹皮6g，赤芍10g，郁金5g，藕节炭10g。

心脾两虚

张某，女，18岁。近1年睡眠困难，纳食不振，浑身乏力，并自觉头晕，查：血压90/60mmHg，舌淡，脉濡缓。诊为心脾两虚，予健脾养心治疗，方用归脾汤加减。

处方：党参10g，黄芪10g，茯苓10g，炒白术芍各10g，炙甘草6g，当归10g，枣仁10g，龙眼肉10g，柏子仁10g，阿胶珠10g，焦三仙各10g，生姜2片，大枣5枚

药后头晕乏力好转，入睡较前容易，血压100/60mmHg，效不更方，宗归脾汤之意继以健脾养心，半年后患者症状告愈。

方药感悟

失眠一症，古代称为"不得卧"或"不得眠"，是以经常不易入寐为特征的一种症候，刘老认为此多为思虑伤脾，内伤心脾或阳不交阴，心肾不交；阴虚火旺，肝阳扰动，心胆气虚；以及胃中不和等原因，致心神被扰出现失

眠。如果为心脾两虚，气血不足，血脉不充，不能上荣，导致清窍失养的失眠、头晕，刘老常选择归脾汤治疗。

《方论》云："特名归脾何也？夫心藏神，其用为思；脾藏智，其出为意。是神智思意，火土合德者也。心以经营之久而伤，脾以意虑之郁而伤，则母病必传及诸子，子又令母虚，所以然也。"本例患者，由于临近高考，学习压力加大，久之劳伤心脾，表现为心脾两虚，气血不足证，故用健脾药如党参、黄芪、茯苓、炙甘草壮子以益母，并加强养血安神药物的应用，以宁神定志。

齿　衄

胃肠积热

关某，男，17岁。齿龈时有出血半年余，加重2周，牙龈红肿。平素食欲佳，喜食油腻生冷之品，大便经常干结，2～3日1行，常有口臭，舌红，苔黄腻，脉弦滑。证属胃肠积热，治以清胃凉血，通腑泻热，方用清胃散合调胃承气汤加减。

处方：生地黄15g，当归10g，粉丹皮10g，赤芍10g，山栀5g，川黄连3g，生石膏30g（先煎），升麻3g，生大黄10g，风化硝10g（化服），生粉草3g

5剂，水煎服。

另：冰硼散敷牙龈红肿处。

二诊　药后出血及牙龈红肿明显减轻，早上刷牙时还有少许渗血，口臭亦减，大便正常，每日1行，舌淡红，苔薄黄，脉弦。肠热已解，胃热未尽解，当再清降胃火以巩固。

处方：生地黄10g，生石膏25g（先煎），川黄连3g，赤芍10g，当归10g，升麻3g，山栀5g，灯心草1g

5剂后诸症皆瘥。

方药感悟

手、足阳明经脉均行经齿龈，胃火炽盛或热结阳明都可使热毒上熏，损络血溢，以致齿龈出血红肿。治以清胃泻火，凉血止血，用加味清胃散。方中以生地黄、粉丹皮为主清热凉血，黄连、连翘、升麻清热泻火，当归、甘草养血和中，加白茅根、藕节凉血止血。刘老喜加黄芩取其泻热止血之双重功效。小儿“肾常不足”，肾主骨，齿为骨之余，。肾阴不足，虚火上浮，热迫血行也可致齿龈出血。治以滋阴降火，凉血止血。用滋水清肝饮，方中以生地黄为君药清热凉血，滋养肾阴。

牙　痛

胃火牙痛

李某，男，15岁。牙龈肿胀疼痛3天，口渴欲饮，头晕咽干，身热面赤，小便黄，舌红，苔黄，脉数。

处方：黄连3g，黄芩10g，生石膏25g（先煎），山栀10g，生地10g，升麻3g，当归10g，赤芍10g，丹皮10g，知母6g，荆芥6g，川木通6g

3剂，水煎服。

方药感悟

《本草纲目·第十三卷·草之二·山草类》曰："升麻，发散阳明风邪，升胃中清气，又引甘温之药上升，以补卫气之散而实其表，故元气不足者，用此于阴中升阳，又缓带脉之缩急。凡胃虚伤冷，郁遏阳气于脾土者，宜升麻、葛根以升散其火郁……。引葱白，散手阳明风邪；引石膏，止足阳明齿痛；人参、黄芪，非此引之，不得上行（李杲）。"刘老指出牙龈为阳明经脉循行之地，胃有积热，循经上炎，则牙龈红肿热痛；火盛伤津，则口咽干燥，故治当以清胃泻火，佐以凉血生津。

风火牙痛

魏某，女，16岁。证经1月，牙齿作痛，由右侧串及左侧，不能咀嚼，伴有身热，口干欲饮，患处得凉，疼痛稍减，小溲微黄，大便略燥，舌苔薄白，脉象沉弦。此由风热外邪，侵犯牙体，以致牙齿作痛。宣散未能及时，引动肝胃之火上亢，故痛由右及左，身热口渴不已。治当平肝散风，清热止痛。

处方：地骨皮10g，柴胡10g，防风6g，大独活6g，细辛3g，丹皮10g，大白芍12g，大黄10g，甘草3g，竹叶3g，生石膏25g（先煎）

另：地骨皮10g、独活10g、柴胡10g、良姜10g，煎水50ml，漱口。药后牙痛大减，大便自利，且有肠鸣，上方去大黄，加用陈皮10g而愈。

方药感悟

地骨皮清肺降火；柴胡归肝、胆经，能疏散退热，舒肝和胆；防风疏风止痛，牙齿为肝胆经循行之处，三药合用共奏清肝降火，散风止痛之功，故可治疗风火牙痛。

寒郁化火

夏某，15岁，证经3日，初患外感，继现牙痛，就诊时外感未解，牙痛不休，饮食入口，触之则痛剧；口干不欲饮，小溲黄，大便干，苔薄白，舌微红，脉浮微数。刘老认为寒邪郁而化火，循阳明经脉上炎，故见牙痛口干，溲黄便干。经云“火郁发之”，理宜散邪清解，佐以止痛。

处方：细辛3g，生石膏25g（先煎），高良姜10g，乌梅10g，赤白芍各10g，灯心草3g

经用上方一剂而愈。

方药感悟

该方系一经验良方，适用范围很广，可治风火、寒火牙痛，还可治疗虫蚀齿痛。

近　视

脾肾两虚

廖某，男，11 岁，就诊时间：2007 年 5 月。主诉：双目近视 1 年，近 3 个月发展甚快，测有 400 余度，伴腰酸体乏，纳食不甘，消瘦面黄，小便短数，苔薄白，脉缓弱。刘老分析病机为患儿平素脾虚，水谷精微化生不足，又因热病伤阴，肾精虚乏，水火不能既济，精气不能上注于目，以致近视发展快。治疗宜补肾益脾，佐以明目。

处方：桑螵蛸 12g，熟地黄 12g，山茱萸 6g，枸杞 10g，菊花 10g，破故纸 10g，菟丝子 10g，覆盆子 10g，潼蒺藜 10g，茯苓 10g，怀山药 10g

另：服石斛夜光丸每次 1 粒，每日 2 次。

共进 50 余剂，近视大见好转，证情稳定。

方药感悟

五脏精气皆上注于目，肝开窍于目，所以眼与五脏关系均很紧密，与肝的关系更为密切。肝肾精气不足，则易患夜盲、近视、复视、斜视。枸杞子补肝益肾，故治疗肝肾亏虚引起的眼疾有效。

肝肾不足

张某，女，5 岁，2007 年 11 月 4 日就诊。弱视，左右眼视力 0.3、0.4，近视，一般近视力还可以，视远处目标模糊不清，全身无不适，饮食二便均可，舌淡脉弱，面色欠华。证属心阳虚弱，气血不足之表现。治以扶正明目。

处方：覆盆子 15g，菟丝子 15g，女贞子 10g，车前子 15g（包煎），五味子 10g，当归 10g，生黄芪 15g，望月砂 10g（包煎），夜明砂 10g（包煎），焦三仙各 10g，鸡内金 10g，香稻芽 10g，生姜 2 片，大枣 5 枚

14 剂，水煎服。

二诊　服药后，视力有一定的提高，继续巩固治疗，前后加减运用 3 月余，终于收到满意的效果，视力已提高到了 0.6、0.8。

方药感悟

弱视是以检查视力低于 1.0 以下，近视是以近视清楚，远视模糊为特征的眼病。古称“能近怯远症”，至《目经大成》始称近视，以多少度为标准，度数越高，近视程度越重。散光亦称“乱视”。一种不均匀的屈光状态，主要由于角膜或晶状体各个经线的弧度不同所致，故视物模糊不清。

这些眼疾的病因常由于青少年学习、工作中不善于使用目力，劳瞻竭视，或禀赋不足，先天遗传所致。病机主要是由于心阳衰竭，神光不得发越于远处；或为肝肾两虚，精血不足，不能上荣于目，以致视物模糊不清，还可造成神光衰微，光华不能远及等。

麦 粒 肿

热毒内蕴

冯某，女，3 岁，2007 年 5 月 25 日诊。患儿 1 周前发现左眼睑肿胀，现左下眼睑麦粒肿，腹胀便干，小便正常，舌质红，舌苔薄黄。中医诊断：麦粒肿，证属热毒内蕴。西医诊断：睑腺炎。治法：辛凉清散。

处 方：荆芥 10g，薄荷 3g（后下），防风 10g，银花 10g，连翘 10g，蒲公英 10g，紫花地丁 10g，黄连 2g，车前子 10g（包煎），蝉蜕 3g，当归 10g，赤芍 10g，川木通 5g，灯草 1g

水煎服，5 天后痊愈。

方药感悟

荆芥配薄荷可透疹止痒除一身风邪，解表发汗治头面挟湿。常用于外感风寒，麻疹不透，湿热瘙痒等症。刘老用其配合清热解毒之品治疗小儿睑腺炎（麦粒肿），亦获良效。

目　赤

肝经风热

病案一　于某，男，5岁。近日双目红赤，晨起分泌物多，目不能睁，纳可，腹胀，大便秘结，舌质红，苔黄腻，脉弦滑。刘老指出肝开窍于目，该患儿饮食不节，食积之火上扰清窍而致目赤。证属肝经风热。治当清肝明目，和中导滞。

处方：薄荷3g（后下），菊花10g，蝉衣3g，川黄连1.5g，枳实5g，车前子10g（包煎），通草1.5g，焦三仙各10g，六一散10g（包煎），姜皮1g

5剂，水煎服。

方药感悟

刘老指出蝉蜕入肝经，善于疏散肝经风热，有明目退翳作用。善治风热上攻引起的目赤、翳障，及麻疹后目生翳膜等证。

病案二　古某，女，5岁。眼睑红肿疼痛3天，畏光羞明，鼻流清涕，小便微黄，苔薄白，脉浮数。辨属肝经风热，治以疏风清热，清利头目。

处方：荆芥5g，防风5g，连翘10g，蝉蜕3g，蔓荆子10g，龙胆草5g，木贼草6g，谷精草6g，生石膏25g（先煎），灯心草1g

5剂，水煎服。

方药感悟

《药品化义·卷十一·风药》曰："蔓荆子，能疏风、凉血、利窍，凡太阳头痛，及偏头风、脑鸣、目泪、目昏，皆血热风淫所致，以此凉之，取其气薄主升，佐神效黄芪汤，疏消障翳，使目复光，为肝经胜药。"刘老指出蔓荆子有疏散风热，清利头目之功效。

风火目赤

古某，男，3 岁。双眼睑红肿疼痛 2 天，畏光羞明，鼻流清涕，小便微黄，苔薄白，脉浮数。

处方：霜桑叶 10g，菊花 5g，连翘 10g，蝉蜕 3g，车前子 10g（包煎），黄连 1.5g，木贼草 6g，赤芍 5g，生石膏 25g（先煎），细木通 5g

5 剂，水煎服。

方药感悟

《本草求真·卷四·平散》曰木贼“书云形质有类麻黄，升散亦颇相似，但此气不辛热，且入足少阳胆、足厥阴肝，能于二经血分驱散风热，使血上通于目，故为去翳明目要剂，初非麻黄味辛性燥，专开在卫腠理，而使身汗大出也。”《神农本草经疏·卷之十一·草部下品之下》曰：“木贼草，首主目疾，及退翳膜，益肝胆而明目也。”刘老认为木贼甘苦，入肺、肝二经，有疏散风热，发汗解表，明目退翳之功效，故可治疗外感风热之目赤翳障多泪，兼有表证者，以及外障目赤，翳膜遮睛肝虚者。

风热上攻

高某，男，8 岁。眼睑红肿疼痛 4 天，畏光羞明，鼻流清涕，鼻塞，不发热，舌红，苔薄白，脉浮数。

处方：桑叶 6g，黄芩 10g，菊花 10g，连翘 10g，薄荷 3g（后下），山栀 3g，赤芍 5g，黄连 1.5g，石决明 15g（先煎），蝉蜕 3g，灯心草 1g

方药感悟

《本草求真·卷六·泻火》曰其“清肺泻胃，凉血燥湿，去风明目”。刘老指出桑叶苦寒，入肝经，有平降肝阳之效，既能疏散风热，又可清泻肝火，益阴，凉血明目。故可治疗肝阴不足，肝阳上亢引起的头痛眩晕、目赤昏花等证。

目 干 涩

阴亏血虚

战某，女，14 岁，黑龙江人，2007 年 6 月 16 日就诊。目干涩已近 3 年。总有不适感，视力也较差，自觉乏力易疲劳，余无不适。治以清肝明目，滋阴补肾。

处方：桑叶 10g，菊花 10g，当归 10g，川芎 10g，赤芍 10g，生地 15g，蝉衣 5g，黄连 5g，覆盆子 15g，菟丝子 15g，望月砂 10g（包煎），夜明砂 10g（包煎），木贼草 10g，谷精草 10g，车前子 15g（包煎），石斛 10g，玉竹 10g

30 剂，水煎服。

1 月后复诊，症状明显好转，目干涩已缓解，视力也有所提高，乏力气短疲劳症状也在缓解，嘱注意饮食，不吃辛辣油炸油腻之品，用望月砂、夜明砂配伍杞菊地黄丸以调善后。

方药感悟

刘老认为目干涩与肝血不足，肝阳上亢造成肝血不能上荣于目有关，虚实夹杂，治疗上要采取既清肝火抑制肝阳上亢，又要养血活血补肾滋阴。

视瞻昏渺（视神经炎）

血虚肝郁

张某，女，17 岁，兰州人。2007 年 8 月 17 日，因患视神经炎数年，求治无效，现右眼视力 1.2，左眼近于失明，同仁医院眼科建议中药治之。患者慕名前来求治。

处方：羌活 10g，防风 10g，桑叶 10g，菊花 10g，黄芩 10g，黄连 5g，木贼草 10g，谷精草 10g，望月砂 10g（包煎），夜明砂 10g（包煎），穿山甲 10g，山慈菇 5g，赤芍 10g，车前子 15g（包煎），木通 5g

14 剂，水煎服。

此方前后加减调治 3 个月，患者左眼视力已提高到 0.5 左右，继续巩固疗效，坚持治之。

方药感悟

视神经炎病因有维生素 B 缺乏，甲醇、奎宁等药物中毒，鼻窦、牙齿、扁桃体等局部感染，结核性胸膜炎、化脓性脑膜炎以及流感、麻疹、腮腺炎、带状疱疹、水痘等。可在不同程度上破坏神经正常传导作用，主要表现为瞳孔扩大或对光反应迟钝以及不同程度的视力减退。

中医认为本病外眼观之无异常，而视力减退，以致视物模糊不清，故《证治准绳·七窍门》称之为视瞻昏渺。

青盲（视神经萎缩）

肝肾不足

邓某，女，12 岁，北京人，就诊日期：2007 年 11 月 11 日。患视神经萎缩多年，眼无外症，视力渐降，左眼 0.8，右眼 0.03，几近失明，需人搀扶方可就诊。眼底检查可见视神经萎缩之改变。全身症状见头晕耳鸣，腰膝痿软，脉细。证属肝肾不足，目失滋荣，治以补益肝肾，开窍明目。

处方：当归 10g，赤白芍各 10g，熟地 15g，山萸肉 10g，茯苓 15g，山药 15g，牡丹皮 10g，泽泻 10g，女贞子 15g，旱莲草 10g，望月砂 10g（包煎），夜明砂 10g（包煎），黄连 5g，车前子 15g（包煎），蝉衣 5g

14 剂，水煎服。

此方加减前后调治半年余，右眼视力已提高至 0.3，疗效可靠，继续治疗。

方药感悟

视神经萎缩是由于视神经纤维因受炎症，外伤或某些眼部及颅脑疾病等因素的影响而发生的萎缩状态，常有视功能损害。用眼底镜检查可见视神经乳头呈苍白色。中医学上属“青盲”范畴。本病可由视瞻昏渺、青风内障等瞳神疾病演变而来，也可由其他全身性疾病或头眼部外伤引起。

斜 视

脾虚肝亢

张某，男，6岁，1995年12月24日初诊。患儿主因斜视、视力下降3年余，经配镜矫正及服用中药等治疗效果不明显，今就诊。刻下症见：面色萎黄，目下暗斑，脾气急躁，纳食差，两眼斜视（外斜），视力下降（左眼4.6，右眼4.5（对数视力表）），时有头晕，大便溏薄，舌质淡红，苔白，脉弦细。证属脾虚肝亢，治疗宜健脾平肝。

处方：白附子5g，钩藤10g，僵蚕10g，全蝎3g，木瓜10g，制半夏5g，秦艽10g，茯苓10g，白术10g，白芍10g，太子参10g，炙甘草3g

14剂，水煎服，日1剂。

二诊　服药后感头晕消失，大便正常，仍纳食较差，舌脉基本同前，以上方加焦三仙各10g、炒谷麦芽各10g，14剂，继服。

三诊　服药后纳食大增，面色已转红润，脾气急躁明显减轻，视物较前亦感清晰，舌质淡红，苔白，脉弦细。上方去秦艽，加望月砂15g、夜明砂15g以加强明目作用。后以此方出入，治疗3个月，患儿斜视基本痊愈，两眼视力恢复至1.0左右。

方药感悟

僵蚕息风兼可化痰，对肝风内动挟痰者尤为适宜，配伍白附子、钩藤、全蝎等药共收祛风化痰之效。刘老谨守病机，将此应用于风痰所致的疾病，如小儿斜视。刘老认为小儿斜视最常见的病机为土虚木亢，即“土虚则木必摇”。故治疗以扶土抑木，息风化痰为法，选择僵蚕配白附子、钩藤、全蝎，再加四君子健脾，取得较好的疗效。

风痰阻络，目失所养

蔡某，女，9岁。初诊日期：1989年9月21日。患儿于2年前高热不解，热退后逐渐发现患儿两眼内斜，开始时入暮则斜视显著，曾于某医院检查诊为共同性斜视、弱视，并配镜矫正。迄今年余，症状未见好转，斜视日趋严重，视力下降，右眼0.1，左眼0.2，视物困难，学习成绩直线下降。性情急躁，舌红，舌苔薄白，脉弦滑。证为风痰阻络，目失所养，治以祛风豁痰，活血通络。

处方：白附子5g，钩藤10g，茯苓10g，全蝎3g，僵蚕10g，当归10g，防风5g，木瓜10g，白芍15g，半夏5g

迭经治疗3个月，双眼斜视已正，视力检查右1.0，左1.2，视物正常而愈。

方药感悟

白芍、当归均归肝经，二药相须，补养肝血。治疗血虚之证，如肝病、血小板减少性紫癜、血友病、斜视、重症肌无力、进行性肌萎缩、脑发育不良等病证。

刘老治疗肝病，宗叶天士滋水柔木之法，在一贯煎基础上加用白芍，配伍当归以加强滋肝柔肝作用，如肝区疼痛明显，佐加姜黄活血止痛。在具体应用中，刘老根据病证灵活变通，如营血分有热，白芍换成赤芍以清热凉营，或赤白芍同用共奏活血养血功效。

刘老认为斜视是因为正气不足，络脉空虚，风痰乘虚上扰，或阳亢风动夹痰阻滞经络，气血运行不利，眼带失养而弛缓不用，舒缩功能失常，导致拘急牵引眼珠偏向健侧。根据“肝受血而能视”的理论，治疗以祛除风痰，活血通络为主，并注意养肝血。

夜 盲

肝肾阴虚

李某，男，3岁，就诊时间：2007年11月。病史：视物不清1个月。平素体质较弱，3个月前腹泻，治疗好转后至今仍时时反复，泄出物均为未消化之物；为减少腹泻次数，家长又只与米糊喂养。近1月来，发现黑天视物不清，两眼干燥，口渴心烦，舌尖红，脉细数。患儿先天不足，又因饮食失调，致脾失健运，水谷不能化生精微，水反为湿，谷反为滞，不能分清别浊，合污而下，而成泄泻。小儿稚阴未长，加之泄泻日久，则脾肾阴亏，阴虚木旺，肝胆之火上冲，火灼阴伤，目为肝之窍，木失水养，于是双目干涩，夜盲不能视物。治拟滋水涵木，佐以调脾和中。

处方：熟地黄10g，山茱萸5g，枸杞子6g，菊花6g，怀山药10g，茯苓10g，丹皮5g，泽泻5g，麦冬5g，五味子2g，大白芍10g

另：补中益气丸10粒，1日2次，每次1粒。

二诊　服药后视物较前清楚，两眼干涩减轻，唯仍腹泻腹胀，大便完谷不化，小溲黄赤，舌苔光滑，脉象濡细，证属阴液既亏，阳火亦衰，再宗原法加减。

处方：熟地10g，山萸肉5g，枸杞子6g，菊花6g，怀山药10g，茯苓10g，泽泻5g，破故纸10g，鸡内金5g，车前子10g（包煎）

另：理中丸3粒，早晚各半粒，开水化服。

脾肾阴亏

徐某，男，3岁。素体较弱，近3月时常腹泻，为不消化食物残渣。近几日，夜间视物不清，白天不喜睁眼，两眼干燥，口渴心烦，舌尖红，苔薄黄，脉数。刘老指出，此患儿先天不足，脾失健运而泄泻，泻久脾肾阴亏，木失水养，治以滋水涵木，佐以调脾和中。

处方：熟地黄10g，山萸肉10g，枸杞6g，菊花10g，怀山药10g，茯苓10g，丹皮5g，泽泻5g，麦冬10g，五味子5g，大白芍10g

5剂，水煎服。

方药感悟

《神农本草经百种录·上品》曰：“凡芳香之物，皆能治头目肌表之疾。但香则无不辛燥者，唯菊得天地秋金清肃之气而不甚燥烈，故于头目风火之疾，尤宜焉。”刘老指出，菊花善于疏风清热，归肝经，故可清肝泻火，益阴明目，可治肝经风热、肝火上攻所致的目赤肿痛，或肝肾不足的目暗昏花。

脱　发

血热脱发

王某，女，15 岁，近 1 月脱发明显，平素嗜吃辛辣，舌红，苔黄，脉滑数。辨证为血热脱发，治疗清热凉血。

处方：黄连 3g，黄芩 10g，川芎 10g，当归 10g，生地 15g，赤芍 15g，白茅根 30g，侧柏叶 10g，山栀 5g，淡竹叶 10g，鸡血藤 15g，女贞子 10g，何首乌 15g

7 剂，水煎服。

方药感悟

侧柏叶苦、涩，性微寒，归肺、肝、大肠经，具有凉血止血、止咳祛痰、祛风湿、散肿毒作用，临床较多的用于治疗咯血、吐血、衄血等出血证。《本草汇言·木部·耆木类》云：“侧柏叶，止流血，去风湿之药也（李时珍）。凡吐血、衄血、崩血、淋血，血热流溢于外络者，捣汁服之立止（倪九阳稿）。”《药品化义·卷二·血药》：“侧柏叶，味苦滋阴，带涩敛血，专清上部逆血。又得阴气最厚，如遗精、白浊、尿管涩痛属阴脱者，同牛膝治之甚效。”近年发现侧柏叶的有效成分能舒张气管平滑肌，并有部分阻断乙酰胆碱的作用，故临床用于治疗咳喘咳痰。刘老还用之配伍白茅根治疗脱发。

脱发与诸多因素有关，刘老认为现代人由于过食辛热、肥甘厚味，导致血热；血热生风，风热随气上窜于巅顶，头发出现脱落或早白等。如《儒门事亲·卷一·目疾头风出血最急说八》云：“至如年少，发早白落，或白屑者，此血热而太过也。世俗止知发者，血之余也，血衰故耳。岂知血热而寒发反不茂！肝者，木也。火多水少，木反不荣；火至于顶，炎上之甚也。大热病汗后，劳病之后，皆发多脱落，岂有寒耶？”故治疗应清热凉血，常以侧柏叶配伍白茅根。侧柏叶性微寒，“善清血凉血”；白茅根“寒凉而味甚甘，能清血分之热，而不伤于燥，又不黏腻”，二药相须清热凉血效果佳。

血虚兼湿热

张某，女，12 岁。患血小板减少性紫癜半年，血小板计数 90×10^9/L，血色素 10^5g/L，患儿偶有头晕，近日脱发明显，余无明显不适。查体：面色微黄，舌淡红，苔黄腻，脉细数。诊为血虚夹有湿热，治宜补血清湿热。

处方：黄连 2g，黄芩 10g，当归 10g，赤白芍各 10g，川芎 10g，熟地 10g，阿胶珠 10g，女贞子 10g，旱莲草 10g，生黄芪 10g，藕节 10g，白茅根 30g，黄柏 10g，丹参 10g，何首乌 10g。

方药感悟

刘老认为不仅血热可致脱发，血虚受风同样可致脱发。因为发为血之余，头为诸阳之汇，风可以上行头面，如营血不足，风邪常可以乘虚而入，风动血燥，可致脱发。此时应养血祛风。以何首乌合熟地、白芍养血，并酌以疏风之品如桑叶、防风、荆芥等，风药多偏燥，故应辅以寒凉濡润之品如生地、丹皮、白茅根。